HAYLIE POMROY

MIT EVE ADAMSON

FAST META-BOLISM Diät

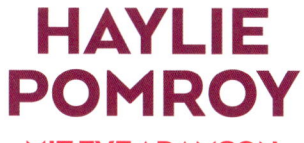

✓ **BESSER ESSEN**
✓ **MIT SPASS BEWEGEN**
✓ **ENDLICH ENTSPANNT**

JETZT 10 TAGE KOSTENLOS TESTEN!
www.gu-balance.de

DEIN DIGITALER COACH FÜR MEHR BALANCE   www.gu-balance.de

GU BALANCE

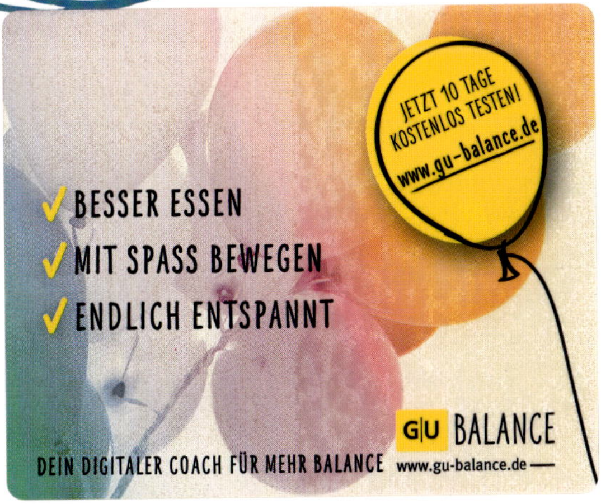

Für meinen Sohn Eiland, von dem ich gelernt habe, dass Liebe möglich ist.
Und dann kam meine Tochter Gracen, die mir beibrachte, dass alles möglich ist.
Dieses Buch widme ich euch beiden.

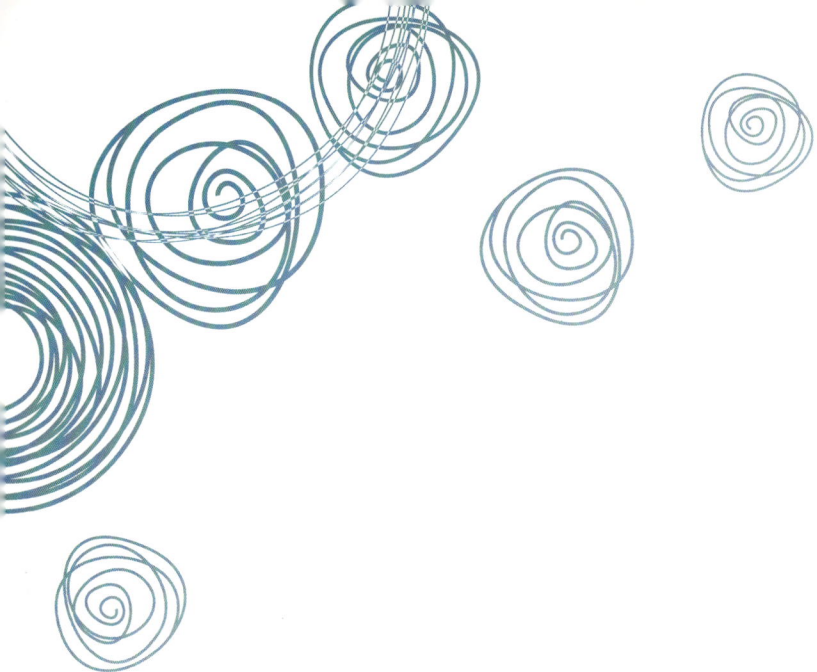

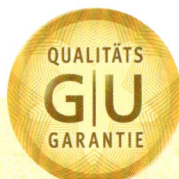

DIE GU-QUALITÄTSGARANTIE

Wir möchten Ihnen mit den Informationen und Anregungen in diesem Buch das Leben erleichtern und Sie inspirieren, Neues auszuprobieren. Bei jedem unserer Produkte achten wir auf Aktualität und stellen höchste Ansprüche an Inhalt, Optik und Ausstattung.
Alle Informationen werden von unseren Autoren und unserer Fachredaktion sorgfältig ausgewählt und mehrfach geprüft. Deshalb bieten wir Ihnen eine 100 %ige Qualitätsgarantie.

Darauf können Sie sich verlassen:
Wir legen Wert darauf, dass unsere Gesundheits- und Lebenshilfebücher ganzheitlichen Rat geben. Wir garantieren, dass:
• alle Übungen und Anleitungen in der Praxis geprüft und
• unsere Autoren echte Experten mit langjähriger Erfahrung sind.

Wir möchten für Sie immer besser werden:
Sollten wir mit diesem Buch Ihre Erwartungen nicht erfüllen, lassen Sie es uns bitte wissen! Nehmen Sie einfach Kontakt zu unserem Leserservice auf. Sie erhalten von uns kostenlos einen Ratgeber zum gleichen oder ähnlichen Thema. Die Kontaktdaten unseres Leserservice finden Sie am Ende dieses Buches.

GRÄFE UND UNZER VERLAG. *Der erste Ratgeberverlag – seit 1722.*

KGS

INHALT

FAST-METABOLISM-ERFOLGSGESCHICHTEN

»Das ist wirklich das Beste, was ich je für mich getan habe. Ich habe 20 Kilo abgenommen und spüre mehr Energie, Selbstbewusstsein und Leidenschaft in mir als je zuvor. Ich bin schon seit 21 Jahren mit meinem Mann verheiratet, doch durch diese Diät hat sich der Funke unserer Liebe nicht nur wieder entzündet, sondern das Feuer brennt jetzt lichterloh!«
Leilani, Rancho Santa Margarita (Kalifornien)

»An eines erinnere ich mich noch ganz genau: wie gut ich mich fühlte, als ich endlich beschlossen hatte, Haylie Pomroys Fast-Metabolism-Diät zu machen. Schon am ersten Tag machten mir zwei völlig fremde Menschen Komplimente über meinen ‚strahlenden' Teint. Haylies Diät wirkte vom ersten bis zum 28. Tag: Ich strahlte förmlich von innen heraus vor lauter Gesundheit. Man fühlt sich von Haylie auf jeder Seite dieses Buches liebevoll unterstützt.«
Hannah, Iowa City (Iowa)

»Zeit, mir eine neue Garderobe anzuschaffen: Ich habe fast zehn Kilo abgenommen, und die Pfunde purzeln immer noch – das sieht man an meinen Kleidungsstücken, die mir inzwischen alle viel zu weit sind. Mein Blutdruck ist drastisch gesunken, ich habe jede Menge Energie, bin geistig fitter und fühle mich einfach FANTASTISCH. Wenn mir vor einem Monat jemand gesagt hätte, dass ich nach dieser Diät mit Vergnügen Lebensmittel einkaufen gehen und zusammen mit meiner Familie KOCHEN würde, dass ich zehn Kilo leichter sein würde und mich neu einkleiden müsste – dann hätte ich ihn für komplett verrückt erklärt! Endlich kann ich wieder das Leben führen, von dem ich schon gar nicht mehr zu träumen wagte.«
David, Los Angeles (Kalifornien)

»Bevor ich mit der Fast-Metabolism-Diät begann, hatte ich bereits 15 Kilo abgenommen, dafür aber ständig hungern müssen. Die nächsten zwölf Kilo verlor ich völlig mühelos und konnte dabei in Köstlichkeiten schwelgen.

Ich habe es im Lauf der Jahre so ziemlich mit jeder Diät versucht. Eine Zeitlang funktionierte das auch immer ganz gut, aber ehrlich gesagt: Ich bin einfach nicht bereit, ein Leben lang auf Obst oder Kohlenhydrate zu verzichten! Bei Haylies Diät gibt es überhaupt nichts, das ich vermisse … und ich habe das Gefühl, mein Stoffwechsel funktioniert endlich wieder richtig, nachdem er jahrelang ziemlich durcheinander war. Bevor ich mich von Haylie beraten ließ und ihre Diät machte, hatte ich nie das Gefühl, mein Gewicht unter Kontrolle zu haben. Durch die Fast-Metabolism-Diät hat sich das alles völlig verändert.«
Melanie, Ontario (Kanada)

»Das ist nicht einfach nur eine ‚Diät‘, sondern eine neue Lebensweise. Ich habe über 17 Kilo abgenommen und fühle mich 20 Jahre jünger. Inzwischen habe ich scheinbar grenzenlose Energie und freue mich schon auf die leckeren Lebensmittel und Snacks, die ich mir bei diesem Ernährungsprogramm gönnen darf. Endlich habe ich meine Lebensfreude wieder.«
David, Rancho Santa Margarita (Kalifornien)

»Bisher habe ich noch keine Diät länger als sechs Wochen durchgehalten. Ich nahm dabei zwar jedes Mal fünf bis zehn Pfund ab, aber dann wurde sie mir langweilig. Ich bekam Heißhunger auf Süßes und aß wieder genauso wie vorher. Nach ein paar Wochen hatte ich die verlorenen Pfunde wieder auf den Hüften. Diese Diät habe ich als einzige bis zum Schluss durchgehalten. Ich bringe jetzt zehn Kilo weniger auf die Waage und habe so viel Energie wie schon seit Jahren nicht mehr. Inzwischen macht es mir nichts mehr aus, Kleider anzuprobieren. Und ich finde mich auch gar nicht mehr dick, wenn ich in den Spiegel schaue.«
Linda, Longmont (Colorado)

»Mit Haylie Pomroys Ernährungsplan habe ich endlich meine frühere Figur wieder und verbrenne Kalorien jetzt so schnell, wie ich es mir immer gewünscht habe. Ich kann immer noch nicht richtig glauben, dass das wirklich ich bin!«
Drew, Los Angeles (Kalifornien)

VORWORT

»Es wurde aber höchste Zeit, dass wir uns kennenlernen!« Mit diesen Worten begrüßte ich die Ernährungswissenschaftlerin Haylie Pomroy in der Gemeinschaftspraxis in Burbank (Kalifornien), der ich vor Kurzem beigetreten war. Haylie arbeitete zu anderen Zeiten als ich, doch meine Patienten und die anderen Ärzte in der Praxis erzählten mir immer wieder von dieser hervorragenden Ernährungsberaterin. Und als ich Haylie dann endlich kennenlernte, wusste ich, dass diese Leute nicht übertrieben hatten – sie ist tatsächlich etwas ganz Besonderes. Und das liegt nicht nur an ihrer charismatischen Ausstrahlung und der liebevollen Fürsorge, die sie ihren Klienten offensichtlich zukommen lässt. Mich verblüffte auch deren körperliche und seelische Verfassung: Sie wirkten so glücklich und zufrieden und waren auf dem besten Weg zu einem gesünderen Leben, nachdem sie mit Haylies Diät erstaunliche Abnehmerfolge erzielt hatten.

Also fing ich an, meine Patienten an sie zu überweisen – vor allem stark Übergewichtige mit Bluthochdruck und Diabetes, für die eine Gewichtsreduktion absolut lebensnotwendig war. Bei ihrem nächsten Termin in meiner Sprechstunde schwärmten sie mir dann jedes Mal von Haylie und den köstlichen, sättigenden Mahlzeiten vor, die bei dieser Diät erlaubt waren. Sie verrieten mir sogar das eine oder andere Rezept, und viele bedankten sich herzlich dafür, dass ich sie an diese Ernährungsberaterin überwiesen hatte. **Ich hatte noch nie erlebt, dass sich Patienten so bereitwillig an ein Diätprogramm halten.** Nachdem ich beobachtet hatte, welche Erfolge Haylie bei ihren Klienten erzielte, fragte ich mich zunächst, ob es sich nicht vielleicht auch nur um eine dieser kurzlebigen Crash-Diäten handelte, bei denen der Jo-Jo-Effekt hinterher garantiert sofort wieder zuschlägt. Denn viele meiner Patienten hatten im Rahmen von Diätprogrammen immer wieder ab- und zugenommen, bis sie irgendwann völlig frustriert waren. Doch als Haylie ihr Abnehmprogramm mit mir durchging, wurde mir klar, dass das nicht stimmte: Haylies Programm ist medizinisch und wissenschaftlich fundiert. Es beruht nicht einfach nur auf unbewiesenen Theorien oder Einzelfallberichten. Und es ist auch nichts Geheimnisvolles daran. Haylie weiß genau, wie unser Stoffwechsel funktioniert und wie ihn biochemische Veränderungen aufgrund von Diäten beschleunigen oder verlangsamen können.

Haylies Diätprogramm funktioniert unter anderem deshalb so gut, weil es einfach ist und Spaß macht. Die Essenszeiten sind so gewählt, dass der Stoffwechsel dadurch angekurbelt wird. Ich habe mit eigenen Augen gesehen, wie meine Patienten mit diesem Programm abnahmen, wie ihre Cholesterinspiegel sanken und sich ihre Blutzuckerwerte stabilisierten. Außerdem schliefen sie dadurch besser und wurden ihre Depressionen los. Und zwar nicht nur vorübergehend – mit dieser Diät kann man tatsächlich langfristige Ergebnisse erzielen!

Gewichtsprobleme haben in unserer westlichen Zivilisation mittlerweile schon epidemische Ausmaße angenommen. Wir haben keine Zeit mehr zu verlieren. Ich sehe die tragischen Konsequenzen dieses Problems in meiner Praxis tagtäglich: chronische Volkskrankheiten wie Herz-Kreislauf-Beschwerden, Diabetes und Depressionen. Außerdem zwingt Überge-

> »Lassen Sie Ihr Essen für sich arbeiten«, sagt Haylie immer, und sie weiß, wie das geht – und hat sogar bei Patienten Erfolg, die mit anderen Diätprogrammen kein Gramm abnahmen.

wicht die Betroffenen zu einem sehr bewegungsarmen Lebensstil, unter dem ihre Lebensqualität leidet. Viele meiner Patienten verfallen mit der Zeit einem verhängnisvollen Teufelskreis aus Radikaldiäten und Fressorgien. Immer wieder verlieren sie den Kampf gegen das Essen, und die überflüssigen Pfunde bleiben förmlich an Bauch und Hüften kleben. Und natürlich erlebe ich auch die seelischen Konsequenzen dieser Gewichtsprobleme und die damit einhergehenden gravierenden chronischen Krankheiten.

Haylie bietet diesen Patienten mit ihrem Programm ein Licht am Ende des Tunnels aus missglückten Diäten. Deshalb freut es mich, dass sie sich nun endlich dazu entschlossen hat, dieses Buch zu schreiben. Denn dadurch kommen jetzt alle Menschen in den Genuss ihres fantastischen Diätprogramms.

Haylie behandelt ihre Klienten mit einer Mischung aus Humor, liebevollem Verständnis und Strenge und bewirkt dadurch Veränderungen, die viele von uns bisher für unmöglich gehalten haben. Glauben Sie mir: **Sie können tatsächlich abnehmen, gesünder werden und etwas an Ihrem Leben verändern.** Ich habe mit eigenen Augen gesehen, wie Haylie das schafft, und freue mich schon darauf, allen meinen Patienten dieses Buch in die Hand zu drücken. Diese Lektüre könnte Sie davor bewahren, sich eines Tages aufgrund einer ernährungsbedingten chronischen Krankheit in ärztliche Behandlung begeben zu müssen. Und wenn ich ein paar Patienten verliere, weil die Menschen dank diesem Buch gesünder leben, habe ich dagegen nichts einzuwenden.

Herzlichen Glückwunsch zu Ihrer Entscheidung!
Mit Haylie Pomroys Hilfe geht es Ihnen und Ihrem Stoffwechsel bald schon viel besser.

DR. MED. BRUCE M. STARK
Facharzt für innere Medizin und Suchtmedizin
mit Zusatzqualifikation in Schmerztherapie und Anti-Aging

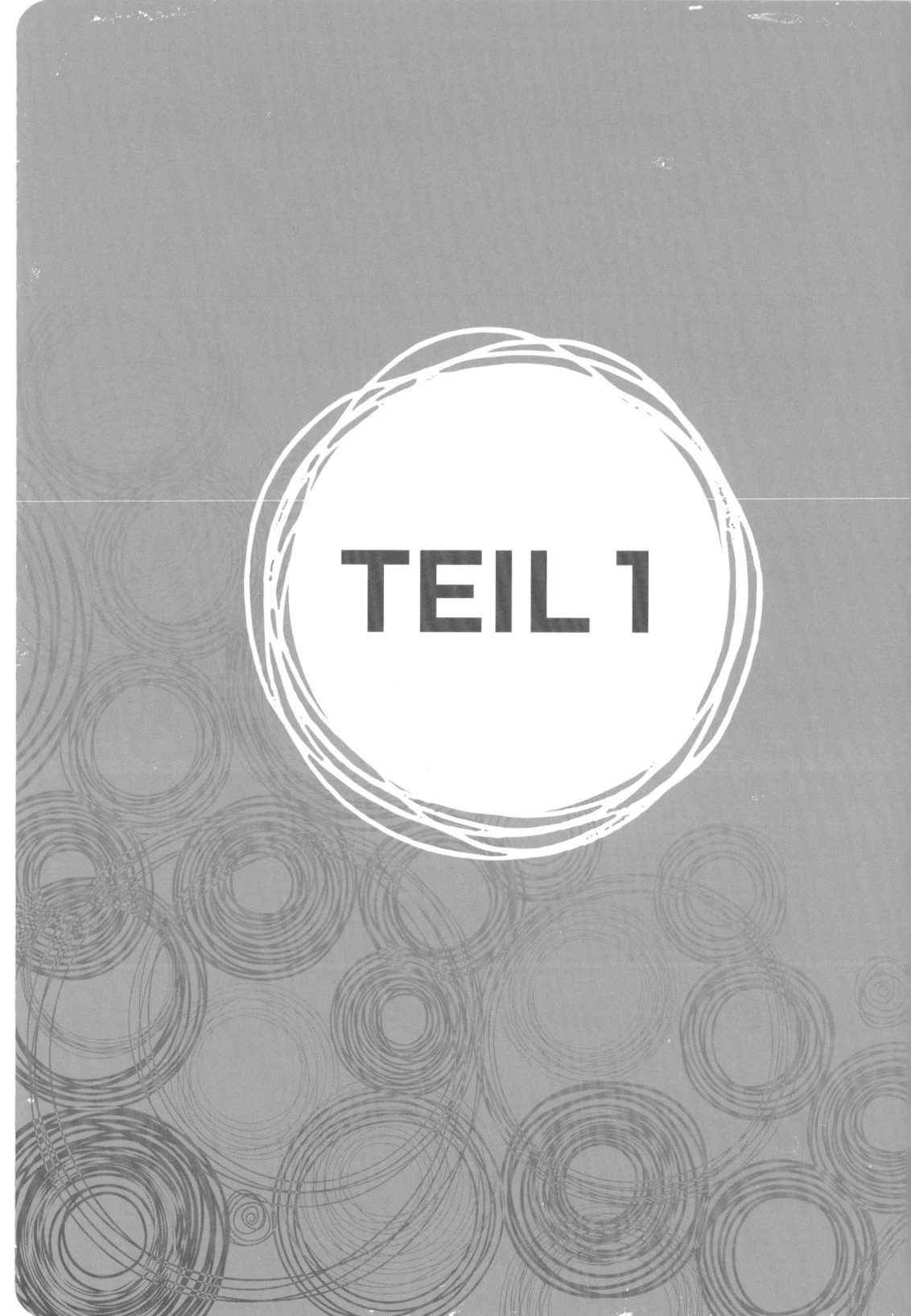

TEIL 1

»Ich bin die Personal Trainerin, die Ihren Körper und Stoffwechsel wieder auf Trab bringt. Dabei serviere ich Ihnen keinen Aufguss bekannter Diäten, sondern führe Sie ein in eine ganz neue Abnehmstrategie.«

Lernen Sie Ihren Stoffwechsel kennen

ICH BIN DIE STOFFWECHSELFLÜSTERIN

Ich weiß, warum Sie es nicht alleine schaffen – warum Ihr Körper nicht mehr auf Ihre ständigen Abnehmversuche und stumpfsinniges körperliches Training reagiert. Warum er weder auf Low-Carb- noch Low-Fat- oder eiweißreiche Diäten anspricht. **Ich weiß, warum Sie nicht abnehmen – und ich weiß auch, was man dagegen tun kann.**

Ich bin die Personal Trainerin, die Ihren Körper und Stoffwechsel wieder auf Trab bringt. Und ich serviere Ihnen dabei keinen Aufguss bereits bekannter Diäten, sondern zeige Ihnen eine ganz neue Abnehmstrategie. Man hat mir sogar schon unterstellt mit schwarzer Magie zu arbeiten, weil mein Diätplan so lächerlich einfach ist und man damit viel bessere Ergebnisse erzielt als mit anderen Abnehmprogrammen. Aber ich versichere Ihnen, dass dabei keine Hexerei im Spiel ist!

Ich möchte allen Menschen ein neues Essgefühl und einen völlig neuen Umgang mit Essen vermitteln. **Sie können innerhalb von vier Wochen zehn Kilo abnehmen und dabei trotzdem richtig essen, ohne Kalorien zu zählen – einfach nur durch einen gesunden, schnellen Stoffwechsel.** Das hat weder mit Zauberei noch mit Schwindel zu tun. Auf Medizinkongressen suchen Ärzte immer wieder meinen Rat, und sie hören auch auf mich.

Viele Menschen imitieren meine Programme und Produkte. Und wenn meine Klienten meine Praxis verlassen, sind sie bereit, mir blind zu vertrauen. Dieses Vertrauen ist auch berechtigt, **denn mit meinem Programm werden Sie tatsächlich wieder schlank, gesund und attraktiv aussehen** – endlich werden keine überflüssigen Pfunde mehr an Ihrem Bauch, Ihrem Po und Ihren Hüften kleben.

Meine Klienten sind anspruchsvoll: Sie würden sich nicht mit einem Abnehmprogramm zufriedengeben, das nichts bringt, schwer zu befolgen ist und ihnen ihre ganze Energie und Lebensfreude nimmt. Zu ihnen gehören bekannte Footballspieler und deren Frauen, aber auch Fernseh- und Filmstars. Der Sultan von Dubai kam auf Anraten seines Arztes von der dort ansässigen Johns-Hopkins-Universitätsklinik sogar extra zu mir nach Kalifornien.

Ich habe aber auch viele Menschen beraten, die nicht besonders berühmt sind, aber auf strenges Anraten ihres Arztes abnehmen müssen – und zwar sofort. Seit Jahren bin ich auf persönliche Einzelbetreuungen spezialisiert. Außerdem berate ich Diätkliniken und Mediziner und entwickle Abnehmprogramme für bekannte Fernsehsendungen. Werbe- und PR-Agenturen fliegen mich ein, damit ich die Produkte ihrer Kunden prüfe – von

Sportgetränken für Kinder bis hin zu Kampagnen für ein gesundes Schulmittagessen. Unter anderem habe ich die Firma Safeway beraten, die Filmgesellschaft Warner Brothers bei ihrer »Looney-Tunes-Back-to School«-Kampagne unterstützt und an der sozialpolitischen Werbekampagne für den oscarnominierten Dokumentarfilm »Food, Inc. – Was essen wir wirklich?« mitgewirkt.

Mein Hauptanliegen ist ein gesünderer Lebensstil für jedermann und darüber hinaus etwas dafür zu tun, dass Menschen wirklich abnehmen können. Darum geht es mir. Deshalb kann ich Ihnen helfen.

Warum erzähle ich Ihnen das? Um Ihnen klarzumachen, dass es sich bei der Fast-Metabolism-Diät um keine ungeprüfte Theorie handelt und dass sie auch nicht auf reinem Wunschdenken beruht. Ich habe dieses Programm schon Hunderten von Klienten verordnet und mit eigenen Augen gesehen, wie diese Menschen damit Tausende von Pfunden verloren – also weiß ich, dass mein Programm funktioniert. Wenn es nicht funktionieren würde, wäre ich schon längst arbeitslos. Aber das bin ich nicht – ganz im Gegenteil: Viele Abnehmwillige, die sich in einer meiner Kliniken behandeln lassen möchten, müssen sich erst mal auf eine Warteliste setzen lassen, und manche Leute fliegen mich sogar mit ihren Privatjets zu sich nach Hause ein, damit ich ihnen zeige, wie mein Programm funktioniert.

Jetzt bin ich Ihre ganz persönliche Ernährungsberaterin.

Ich möchte allen Menschen helfen, die gerne abnehmen und gesünder werden wollen – und zwar schnell, wirksam und nachhaltig.

Aus jahrelanger wissenschaftlicher und klinischer Arbeit weiß ich, wie Sie Ihren Stoffwechsel in Schwung bringen können, damit er das Fett, das Sie seit Jahren quält, endlich verbrennt. Auf den folgenden Seiten erkläre ich Ihnen genau, was Sie zum Erreichen dieses Ziels tun müssen.

Dies ist kein Buch für jemanden, der zum ersten Mal in seinem Leben eine Diät machen möchte, sondern für alle Menschen, die sich geschworen haben: »Das wird meine letzte Diät.«

Es ist ein Buch
- **für alle die, deren bisherige Abnehmmethoden und Diäten nicht mehr wirken,**
- **für alle, die gerne essen, es aber leid sind, gegen ihre Heißhungerattacken, ihre ständige Erschöpfung und ihren Bauch anzukämpfen,**
- **und für alle, die schon so viele Diäten hinter sich haben, dass sie jetzt einfach genug davon haben.**

Wenn Sie schon drauf und dran waren, Ihren Traum vom Idealgewicht aufzugeben – wenn Sie glauben, dass es einfach Ihr Schicksal ist, mehr Pfunde auf die Waage zu bringen, als Sie möchten –, dann ist das hier das richtige Buch für Sie. Jetzt ist es mit dem ewigen Kampf gegen das Übergewicht vorbei. Es ist höchste Zeit, dass Sie damit beginnen, Essen lieben zu lernen, und lernen, wie man so eine dauerhafte Gewichtsabnahme bewirken kann!

Ständige Diäten erschöpfen Ihren Stoffwechsel, aber die Fast-Metabolism-Diät entfacht das Feuer wieder neu. Sie beruht auf einer einfachen Voraussetzung: Um abzunehmen, müssen Sie Ihrem Stoffwechsel immer wieder neue Aufgaben geben. Gehen Sie regelmäßig zum Crosstraining, um Ihre Fitness zu verbessern? Genau das müssen Sie mit Ihrem Stoffwechsel auch tun: Um eine möglichst gute Gewichtsabnahme zu erreichen, müssen sie verschiedene Verbrennungs-, Muskelaufbau- und Regenerationsmechanismen anregen.

Durch diese Rotationsdiät wächst Ihr Stoffwechsel in einen gesunden Kreislauf zwischen Ruhephasen und aktiver Erholung hinein. Dabei wird Ihr Körper immer wieder aufs Neue gefordert, gut ernährt und wiederbelebt – so lange, bis er sich in einen fettverbrennenden Flächenbrand verwandelt und Ihre Pfunde endlich so schnell dahinschmelzen, wie Sie es sich schon immer erträumt haben. **Durch die Fast-Metabolism-Diät werden Sie schlanker und gesünder.**

Bei meinem Programm nehmen Sie an bestimmten Tagen zu bestimmten strategischen Zeitpunkten bestimmte Nahrungsmittel zu sich.

Bei dieser Diät verändern Sie Ihre Ernährungsweise dreimal pro Woche. Jede Woche unterteilt sich dabei immer in drei verschiedene Ernährungsphasen:

- Phase 1,
- Phase 2
- und Phase 3.

Diese Rotationsdiät führen Sie vier Wochen lang durch, um alle biochemischen Szenarien abzudecken, die während dieses Monatszyklus Ihres Körpers auftreten können (das gilt übrigens nicht nur für Frauen, sondern auch für Männer). Dadurch spornen Sie Ihren Stoffwechsel zu Höchstleistungen an und werden Ihr Körperfett schneller verbrennen als je zuvor. Möchten Sie schnelle, anhaltende Resultate erreichen? Dann ist das hier genau die richtige Diät für Sie.

Nach der Lektüre dieses Buches werden Sie verstehen, wie Ihr Körper funktioniert und warum er oft anders auf Ihr Essverhalten reagiert, als Sie es wollen.

Bei meiner Diät brauchen Sie niemals zu fasten oder zu hungern und nehmen trotzdem sicher ab.

Das ist kein leeres Versprechen. Sie können es tatsächlich schaffen! Ich habe das schon oft beobachtet – bei Frauen ebenso wie bei Männern, bei Zwanzig- ebenso wie bei Siebzigjährigen. Ich habe einfache, genaue Speisepläne entwickelt, die sich an alle Ernährungsformen und -probleme anpassen lassen: Bei einer Glutenunverträglichkeit kann man meine Diät genauso machen wie als Vegetarier, Veganer oder

»Fleischfresser«. Der Diätplan ist leicht einzuhalten, und die Gerichte sind so köstlich, dass man ihnen wirklich kaum widerstehen kann.

Viele meiner Klienten lächeln nachsichtig und halten mich für leicht größenwahnsinnig, wenn ich ihnen nach ihren Diät-Horrorgeschichten im Erstgespräch erkläre, dass sie es schaffen können, ihren Stoffwechsel wieder in Schwung zu bringen. Wenn sie dann mit meinem Diätprogramm anfangen, berichten sie, es sei so, als hätte man in ihrem Inneren ein Streichholz angezündet. Ich sage meinen Klienten immer, dass es für sie – wenn sie sich an meine Diät halten – von nun an nur noch eine einzige Sorge geben wird: die, wie man eine gute Änderungsschneiderin findet. Denn mit dieser Diät feuern Sie Ihren Stoffwechsel an, und der Brennstoff ist Ihr überschüssiges Fett. Glauben Sie mir: Ihre Fettpolster werden dahinschmelzen wie Butter an der Sonne …

> **Abnehmen hat nichts mit Kalorienzählen zu tun, sondern mit Verbrennung. Der entscheidende Faktor dabei ist Ihr Stoffwechsel.**

Also fangen Sie an, Ihr Leben und Ihre Einstellung zum Essen zu verändern, denn das ist unser Lebenselixier. Es ist das Einzige, womit wir unseren Körper aufbauen und etwas für ein gesundes Herz, starke Knochen und Muskeln, schöne Haut, Haare und Nägel tun können. Essen regt die Produktion von Hormonen an, die sämtliche Prozesse in unserem Körper steuern. Es ist nicht einfach nur Energie. Essen ist Leben. Also haben Sie keine Scheu mehr davor, sondern erfahren Sie, wie man es richtig macht. Es geht mit der Fettverbrennung los …

FEUER AN!
ES GEHT UM VERBRENNUNG

Manch einer rätselt nur darüber, wie man wohl abnehmen kann, andere halten es für komplett unmöglich. Dabei ist es gar nicht so kompliziert. Und es hat auch nichts mit Kalorien, Fett- oder Kohlenhydratportionen zu tun. Viele sind der Meinung, dass es beim Abnehmen nur um Kalorien geht. Daran habe ich noch nie geglaubt und ich habe selbst erlebt, dass es oft überhaupt nicht stimmt.

Wenn Sie den Stoffwechsel ankurbeln, werden Sie alles, was Sie zu sich nehmen, wie in einem Feuerwerk verbrennen – selbst wenn Sie sehr viel essen. Sicherlich kennen Sie auch ein paar von diesen beneidenswerten Leuten, die futtern wie die Scheunendrescher und trotzdem nicht dick werden? Diese Menschen haben eben einfach einen schnellen Stoffwechsel. Andererseits gibt es auch solche, die kaum etwas essen und an denen die Pfunde trotzdem zu kleben scheinen. Das sind die armen Menschen mit langsamem Stoffwechsel: Ihr Verbrennungsmotor ist abgekühlt und funktioniert nicht mehr so, wie er eigentlich sollte.

Wenn man seinen Stoffwechsel auf die Temperatur eines feuchten Brennholzstapels herunterkühlt, nützt er

einem kaum mehr. Wenn man dann noch Abfall auf das feuchte Brennholz wirft, geht gar kein Feuer mehr an. Der Müll fängt höchstens damit an, langsam vor sich hin zu verrotten.

Auf Ihren Körper übertragen, bedeutet das: Es sammelt sich Fett auf Ihren Hüften an. Genau das passiert, wenn Sie Fastfood, raffinierten Zucker und all den anderen ungesunden Kram, von dem Sie genau wissen, dass Sie ihn eigentlich nicht essen sollten, in einen Körper mit langsamem Stoffwechsel hineinstopfen: Dadurch sammelt sich mit der Zeit immer mehr nicht verbrennbares Fett an.

Mit Genuss abnehmen

Aber Sie möchten sich ja kein überschüssiges Fett anfuttern, sondern mageres Muskelgewebe aufbauen. Sie wünschen sich viel Energie, einen ausbalancierten Hormonspiegel, gesunde Cholesterin- und Blutzuckerwerte und wunderschöne Haut, Haare und Nägel. Sie möchten vor Gesundheit strotzen und den Weg, der zu diesem Ziel führt, genießen. **Sie möchten toll aussehen und sich auch so fühlen, sind es aber endgültig leid, dafür auf jeden Genuss zu verzichten.**

Kein Problem! Sie müssen nur etwas gegen dieses feuchte Holz zu tun. Lassen Sie es trocknen, werfen Sie das richtige Anmachholz darauf, besprizen Sie das Ganze mit Flüssiganzünder und zünden Sie ein Streichholz an. Setzen Sie das Feuerholz Ihres Stoffwechsels wieder in Brand. Dann können Sie auch wieder »ganz normal« essen, so wie andere Leute – und so, wie Sie es nie im Leben für möglich gehalten hätten.

Viele meiner Klienten schlagen sich mit dem gleichen Problem herum wie Sie: Wenn Sie übergewichtig sind und sich Ihr Leben lang (wahrscheinlich ohne dauerhaften Erfolg) mit Diäten gequält haben, **dann haben Ihnen gerade diese Abnehmkuren, von denen Sie sich Hilfe erhofften, am meisten geschadet.** Denn ständige Diäten fahren Ihren Stoffwechsel herunter und verwandeln Ihr inneres Feuer langsam aber sicher in einen Haufen aus feuchtem Holz. Je weniger Sie essen, umso mehr erstirbt das Feuer Ihres Stoffwechsels, und umso weniger können Sie essen.

> Jeder, der davon betroffen ist, braucht dringend eine Starthilfe für seinen Stoffwechsel. Genau diese halten Sie jetzt in den Händen: die Fast-Metabolism-Diät.

Genau deshalb schaffen manche Leute es mit dem Abnehmen einfach nicht, obwohl sie kaum etwas essen. Die Flamme ihres Stoffwechsels ist erloschen, und sie wissen nicht, wie man sie wieder entfacht. Ihr Brennholz ist feucht, und obendrauf hat sich eine Menge Müll angehäuft – Nahrungsverwertung und -verbrennung funktionieren nicht mehr richtig.

DIE GEBURTSSTUNDE DER FAST-METABOLISM-DIÄT

Es begann mit ein paar Schafen. Kein Witz! Ich habe nämlich Agrarwissenschaften studiert und war sehr aktiv in der Organisation Future Farmers of America (FFA). Eigentlich bin ich ein ziemlicher Bücherwurm, meinen Universitätsabschluss habe ich nicht – wie Sie vielleicht denken – in Ernährungs-, sondern in Tierwissenschaften gemacht. **Damals kam mir zum ersten Mal die Erkenntnis, dass jedes Lebewesen seine Nahrung systematisch und gezielt dazu nutzen kann, seinem Körper die gewünschte Form zu geben, so wie ein Bildhauer sein Material formt.**

Mich hat schon immer brennend interessiert, was den Dingen zugrunde liegt und wie sie funktionieren. Das gilt vor allem für den menschlichen Körper. Aber auch Tiere faszinierten mich, und ich traute mir durchaus zu, die komplexe Materie der Tiermedizin zu bewältigen. Also beschloss ich, Tierärztin zu werden.

Auf dem College belegte ich viele Seminare in Tierwissenschaften. Eine meiner Beraterinnen und meine persönliche Mentorin war Temple Grandin (Bestsellerautorin, Professorin für Tierwissenschaften und bekannte Beraterin für Tierhaltung und Schlachtung in Viehzuchtbetrieben). Ich belegte Seminare in Schafzucht, Rindfleischproduktion, Nutztierfütterung und Tierernährung. Außerdem arbeitete ich als chirurgisch-technische Assistentin für Tierärzte. Nach meinem Studium am College absolvierte ich zur Vorbereitung auf mein Tiermedizinstudium ein Praktikum für Ernährungswissenschaften an der Colorado State University. So bekam ich mit der

Zeit einen recht guten Überblick über das große Thema Ernährung und je mehr ich über die gezielte Fütterung von Nutztieren lernte, umso öfter sann ich darüber nach, wie man einige dieser Konzepte auch auf den Menschen übertragen könnte, – **damit wir unsere Ernährung vielleicht ganz gezielt dazu nutzen könnten, unseren Stoffwechsel zu beschleunigen,** um mit der Nahrung aufgenommene Kalorien schneller zu verbrennen.

Gesundheitskonzept Wellness

Also beschloss ich, mich nicht auf Krankheiten, sondern stattdessen lieber auf das Spezialgebiet »Wellness« zu verlegen. Vielleicht konnte ich den Menschen mit meinen aus den Tierwissenschaften stammenden Grundlagen dabei helfen, ihre Gesundheit zu erhalten? Doch viel mehr: Womöglich konnte ich dabei auch noch mein Lieblingshobby – die Ernährung – einbringen? Aufgrund dieser Überlegungen schlug ich schließlich eine andere berufliche Laufbahn ein, als ich ursprünglich vorgehabt hatte.

Damals, im Jahr 1995, erfreute sich Wellness als ganzheitliches Gesundheitskonzept wachsender Beliebtheit. Um zertifizierte Wellnessberaterin zu werden, musste man einige naturwissenschaftliche Seminare belegen, unter anderem Anatomie und Physiologie, Sport, Ernährung und Stressmanagement. Außerdem war eine Ausbildung in Erster Hilfe und Herz-Lungen-Wiederbelebung obligatorisch. Das schien genau das Richtige für mich zu sein, also vertiefte ich mich in dieses Studium.

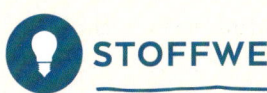

STOFFWECHSEL-WISSEN

Werden Sie zum Rennpferd!

Ich liebe Pferde. Ich reite, beschäftige mich viel mit diesen Tieren und bewundere sie. Außerdem bin ich zutiefst davon überzeugt, dass wir von ihnen ein paar wichtige Erkenntnisse über unseren Stoffwechsel gewinnen können.

Manche Pferde bezeichnet man als »leichtfuttrig«: Sie kommen mit wenig Futter aus und nehmen beim Fressen eher zu.

Andere sind »schlechte Futterverwerter«: Die kann man füttern bis zum Geht-nicht-mehr und sie scheinen trotzdem ständig dünner zu werden.

Woher kommt das? Es liegt am unterschiedlich schnellen Stoffwechsel jedes Tieres. In der Tierwissenschaft beschäftigt man sich sehr intensiv mit solchen Fragen: Wie muss man einen Ochsen füttern, damit sich das Fett in seinem ganzen Körper harmonisch verteilt und sein Fleisch schön marmoriert und hochwertig ist, so dass sich damit die besten Preise erzielen lassen? Wie muss man ein Pferd ernähren, um die Ausbildung von langsamen oder schnellen Muskelfasern zu optimieren, damit es entweder schnell lossprinten kann oder genügend Ausdauer für lange Strecken hat? Die Anwendung dieser Ernährungsprinzipien auf Nutztiere und Rennpferde ist ein Milliardengeschäft.

Warum ist noch niemand auf die Idee gekommen, die wissenschaftlichen Gesetzmäßigkeiten, die wir aus der Aufzucht dieser Nutztiere gelernt haben, auf die Gewichtszu- und -abnahme beim Menschen anzuwenden? Das wäre eine ernährungswissenschaftliche Revolution. Und genau dies habe ich mit diesem Buch vor.

Welche Art »Pferd« möchten Sie also gerne sein? Leichtfuttrig und zu dick – oder lieber ein guter Futterverwerter, schlank und mit eleganter Silhouette?

Ich wollte lernen, wie man das Gesundheitsprofil eines Menschen erstellt und ihm darauf aufbauend wirklich sinnvolle Empfehlungen für seine Ernährung, körperliche Aktivität und Stressbewältigung gibt.

Also wurde ich staatlich geprüfte Wellnessberaterin mit der Spezialisierung auf ganzheitliche Gesundheitskonzepte, Ernährung, Sport und Stressmanagement. Aber das war noch nicht alles. Jetzt hatte ich Feuer gefangen! Also absolvierte ich außerdem noch weitere Zusatzausbildungen. **Endlich hatte ich meine wirkliche Berufung gefunden.**

Ich eröffnete eine Praxis als Ernährungs- und Wellnessberaterin und im Handumdrehen leitete ich viele gute und sehr erfolgreiche Wellnesskliniken: zuerst eine für ganzheitliche Medizin in Fort Collins (Colorado), dann in Beverly Hills ein vom meditativen Geist des Zen-Buddhismus inspiriertes Haus, die betriebsame Burbank Clinic ganz in der Nähe der Warner Brothers & Disney Studios und des L. A. Equestrian Center, und meine neueste Klinik in Irvine (Kalifornien), wo ich vor allem mit speziellen Diätprodukten arbeite, um meinen Klienten zu einer schnellen und dauerhaften Gewichtsabnahme zu verhelfen.

Ich habe nie Werbung für meine Angebote gemacht, aber durch Mundpropaganda wurde ich trotzdem sehr rasch bekannt und mein Geschäft läuft. Warum? Weil ich eine ganz besondere Methode entwickelt habe, jedermann mithilfe von Nahrungsmitteln zu seiner Wunschfigur zu verhelfen. **Und wenn man positive Ergebnisse erzielt, spricht sich das ziemlich schnell herum.**

Viele meiner Klienten bekomme ich von einem Ärzte-Netzwerk überwiesen, bei dem man weiß, was ich tue, und das Vertrauen in meine Methode hat. Zahlreiche von ihnen leiden an chronischen Beschwerden wie Diabetes, Glutenunverträglichkeit (Zöliakie), Schilddrüsenproblemen, Arthritis, Herz-Kreislauf-Erkrankungen oder hormonellen Dysbalancen. Viele leiden auch unter einem unerfüllten Kinderwunsch.

Gesundheitsfaktor Gewicht

Alle diese Patienten müssen dringend etwas für ihre Gesundheit tun – und das fängt beim Gewicht an. Denn wer in einem guten Allgemeinzustand ist, bekommt auch seine chronischen Beschwerden besser in den Griff. Meine Klienten können mir auch nicht einfach nur erzählen, dass es ihnen besser geht. Das muss sich auch an den Ergebnissen ihrer Laborwerte ablesen lassen: Ihre Cholesterin-, Blutzucker- und Blutdruckwerte müssen sich verbessern, und der Zeiger an ihrer Waage muss sichtbar nach links schnellen.

Meine Klienten werden mit der Zeit tatsächlich gesünder. Deshalb kommen auch immer mehr an chronischen Beschwerden Erkrankte zu mir. Im Lauf der Jahre hat sich mein Geschäft immer mehr vergrößert. Doch je mehr sich meine Behandlungserfolge herumsprachen, desto mehr Klienten wünschten sich eine persönliche Beratung von mir. Ich biete in meiner Praxis nämlich vor allem Einzelberatungen an. Meine Klienten kommen dazu einmal pro Woche oder alle zwei Wochen bei mir vorbei, und ich passe meine Diätprogramme dann maßgeschneidert an ihre Bedürfnisse und Fortschritte an. Aber bei den vielen Klienten, die ich zum Schluss hatte, war dieses individuell abgestimmte Angebot für mich irgendwann kaum noch zu leisten.

Denn mittlerweile reisten die Leute Hunderte, ja sogar Tausende Kilometer weit an, um sich von mir behandeln zu lassen. Oft begleitete ich sie zu ihren Arztterminen und kochte sogar gemeinsam mit ihnen. Diese persönlichen Kontakte machen mir große Freude, doch allmählich begann ich zu bedauern, dass es nicht mehr Haylies gab.

Irgendwann wurde mir klar, dass ich einen anderen Weg finden musste, um zu helfen: **Ich musste ein System für eine schnelle, gesunde, wirksame und dauerhafte Gewichtsabnahme entwickeln, das ich allen Menschen vermitteln kann, ohne sie dazu erst zu einem persönlichen Gespräch zu bitten.** Also fasste ich die Methoden und Vorgehensweisen, die ich bei meinen Klienten einsetzte, in einem Buch zusammen. So kann jedermann überall auf der Welt meine Diät durchführen und dadurch abnehmen. Mit schnellen, beachtlichen Ergebnissen.

Allerdings hat die Sache mit dem »atemberaubenden Gewichtsverlust« auch einen echten Haken:

> Sie müssen wirklich tun, was ich Ihnen sage. In den nächsten vier Wochen sind Sie mir auf Gedeih und Verderb ausgeliefert. Das müssen Sie akzeptieren. Wenn Sie wirklich abnehmen möchten, müssen Sie mir die Regie überlassen. Und Sie müssen konsequent sein.

Sie können mit Ihrer Ernährung sehr viel Positives bewirken – aber nur, wenn das Essen in den nächsten Wochen einen anderen Platz in Ihrem Leben einnimmt, als es bisher wahrscheinlich der Fall war. Von jetzt an ist Essen nicht mehr zu Ihrem Vergnügen da, sondern Sie müssen es als Werkzeug benutzen! Glauben Sie mir: **Essen ist nicht Ihr Feind, sondern Ihr Diener, – und Sie sind der Chef.** Sie müssen die Nahrungsmittel, die Sie zu sich nehmen, nur für sich arbeiten lassen – und zwar rund um die Uhr. Nach 28 Tagen spüren Sie schon einen deutlichen Unterschied.

Sie schaffen das!

Man hat mir schon öfter gesagt, dass ich ziemlich anstrengend sein kann. Mitunter sogar diktatorisch. Aber wenn ich Ihnen hier ganz klare Anweisungen gebe, tue ich das nicht aus Spaß. Ich gehöre nun mal nicht zu den Leuten, die Sie einfach nur mit inspirierenden Phrasen dazu motivieren möchten, Ihr Leben zu verändern. Ich werde Ihnen dafür genau zeigen, wie das geht. Das hier ist keine graue Theorie, sondern ein Arbeitsbuch. Aber zum Glück ist es nicht schwierig zu verstehen und umzusetzen. Dieser Diätplan nährt sie nicht nur auf körperlicher, sondern auch auf emotionaler Ebene. Er schenkt Ihnen Energie und sorgt dafür, dass Sie jede Menge Komplimente bekommen werden. Und was am allerwichtigsten ist: Er kann Ihre Gesundheit grundlegend verbessern.

Wenn es um die Befolgung dieses Programms geht, kann ich wirklich knallhart sein, aber ich meine es nur gut mit Ihnen. Denn Sie sind mir wichtig. Ihr Leben und Ihre Gesundheit liegen mir am Herzen. Ich bin für Sie da. Bei der Fast-Metabolism-Diät müssen Sie weder Kalorien noch Fettpunkte noch sonst irgendetwas zählen. Schließlich wollen Sie keine Eins in Mathematik bekommen, sondern abnehmen, nicht wahr?

> **Bei meinem Abnehmprogramm müssen Sie einfach nur essen – richtige, gute, köstliche Mahlzeiten – und zwar genau in der Zusammensetzung und Reihenfolge, wie ich es Ihnen vorgebe.**

Geben Sie mir vier Wochen Zeit, und ich verwandle Ihren Stoffwechsel in ein lichterloh brennendes Feuerwerk!

ICH WEISS, WIE SICH DAS ANFÜHLT!

Falls Sie sich immer noch fragen sollten, ob Sie sich wirklich darauf einlassen und meinem Gewichtsreduktionsprogramm Ihr ganzes Vertrauen schenken sollen, versichere ich Ihnen: Ich weiß, wie Ihnen zumute ist. Ich weiß, was es heißt, übergewichtig, immer müde und abgeschlagen, frustriert und sarkastisch zu sein – bereit, die letzte Hoffnung auf einen Abnehmerfolg aufzugeben. Denn ich habe das alles selbst erlebt. Ich weiß auch, wie es sich anfühlt, seine emotionalen Probleme mit Essen in den Griff bekommen zu wollen. Ich weiß, wie es ist, eine Scheidung durchzumachen und alleinerziehende Mutter zu sein. Ich weiß, wie es sich anfühlt, unter extremem Stress abnehmen zu wollen und sich krank und ratlos zu fühlen. Aber ich

weiß auch, wie es ist, wieder aus diesen Niederungen herauszukommen, abzunehmen, gesünder zu werden, neue Hoffnung zu schöpfen und seinen Weg zu finden. Denn ich habe das alles hinter mir.

Ich habe meine Hausaufgaben gemacht. Denn ich möchte den Dingen immer auf den Grund gehen. Jahrelang habe ich Bücher über Endokrinologie (Wissenschaft von den hormonbildenden Drüsen und den Hormonen) durchgearbeitet, an medizinischen Fortgeschrittenenseminaren teilgenommen und alles über Hormone und unser Immunsystem, über Nahrungsmittelallergien und Naturheilkunde gelernt.

Geprüfte Empfehlungen

Wenn einer meiner Klienten wissen möchte, welches Wasser er trinken sollte, belege ich ein Seminar zum Thema Wasser, damit ich ihm die richtige Empfehlung an die Hand geben kann. Im Lauf der Zeit habe ich mir ein Netzwerk von Spezialisten aufgebaut, die mich unterstützen: Experten vom Brigham and Womens' Hospital, von der Cleveland Clinic, der Holtdorf Clinic, dem Childrens' Hospital, der Mayo-Klinik, ja sogar aus Kliniken in Mexiko und Deutschland. Was ich Ihnen hier erzähle, ist also nicht einfach nur meine eigene Meinung, sondern es handelt sich dabei um wissenschaftlich nachgewiesene Erkenntnisse.

Eine gute Freundin hat mich einmal gefragt, warum ich mich so intensiv mit anderen Fachgebieten beschäftige, statt mich einfach nur auf meine Praxis zu konzentrieren. Da habe ich gelächelt und geantwortet, dass ich nun endlich einen

Beruf gefunden habe, bei dem ich meine Zwangsneurose ausleben kann: immer allen Dingen auf den Grund zu gehen. Aber in Wirklichkeit tue ich das alles für Sie und damit Sie beim Abnehmen Erfolg haben. Mir liegt das Wohlergehen jedes meiner Klienten am Herzen. Ich will hundertprozentig sichergehen, dass sich an ihrem Gewicht und in ihrem Leben auch wirklich etwas zum Positiven hin verändert. **Alle meine Klienten – auch Sie – sollen gesund und glücklich sein und sich für immer wohlfühlen.**

Das Leben sinnvoll ändern

Genau deshalb habe ich dieses Buch geschrieben: für Sie. Denn auch meine Leserinnen und Leser sind meine Klienten, und nichts liegt mir mehr am Herzen als Ihnen zu einer echten, sinnvollen Veränderung in Ihrem Leben zu verhelfen. Dieses Buch soll Ihnen fundierte Kenntnisse über Ihren Stoffwechsel vermitteln. Ich möchte Ihnen zeigen, wie sich Ihr Verhalten auf Ihre Gesundheit auswirkt. Sie sollen lernen, Ihren Hormonhaushalt wieder in ein Gleichgewicht zu bringen und Ihren Stoffwechsel zu beschleunigen.

Nahrungsmittel bewirken verschiedene Dinge in unserem Körper. Manche dienen dem Muskelaufbau, andere tragen zur Fettspeicherung bei. Wieder andere sind schnelle Energielieferanten. **Die Fast-Metabolism-Diät regt mithilfe bestimmter funktioneller Lebensmittel Ihren Stoffwechsel an.** Diese müssen Sie je nach Ihrer jeweiligen Diätphase immer wieder anders kombinieren, um genau die Veränderungen in Ihrem Körper zu erreichen, die Sie sich wünschen.

Diese körperlichen Veränderungen werden Sie in jeder Phase der Fast-Metabolism-Diät deutlich spüren. Wenn Sie mein Diätprogramm hinter sich haben, werden Sie genau wissen, wie Ihr Körper auf die verschiedenen Nahrungsmittel reagiert und was Sie tun müssen, um Ihren Stoffwechsel anzukurbeln, statt ihn immer weiter herunterzufahren.

Bei dieser Genuss-Diät brauchen Sie auf nichts zu verzichten. Sie führt Sie in eine ganz neue Richtung: Endlich können Sie Ihrem ausgebrannten Stoffwechsel neues Leben einhauchen und Ihr Essen wieder genießen, anstatt Angst davor zu haben, darauf zu verzichten, oder es auf winzig kleine Portionen zu verteilen. Bei der Fast-Metabolism-Diät gibt es keine unerwünschten Nebenwirkungen.

> **Sie werden Ihren Stoffwechsel wieder auf Trab bringen, Ihr Muskel-Fettmasse-Verhältnis optimieren – und dabei gleichzeitig gesünder sein, mehr Energie haben und sich auf eine lebenslange Liebesaffäre mit dem Essen einlassen. Das ist die Fast-Metabolism-Diät.**

Also bleiben Sie am Ball und genießen Sie Ihr Essen und den Körper, der sich durch diese Diät herausformt. Das ist nicht nur für Sie, sondern auch für mich ein faszinierendes Erlebnis. **Halten Sie sich an die Spielregeln meiner Diät und entfachen Sie das Feuer Ihres Stoffwechsels.**

2

Wie sind Sie in der Übergewichtsfalle gelandet?

WIE IHR STOFFWECHSEL FUNKTIONIERT

Wir verlangen unserem Körper heutzutage mehr ab als je zuvor in der Geschichte der menschlichen Zivilisation. Denn wir muten ihm eine Nahrung zu, die durch ihre vielen chemischen Zusatz- und Konservierungsstoffe und ihren hohen Verarbeitungsgrad viel minderwertiger ist als früher. Wir stopfen Zucker und Süßstoff in uns hinein und essen Milchprodukte voller Hormone. Unser Weizen, unser Mais und unsere Sojaprodukte sind gentechnisch so verändert, dass man sich fragt, wie wir sie überhaupt noch verdauen können. Wir leben in einer Welt voll ausgelaugter Äcker und verschmutzter Luft, und unsere Gewässer sind mit Umweltgiften verseucht. Wir essen und trinken aus Plastikbehältern, die noch mehr Chemikalien an unsere Lebensmittel und Getränke absondern. Und wir stehen unter ständigem, oft überforderndem Stress.

Da ist es eigentlich kein Wunder, dass Sie sich nicht gerade zum Bäumeausreißen fühlen. Sie sind ständig müde und abgeschlagen, werden viel zu häufig krank, und vielleicht haben sich im Lauf der Zeit auch ein paar überflüssige Pfunde (oder ein paar Dutzend überflüssige Pfunde) auf Ihren Hüften angesammelt.

Ich habe jeden Tag mit Klienten zu tun, die unbedingt etwas an ihrem Leben verändern müssten. Manche leiden bereits an chronischen Krankheiten, andere sind zwar noch nicht krank, aber auf dem besten Weg dahin. Sie alle müssen abnehmen, damit ihr Körper seine Aufgaben wieder besser erfüllen kann. Und sie können damit auch nicht mehr allzu lange warten. Es ist dringend. Sie haben das Gefühl, kostbare Zeit zu verlieren – kostbare Tage, Stunden und Minuten, die sie ... nein, die Sie nutzen könnten, um Ihr Leben so zu verändern, dass Sie sich wieder vital und gesund, kräftig und lebendig fühlen.

Sie haben es satt, sich ständig Gedanken um Essen und Fettzufuhr machen zu müssen und jeden Morgen Angst vor der Anzeige auf der Waage zu haben. Vielleicht haben Sie es schon öfters geschafft, abzunehmen – vielleicht sogar 20, 30 oder 50 Kilo –, aber hinterher nehmen Sie unweigerlich wieder zu und das macht Ihnen Angst. Vielleicht sind Sie die ewigen Diäten endgültig leid und hoffen, dass es eine bessere Methode zum Abnehmen gibt – eine Methode, bei der Sie endlich wieder essen können. Aber eigentlich glauben Sie nicht mehr so recht daran.

Leider hat Ihnen noch niemand richtig erklärt, wie Ihr Körper Nahrung verwertet – und dass es nicht Ihre Schuld ist, wenn dabei etwas schiefläuft. Denn das liegt nicht an Ihnen, sondern an der Biochemie Ihres Körpers. Leider sind Sie durch Ihren Dauerstress in einen Teufelskreis geraten, dem Sie sich hilflos ausgeliefert fühlen. Ihr Übergewicht deprimiert Sie oder macht Sie wütend, und vielleicht haben Sie sogar Angst um Ihre Gesundheit und vor Ihrem aus den Fugen geratenen Körper.

Ich möchte Ihnen in diesem Buch einen anderen Weg zeigen. Ihre Nahrungsmittel und Ihr Lebensstil sollen Ihnen Kraft schenken, statt Sie dick, müde und krank zu machen oder zur Verzweiflung zu bringen.

Viele wissenschaftliche Studien zeigen: **Ist der Stoffwechsel erst einmal zu langsam geworden, normalisiert er sich nicht so schnell wieder** – auch dann nicht, wenn Sie wieder anfangen, sich normal zu ernähren. Denn immer wenn Sie hungern, stellt sich Ihr Körper auf eine geringere Kalorienzufuhr ein, indem er seinen Stoffwechsel verlangsamt. Deshalb nehmen Sie nach jeder Diät sofort wieder zu. Ihr Körper meint es nur gut mit Ihnen: Er will Sie einfach auf künftige Hungersnöte vorbereiten.

Wenn Sie unter starkem Stress stehen, schüttet Ihr Organismus Hormone aus, die Ihrem Stoffwechsel signalisieren, dass Sie sich in einer Krisensituation befinden, in der er Fett speichern und Muskelmasse verbrennen sollte. Wenn Ihre Umwelt Sie mit Chemikalien, Pestiziden und Giftstoffen überschwemmt, bildet der Körper immer wieder neue Fettzellen, um diese Substanzen irgendwo abzulagern, wo sie möglichst wenig Schaden anrichten. Und wenn Sie Lebensmittel zu sich nehmen, die kaum Nährstoffe enthalten, aber dafür voller künstlicher Farb-, Aroma- und Süßstoffe sind, versucht Ihr Organismus diese Flut an körperfremden Substanzen zu überleben, indem er Ihren Stoffwechsel herunterfährt, um den Schaden für Ihr Körpersystem so gering wie möglich zu halten. **Wir leben nun einmal in einer Welt mit vielen Risikofaktoren für einen zu langsamen Stoffwechsel.**

Und genau daran wollen wir jetzt etwas ändern. Es ist höchste Zeit, Schuldgefühle, Gewissensbisse und Selbstvorwürfe hinter sich zu lassen und in die Zukunft zu blicken. Das ist die neue Einstellung, die Ihr Körper braucht, um ein neues, gesünderes Ich zu entwickeln. Und für dieses neue Ich wird Essen ein Werkzeug sein, mit dessen Hilfe Sie die entstandenen Schäden beheben und wieder gesund werden können. Dieses neue Ich liebt Obst, Getreideprodukte, Eiweiß und gesunde Fette. Es weiß, wie Ihr Körper auf bestimmte Nahrungsmittel reagiert und wie er sich durch das neue, strategische Essverhalten, das ich Ihnen in diesem Buch erkläre, verändern wird. Und es verfügt über alle Kenntnisse und Hilfsmittel, die es braucht, um dauerhaft abzunehmen.

Wir werden uns nun auf die Suche nach diesem neuen Ich machen, und zwar jetzt gleich. Das kostet zwar ein bisschen Mühe, aber es ist durchaus machbar. Wohlgemerkt: Ich verlange nicht von

Ihnen, dass Sie hungern sollen. Nie wieder. Denn wahrscheinlich sind Sie gerade dadurch in dieses Dilemma hineingeraten. Und unter diesen Teufelskreis wollen wir nun einen Schlussstrich ziehen:

Von jetzt an wird Ihr Leben anders. Wenn Essen bisher Ihr Feind war, verabschieden Sie sich nun ein für alle Mal von dieser Einstellung. Denn jetzt beginnt Ihre Zukunft, in der Essen Ihre Medizin ist. Selbst wenn Sie fünf oder zehn Kilo Übergewicht haben, brauchen Sie diese Medizin. Sie müssen lernen, Stress abzubauen, Speicherfett freizusetzen und Ihr Stoffwechselfeuer zu entfachen.

Schließlich würden Sie ja auch nicht probieren, einen Fernseher oder ein Auto zu reparieren, ohne zu wissen, wie es konstruiert ist oder wie es funktioniert. Das Gleiche gilt auch für das erstaunliche biologische Meisterwerk Ihres Körpers.

Deshalb wollen wir uns nun erst einmal damit beschäftigen, was Ihr Stoffwechsel eigentlich ist und wie er arbeitet. Als Nächstes wollen wir ein paar weit verbreitete Irrtümer zum Thema Essen und Gewichtsreduktion ausräumen, die Sie bisher vielleicht am Abnehmen gehindert haben.

WAS BEDEUTET EIGENTLICH STOFFWECHSEL?

In diesem Buch geht es darum, Ihren Stoffwechsel wieder in Schwung zu bringen – aber was ist dieser Stoffwechsel eigentlich?

Es handelt sich dabei nicht um ein Objekt, sondern um einen Prozess. Genauer gesagt: Der Stoffwechselprozess besteht aus biochemischen Reaktionen, die in den Zellen aller Lebewesen ablaufen, um sie am Leben zu erhalten. Dabei wird Nahrung entweder in Wärme und Brennstoff oder in bestimmte Körpersubstanzen (Muskelfleisch, Fett, Blut, Knochen) umgewandelt. Ihr Stoffwechsel ist ständig damit beschäftigt, Kalorien zu verbrennen, Nährstoffe zu speichern oder Körpermasse aufzubauen.

Sie haben einen Stoffwechsel, weil Sie am Leben sind und weil dieses Leben Energie erfordert. Wir alle brauchen Energie zum Überleben – um zu atmen, uns zu bewegen, zu denken und zu reagieren –, und diese Energie können wir uns nur durch den Verzehr von Nahrungsmitteln und deren Umwandlung (eben durch unseren Stoffwechsel) beschaffen. Das ist sehr wichtig! Wir brauchen Brennstoff und wir brauchen Substanz. Ein gesunder, funktionstüchtiger Stoffwechsel liefert uns genau so viel Energie, wie wir benötigen, und zusätzlich auch noch genügend Reserveenergie, die wir speichern und bei Bedarf jederzeit abrufen können. Außerdem sorgt er für den Aufbau einer kräftigen, stabilen Struktur unseres Körpers.

Ihr inneres Feuerwerk

Ehe wir uns mit den praktischen Details der Fast-Metabolism-Diät beschäftigen, wollen wir erst einmal ergründen, warum sich Ihr Stoffwechsel überhaupt verlangsamt hat und warum es Ihnen so schwer fällt abzunehmen.

Denken Sie daran: Ihr Stoffwechsel ist dazu da, die Energie zu verarbeiten, die Sie mit der Nahrung aufnehmen. Diese Energie kanalisiert er in verschiedene Richtungen, je nachdem, was Sie essen und tun.

Über diese Möglichkeiten zur Manipulation habe ich eine Menge in meinem Studium der Tierwissenschaften gelernt. In der Viehzucht nutzt man das Wissen über Energie, Fettverteilung und Körpermasse, um Tiere heranzuziehen, die für die Verwendung in der Nahrungsmittelindustrie ideal proportioniert sind, und das bringt Zuchtbetrieben Milliardengewinne ein.

Aber Ihr Stoffwechsel kann Sie auch in Schwierigkeiten bringen – nämlich dann,

drei Beinen zur Welt kommen. Vielleicht sind Ihr Bauch und Ihr Po einfach nur aufgrund Ihrer Umweltbedingungen und des emotionalen und biologischen Ökosystems, in dem Sie leben, so überdimensional gewachsen.

Was haben T3 und rT3 mit Ihrem Gewicht zu tun?

Warum verlangsamt sich Ihr Stoffwechsel durch ständige Diäten? Zunächst einmal deshalb, weil sich eine extreme Diät für Ihren Körper genauso anfühlt wie eine Hungersnot. Hunger bedeutet Stress für die Nebennieren, die in Ihrem Organismus daraufhin eine Kette chemischer Reakti-

STOFFWECHSEL-WISSEN IN KÜRZE

Ihr Stoffwechsel ist immer ein Spiegel Ihrer Lebensweise:
Er lässt genau den Körper entstehen, den Sie brauchen, um unter Ihren
jetzigen Bedingungen überleben zu können.

wenn Sie ihn versehentlich so manipulieren, dass dabei ein Körper entsteht, den Sie sich nicht wünschen. **Durch Diäten, nährstoffarme Lebensmittel und viel Stress verlangsamt Ihr Stoffwechsel sich,** aber eigentlich wollen Sie ihn ankurbeln. Wenn Sie zunehmen, sich müde und lustlos fühlen oder vielleicht sogar eine chronische Krankheit entwickeln, sind das alles nur Bewältigungsmechanismen Ihres Körpers als Reaktion auf Ihre Lebensweise oder Ihr Umfeld – genauso wie in verschmutzten Sümpfen immer öfter Frösche mit nur

onen in Gang setzen. Diese Reaktionen unterdrücken die normale Produktion von Schilddrüsenhormonen, die die Fettverbrennung ankurbeln (Trijodthyronin oder T3). Dafür werden jetzt größere Mengen von einem anderen Schilddrüsenhormon ausgeschüttet, das die Fettspeicherung fördert (dieses Hormon nennt man reverses Trijodthyronin oder rT3). Ich stelle diesen Vorgang hier etwas vereinfacht dar, aber im Grunde blockiert das Fettspeicherungshormon rT3 die T3-Hormonrezeptoren an Ihren Zellen (vor allem in Bauch,

Oberschenkeln und Po) genauso, wie ein Torwart sein Tor. Und so kann das Fettverbrennungshormon (T3) dort nicht mehr andocken und das Fett, das Sie zu sich nehmen, nicht mehr als Treibstoff nutzen.

rT3 ist ein lebensnotwendiges Hormon. Ohne rT3 müssten wir entweder alle zwei Stunden etwas essen oder sterben. Dieses Hormon wird ausgeschüttet, um Ihrem Körper zu signalisieren, dass er die 500 Kalorien vom Frühstück oder Abendessen nicht zu schnell verbrennen soll. »Vorsicht – vielleicht bekommst du nichts anderes mehr«, warnt es Ihren Körper. Oder: »Verbrenn' lieber nicht gleich das ganze Abendessen auf einmal, vielleicht kommt die nächste Mahlzeit erst morgen Nachmittag!« Es ist, als würde Ihnen jemand einreden, dass Sie im nächsten Monat von einem Beutel Reis und einer Dose Bohnen leben müssen. Wenn das so wäre, würden Sie sich dieses Essen ganz bestimmt so einteilen, dass es einen Monat lang reicht, statt alles gleich am ersten Tag zu verbrauchen. Und wenn Sie unter übermäßigem Stress stehen oder nicht genug essen, »sieht« das Hormon rT3 darin eine Notsituation: Es »denkt«, dass Ihnen für den nächsten Monat nur ein Beutel Reis und eine Dose Bohnen zur Verfügung stehen.

Wenn Ihr Körper zu viel rT3 ausschüttet, beginnt er, Fett zu speichern, statt es zu verbrennen – und zwar auch dann, wenn Sie sowieso schon jede Menge Fett an Bauch, Po und Hüften mit sich herumschleppen. Wie gesagt: Das RT3 stellt sich vor die T3-Hormonrezeptoren

wie ein Torwart, sodass die Bälle (T3) nicht mehr ins Tor hineinkommen. Gleichzeitig merkt Ihr Gehirn aber, dass in Ihrem Blutkreislauf jede Menge Schilddrüsenhormone zirkulieren (egal, welche), also fährt es Ihre gesamte Schilddrüsenhormonproduktion zurück. Dadurch verlangsamt sich Ihr Stoffwechsel und Ihr Körper beginnt alles, was Sie essen, in Form von Fett zu speichern – sogar gesunde Nahrungsmittel.

Dieser Prozess lässt sich nur rückgängig machen, indem Sie Ihren Stoffwechsel wieder in Schwung bringen, und dazu sollten Sie zunächst einmal Ihre alten, falschen Vorstellungen vom Essen, die im wahrsten Sinn des Wortes wie ein Zentnergewicht auf Ihnen lasten, über Bord werfen.

> **Das Gute an Ihrem Stoffwechsel ist, dass er sich manipulieren lässt, denn Ihre Ernährungs- und Lebensweise und Ihre körperliche Aktivität haben Einfluss darauf, wie viel von Ihrer Nahrung Sie als Fett speichern, wie viel Sie in Form von Energie verbrauchen und wie viel Sie für den Aufbau von Körpermasse verwenden.**

Also wollen wir nun erst einmal ein paar weit verbreitete Stoffwechselmythen ausräumen, die Ihnen vielleicht das Leben schwermachen. Im nächsten Kapitel werden wir uns dann mit den fünf wichtigsten Stoffwechselfaktoren beschäftigen, die bei der Fast-Metabolism-Diät eine Rolle spielen. **Und dann kommen wir endlich zum genussvollen Teil meines Buches: dem Essen!**

MYTHOS 1: WENN ICH WENIGER ESSE, NEHME ICH AB

Einer der größten Irrtümer, die ich von meinen Klienten immer wieder höre, ist, dass sie endlich abnehmen würden, wenn es ihnen gelänge, weniger zu essen. Dabei ist es in Wirklichkeit genau umgekehrt. Sie glauben gar nicht, wie viele übergewichtige Menschen in meine Praxis kommen und beteuern, dass sie höchstens 1200 bis 1400 Kalorien pro Tag zu sich nehmen. Viele treiben außerdem auch noch fünf- bis siebenmal pro Woche Sport. Trotzdem nehmen sie nicht ab. Sie sagen: »Ich schwöre Ihnen, dass ich nicht mehr esse!« oder »Ich lüge Sie wirklich nicht an!« – als hätte ich die Absicht, sie wegen heimtückisch gefälschter Ernährungstagebücher vor Gericht zu bringen.

> Selbst die gesündesten Nahrungsmittel können in Ihrem Körper Unheil anrichten, wenn Ihr Stoffwechselsystem nicht richtig funktioniert.

Aber das habe ich gar nicht vor, denn ich glaube ihnen. Warum? **Weil die Situation sogar noch schlimmer wird, wenn man weniger isst!**

Wenn Ihr Stoffwechsel zu langsam ist, speichert Ihr Körper sogar Salatblätter in Form von Fett. Auf jeden Fall wird er dann kein Gramm Fett mehr verbrennen. Genau das habe ich einer meiner Klientinnen vor einiger Zeit erklärt: Das Hormonsys-tem ihres Körpers reagiert so verkehrt, dass sich sogar die Kohlenhydrate in dem gemischten Bio-Salat, den sie so gerne isst, in Speicherfett umwandeln. Das ist erschreckend und auch unfair, nicht wahr?

Diese Klientin hatte das Gefühl, sich etwas Gutes zu tun, indem sie so viel Salat wie nur möglich aß. Doch durch jahre-lange Diäten (und den Konsum von Diätprodukten, extremen Stress, unregelmäßige Mahlzeiten und ein meiner Meinung nach übertriebenes Trainingsprogramm) war ihr Körper so kohlenhydratresistent geworden, dass er sämtliche Kohlenhydrate, die sie zu sich nahm (sogar diejenigen aus ihrem Salat) in Zucker umwandelte und als Fett speicherte, statt sie zu verstoffwechseln. Oh mein Gott!

Stoffwechsel in Hungersnot

Manche meiner Klienten verzichten aufs Frühstück und essen erst um zwei Uhr nachmittags etwas. Zwischen zwei Uhr und dem Zubettgehen nehmen sie dann aber dafür 4500 Kalorien zu sich. Das heißt, wenn sie endlich anfangen zu essen, befindet sich ihr Stoffwechsel bereits im Hungersnotmodus! Und dann stopfen sie jede Menge Essen in sich hinein, weil ihr Körper inzwischen in Panik geraten ist. Er ist stocksauer, weil sie ihm seine Nahrung so lange vorenthalten haben, und wenn sie nur 4500 Kalorien brauchen, um ihn wieder zu besänftigen, haben sie noch Glück gehabt. Warum reagiert der Körper in solchen Situationen so heftig und löst so heftige Fressattacken aus? Ganz einfach:

STOFFWECHSEL-WISSEN

Hungern verboten

Nichts schadet Ihrer Muskulatur mehr als Hungern. Sicherlich haben Sie auch schon erlebt, wie es ist, wenn Sie Hunger haben, aber nichts essen: Irgendwann verschwindet das Hungergefühl.

Aber das liegt nicht daran, dass Sie nichts gegessen haben. Sie haben etwas gegessen: Ihr Körper hat sich den Brennstoff, den er braucht, einfach aus seinem Gewebe geholt. Dagegen wäre ja auch gar nichts einzuwenden, wenn Ihr Körper einfach Ihr ganzes überschüssiges Fett auffressen würde – und zwar genau an den Stellen, an denen Sie es loswerden möchten. Aber leider funktioniert das nicht so. Denn der Körper holt sich das, was er braucht, zuallererst aus dem Muskelgewebe. Da Ihr Speicherfett für Notsituationen bestimmt ist, hält er es für klüger, erst mal Ihre eigenen Muskeln anzuknabbern. Ihr Körper hält sie für entbehrlicher als Fettgewebe. Er tut nur das, was er für die beste Überlebensstrategie hält, aber das Ergebnis dieser Bemühungen kann für jemanden, der Fett abbauen und Muskelmasse aufbauen möchte, verheerend sein.

Wäre es stattdessen nicht schlauer, sichmal etwas zu essen zu gönnen?

Wenn Sie bis zum Nachmittag nichts essen, muss Ihr Körper morgens aufwachen, aufstehen, duschen, sich anziehen, denken, Auto fahren, den ganzen Tag arbeiten, womöglich auch noch Sport treiben – und das alles ohne Treibstoff. Merken Sie jetzt, wie grausam Sie zu Ihrem Körper sind?

Und was passiert noch, wenn Sie Ihrem Organismus Brennstoff in Form von Nahrung vorenthalten? Schließlich fallen Sie ja nicht einfach tot um, nur weil Sie eine Zeitlang nichts gegessen haben. Ihr Körper findet seine Nahrung auch ohne Ihre Hilfe – nämlich in Ihrem Muskelgewebe. Inzwischen weiß man, dass ein Körper im Hungersnotmodus sich seinen Treibstoff zuerst aus den Muskeln holt und nicht aus dem Fettgewebe. **Wenn Sie Ihren Körper nicht regelmäßig füttern, »frisst« er also Ihr Muskelfleisch auf, um sich die Energie zu beschaffen,** die er zum Weiterleben braucht. Wirklich ekelhaft! Und außerdem auch sehr beunruhigend, wenn man bedenkt, wie wichtig Muskelmasse für die Fettverbrennung, für Ihre Fitness und für eine gesunde, kräftige Statur ist.

MYTHOS 2:
WAS ZU GUT SCHMECKT, MACHT DICK

Bei Diäten ging es schon immer um Verzicht, kleinere Portionen oder ein Verbot bestimmter Nahrungsmittel. Außerdem wurde entweder die Anzahl der Mahlzeiten verringert, oder man musste etwas an seinen Essenszeiten verändern. Die meisten meiner übergewichtigen Klienten, die extreme Diäten hinter sich haben, können ihr Essen eigentlich gar nicht mehr richtig genießen. Sie ernähren sich von geschmacklosen Lebensmitteln und auf ihrem Speisezettel stehen immer wieder die gleichen langweiligen Gerichte. Oft enthalten diese (zumindest bei sogenannten Diätprodukten) kaum Nährstoffe, die die Produktion von Wohlfühlhormonen im Körper ankurbeln und bewirken, dass man sich nach dem Essen gesättigt und gestärkt fühlt. Diese Menschen stehen nicht nur immer hungrig vom Tisch auf, sondern sind außerdem auch noch gelangweilt und deprimiert. So eine Diät kann einen völlig von seinen Mitmenschen isolieren!

Ohne kulinarische Genüsse macht das Leben einfach nicht so viel Spaß.

Eine ständigen Einschränkungen unterworfene Ernährung ist auf die Dauer eintönig, und Sie tun sich damit ganz bestimmt nichts Gutes, weil Ihr angeborenes Gespür für Nahrung dabei völlig durcheinandergerät. Deshalb will die Fast-Metabolism-Diät Sie dazu ermutigen, alle Ihre fünf Sinne zu nutzen, Ihren Stoffwechsel wieder anzuregen und gleichzeitig ein geselliges Leben zu führen und andere Menschen mit Ihrer neuen Ernährungsweise zu inspirieren.

Genuss entfaltet viele positive Wirkungen in Ihrem Organismus: Er regt die Ausschüttung von Glückshormonen (Endorphinen) an, drosselt die Produktion von Stresshormonen, kurbelt Ihren Stoffwechsel an – und hilft bei der Fettverbrennung!

Nur von pochierter Hühnchenbrust mit gedünstetem Gemüse zu leben (und dabei trotzdem immer dicker zu werden), hört sich für mich wie eine Foltermethode an. Wenn schon, dann möchte ich lieber mit Pauken und Trompeten untergehen – mit einem Käsekuchen in der einen und einer Waffel Eiscreme in der anderen Hand. Und keine Sorge: Auch Sie können Eis, Tiramisu und Käsekuchen essen – wenn Sie Ihren Stoffwechsel richtig in Schwung bringen, sodass er alle Kalorien im Handumdrehen verbrennt.

Essen macht schlank

Wenn Sie nicht genug essen, macht Ihr Körper es zu seiner obersten Priorität, Ihre Fettvorräte zu schonen. Außerdem wandelt er dann alles, womit Sie ihn füttern, in weiteres Fett um, indem er spezielle Hungersnot-Hormone ausschüttet, die die Fettverbrennung blockieren (eben dieses verdammte rT3). Wenn Sie dagegen in schöner Regelmäßigkeit viele nährstoffreiche Lebensmittel essen – und das in der richtigen Kombination und mit

STOFFWECHSEL-WISSEN

Genuss: ein natürliches Stoffwechsel-Stimulans

(1) Durch Stress verlangsamt sich Ihr Stoffwechsel.

Außerdem empfindet Ihr Körper Stress als Notsituation und geht daher in den Fettspeicherungsmodus. Ferner kann Stress die Cortisol-Ausschüttung erhöhen und die positiven Auswirkungen des Schilddrüsenhormons T3 auf Ihren Stoffwechsel eindämmen. Genuss hat genau die entgegengesetzte Wirkung: Wenn Sie Ihr Essen genießen, arbeiten Sie mit der Natur statt gegen sie, und dadurch beschleunigt sich Ihr Stoffwechsel. Außerdem haben Sie dann nicht mehr den Drang, zu viel zu essen.

(2) Genuss regt Ihren Stoffwechsel an.

Das tut er, indem er Ihre Nebennieren zur Produktion von Endorphinen stimuliert. Diese Wohlfühlhormone veranlassen das Gehirn wiederum zur Ausschüttung von Serotonin, einem Neurotransmitter (Botenstoff des Nervensystems), der die Stimmung hebt und die Schilddrüse zur Produktion des Fettverbrennungshormons T3 stimuliert – ein echter Dominoeffekt.

(3) Genuss setzt eine Kaskade in Ihrem Körper in Gang.

Dadurch sinkt Ihr Leptinspiegel (Leptin ist ein Hormon, welches das Hungergefühl erzeugt). Nach dem Sex ist Ihr Leptinspiegel übrigens am niedrigsten. Genussvolles Essen kann ganz genau den gleichen Effekt haben. Wenn Sie Ihre Mahlzeiten genießen, schlagen Sie also gleich zwei Fliegen mit einer Klappe: Sie sind satt und zufrieden.

Aber es passieren auch noch andere wunderbare Dinge, wenn Sie sich endlich von Ihrer Selbstverachtung aufgrund von Disziplinmangel und Ihrem schlechten Gewissen verabschieden und das Essen stattdessen einfach genießen: Dadurch fangen Sie automatisch an, sich mehr um sich selbst zu kümmern und auf sich zu achten. Ihr Genuss und Ihre Freude am Essen weiten sich auch auf andere Lebensgewohnheiten aus. Sie gewinnen einfach mehr Lebensfreude!

dem richtigen Timing –, entspannt sich Ihr Körper, denn dann wird ihm klar, dass die Notsituation vorüber ist. Also beginnt er wieder, Fett als Treibstoff zu verbrennen – sogar das Fett aus Ihrem Käsekuchen!

Aber sobald Sie mit Ihrer Diät aufhören, bricht in Ihrem Körper sofort die Hölle los. Dann sind Sie im Nu wieder genauso dick wie vorher. Dieses Phänomen beobachte ich immer wieder. Die meisten meiner übergewichtigen Klienten haben früher viel abgenommen – oft sogar mehrfach.

Oder Sie entscheiden sich für die zweite Möglichkeit: Bringen Sie Ihren Stoffwechsel in Schwung und fangen Sie ein neues Leben an.

> **Mit anderen Worten: Hungern (Diät halten) ist schlecht – Essen ist gut.**

Wissen Sie überhaupt noch, wie das geht? Gesunde Nahrungsmittel in den Mund zu nehmen, ohne ein schlechtes Gewissen dabei zu haben? Sagt Ihnen das etwas? Es ist das Wichtigste, was Sie sich merken müssen. Also sprechen Sie mir nach: Essen ist gut. Essen – ist – gut.

MYTHOS 3: BEIM ABNEHMEN GEHT ES AUSSCHLIESSLICH UM KALORIEN

Wenn Sie Ihren Körper jahrelang mit Diäten ausgehungert haben, sind Sie wahrscheinlich immer noch in Ihren Grundfesten erschüttert von meiner Behauptung, dass Essen etwas Gutes ist. Und hier kommt auch schon der nächste Hammer: **Die Sache mit den Kalorien ist eine schamlose Lüge.** Wenn ich meine Klienten mit dieser Aussage schockiere, fragen sie mich normalerweise mit sanftem Tadel in der Stimme: »Wie können Sie als Ernährungsberaterin an Kalorien zweifeln?«

Aber wahrscheinlich übe ich diesen Beruf gerade deshalb schon so lange erfolgreich aus, weil ich nicht an diese uralte Geschichte von der Energiebilanz glaube, die besagt: Wenn man weniger Kalorien zu sich nimmt, als man verbraucht, nimmt man ab. Wenn meine Klienten hören, dass ich nichts von Kalorien halte, reagieren sie zunächst ungläubig. Aber normalerweise gelingt es mir recht bald, sie zu überzeugen. Und sobald ihnen klar wird, dass die Kalorien eigentlich gar nicht an ihrem Problem schuld sind und dass sie sie ab jetzt nicht mehr zu zählen brauchen (weil es sie in Wirklichkeit nicht gibt), fühlen sie sich so befreit, als hätte ich sie gerade aus dem Gefängnis befreit.

Welcher diätgeplagte Mensch würde nicht gerne endlich einmal in einer Welt ohne Kalorien leben? Keine Sorge: Sie leben in so einer Welt. Vielleicht halten Sie mich jetzt für verrückt oder werden sogar wütend auf mich (Sie wären nicht der Erste) – aber es stimmt tatsächlich. Ich würde eher daran glauben, dass der Weihnachtsmann und der Osterhase zusammen eine Runde joggen gehen – wenn sie gerade nichts anderes zu tun haben – als daran, dass ein Hähnchenbrustfilet, ein Stück Schokoladenkuchen oder ein Thunfischsalat-Sandwich – sagen wir –

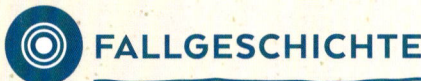

FALLGESCHICHTE

Porträt eines Diät-Profis

Emery gehörte ebenfalls zu den armen Menschen mit Diäterfahrung. Sie ist Lehrerin, und als sie zu mir kam, hatte sie 15 Kilo Übergewicht.

Emery hatte so ziemlich alle Diäten durch, die es gibt: Weight Watchers, Jenny Craig, die Lindora-Diät und so weiter. Diese Frau kannte sich mit Diäten bestens aus. Sie hatte bereits alle Tipps und Tricks ausprobiert. Aber irgendwann funktionierten diese Abnehmstrategien nicht mehr. Emery ernährte sich sehr kalorienarm und hatte sich beim Essen im Lauf der Zeit so viele Beschränkungen auferlegt, dass sie es gar nicht mehr genießen konnte. Und nicht nur das: Ihr Stoffwechsel war dadurch so langsam geworden, dass sie auch nicht mehr abnahm. Sie aß nur noch gekochte Hähnchenbrust (ohne Haut) und Brokkoli und gönnte sich nie mehr als circa 1200 Kalorien pro Tag. Zwischenmahlzeiten waren verboten. Trotzdem hatte sie immer noch ziemlich Übergewicht und der Zeiger an ihrer Waage rührte sich nicht.

Ich erklärte ihr, dass sie mein Vier-Wochen-Programm durchziehen müsse. Dabei werde sie fünfmal am Tag etwas essen, und zwar genau zu den festgelegten Zeitpunkten und in der von mir vorgegebenen Reihenfolge.

Als Emery sich den Essensplan anschaute, den ich für sie vorbereitet hatte, weiteten sich ihre Augen vor Schreck. »Wenn ich das alles esse, nehme ich in den nächsten vier Wochen nicht zehn Kilo ab, sondern zehn Kilo zu!«, protestierte sie.

»Wenn Sie tatsächlich zehn Kilo zunehmen, komme ich zu Ihnen nach Hause, koche für Sie und fülle Ihren Kühlschrank mit den Essensportionen, die Sie für diese Diät brauchen«, versprach ich ihr. Damit war sie einverstanden, denn auf diese Weise konnte sie schließlich nur gewinnen. Inzwischen hat Emery 13 Kilo abgenommen und kann es einfach überhaupt immer noch nicht fassen.

Aber ich weiß es: Sie hat ihr Essen endlich einfach für sich und ihren Stoffwechsel arbeiten lassen.

200 Kalorien hat. Genauso gut könnte man behaupten, dass ein Bodybuilder und meine 92-jährige Großmutter die gleiche Menge Energie verbrauchen, wenn sie eine 40 Pfund schwere Hantel anheben.

Natürlich stimmt das nicht. Es ist absurd. Genauso absurd wie die Idee, dass ein Becher Popcorn mit etwas Öl 55 Kalorien hat oder zwei Scheiben Pizza Peperoni 420 Kalorien haben.

Ich glaube, einer der größten, verbreitetsten Irrtümer heutzutage besteht darin, zu glauben, dass es beim Abnehmen einfach nur um Kalorienzufuhr und Kalorienbedarf geht. Das klingt zwar ganz logisch, aber es stimmt nicht. **Die Theorie von der Energiebilanz ist eine große, trügerische Vereinfachung** der komplexen Mechanismen, die bei der Energieverwertung in unserem Körper ablaufen. Außerdem handelt es sich dabei meiner Meinung nach um eine heimtückische Marketingstrategie, die nur dazu benutzt wird, Werbung für ungesunde, schädliche Nahrungsmittel zu machen.

Eine Kalorie, wie sie in der Nahrungsmittel- und Diätproduktindustrie definiert wird, ist in Wirklichkeit eine Kilokalorie (kcal), bestehend aus 1000 Kalorien. (Ich nenne sie hier aber trotzdem weiterhin »Kalorie«, weil das nun mal so üblich ist.) Eine Kalorie ist die Energiemenge, die man braucht, um ein Kilogramm Wasser um ein Grad Celsius zu erwärmen. Aber ich persönlich konnte mich schon in der Schule und auch später in meiner klinischen Praxis noch nie dafür erwärmen, Kalorien zu zählen, als wären sie kleine Kügelchen oder

Moleküle, aus denen unser Essen besteht. Denn das sind sie nicht.

Eine Kalorie ist kein Gegenstand, sondern lediglich Energie. Und in Nahrungsmitteln, die noch nicht verbrannt (oder gegessen) wurden, ist sie nur potenzielle Energie. Außerhalb von Laborversuchen hat diese potenzielle Energie oder »Kalorie« nur sehr wenig mit der Verbrennung von Nahrungsmitteln zu tun. In der wirklichen Welt sind »Kalorien« Millionen verschiedener Einflussfaktoren unterworfen (da nun mal jeder Mensch einen einzigartigen Körper und eine einzigartige biochemische Ausstattung hat), **also bedeutet eine Kalorie für Sie etwas ganz anderes als für jemand anderen.**

> **Wirklich wichtig – viel wichtiger als die Anzahl theoretischer Kalorien, die Sie verzehren – ist die Frage, wie Ihr Körper Ihre Nahrung verbrennt oder die darin enthaltene Energie anderweitig verteilt.**

In der wirklichen Welt und in einem wirklichen menschlichen Körper ist eine sogenannte Kalorie lediglich Energiepotenzial. Daher kommt es, dass jemand von 2400 Kalorien, möglicherweise aber auch schon von 1400 Kalorien am Tag dick werden kann. Und ebenso nimmt der eine vielleicht erst bei einer Energiezufuhr von 1400 Kalorien pro Tag, der andere aber auch bei einem Verzehr von 2400 Kalorien pro Tag ab. Das hängt ganz davon ab, was der Körper mit der aufgenommenen potenziellen Energie anfängt. Wenn er sie

STOFFWECHSEL-WISSEN

So kurbeln Sie Ihren Stoffwechsel an

(1) Leere Kalorien sind wie leere Versprechungen: Damit tun Sie nichts für Ihren Stoffwechsel.

(2) Nur durch verschiedene Lebensmittel mit hoher Nährstoffdichte können Sie ihn wieder richtig in Schwung bringen und dazu, überflüssiges Fett zu verbrennen.

(3) Also machen Sie sich keine Gedanken über Kalorien – achten Sie lieber auf die Inhaltsstoffe Ihrer Nahrungsmittel!

verbrennt, dann sind diese Kalorien – puff! – verbraucht und verschwunden. Wenn er sie als Fett speichert, sitzen sie an Hüften, Po oder Bauch und warten dort darauf, verbraucht zu werden. Die Vorstellung, dass 200 Kalorien für mich das Gleiche sind wie für Sie, ist einfach lächerlich. Warum dann überhaupt über Kalorien nachdenken? **Dieser Kalorienwahn ist irreführend und deprimierend**.

Der menschliche Organismus ist ein komplexes Geflecht aus Millionen von chemischen Prozessen, die wie Zahnräder ineinandergreifen. Jeder dieser Prozesse kann Einfluss darauf haben, was mit dem Essen, das Sie zu sich nehmen, und der Energie, die Sie verbrauchen, geschieht und wie das alles wiederum mit der Muskelmasse zusammenhängt, die Sie auf- oder abbauen, und mit den Fettzellen, die Ihr Körper ansammelt oder wegschmilzt. Sie können sich das ungefähr so vorstellen: Angenommen, Sie möchten ein Auto von

A nach B transportieren. Ein Auto ist sehr schwer, deshalb ist es schwierig, es von der Stelle zu bewegen. Aber wenn ich Ihnen den Autoschlüssel gebe oder Ihnen zeige, wo Sie sich einen Kran beschaffen können, wird es plötzlich ganz einfach. Wenn Ihnen weder Schlüssel noch Kran zur Verfügung stehen und außerdem womöglich auch noch die Handbremse angezogen ist, dann sind Sie vermutlich aufgeschmissen: Das Auto wird sich nicht von der Stelle rühren.

Mit dem »Verbrennen« von Kalorien ist es genauso. Nehmen wir an, Sie möchten (theoretische) 100 Kalorien verbrennen. Wenn Ihr Stoffwechsel nicht richtig funktioniert, ist das genauso, wie wenn Sie keinen Autoschlüssel oder Kran haben: Dann wird es sehr schwierig für Sie sein, diese 100 Kalorien zu verbrennen – es ist genauso, wie wenn man versuchen würde, ein Auto mit angezogener Handbremse einen Hügel hinaufzuschieben. Viel Glück dabei! Aber wenn Sie im Besitz des Autoschlüs-

STOFFWECHSEL-WISSEN

Ihre Stoffwechselrate

Woran können Sie ablesen, was mit Ihrem Körper passiert, wenn Sie etwas essen? Sicherlich nicht an der Kalorienzahl, sondern dem Tempo, mit dem Ihr Körper Kalorien verbrennt. Wie gesagt: Ihr Stoffwechsel entscheidet darüber, was mit Ihrem Essen geschieht – ob Sie es verbrennen oder für den Aufbau von Körpersubstanzen verwenden, ob Sie es in Form von Glykogen als Brennstoffvorrat in der Leber speichern oder ob es zu Speicherfett wird.

Ihre Stoffwechselrate hängt von vielen verschiedenen Einflussfaktoren ab. Fragen Sie sich:

- *Haben Sie sich ein Bein gebrochen, sodass Ihr Körper Energie braucht, um den Schaden wieder zu reparieren?*
- *Haben Sie heute Nacht gut geschlafen?*
- *Hatten Sie schon seit vier Tagen keinen Stuhlgang mehr?*
- *Haben Sie zu wenig getrunken?*
- *Sitzen Sie schon seit sieben Stunden am Schreibtisch, ohne zwischendurch aufzustehen?*

Alle diese Faktoren wirken sich darauf aus, wie Ihr Körper mit den aufgenommenen Kalorien umgeht. Auch die Art des Nahrungsmittels und seine Nährstoffdichte sind wichtig, ebenso der Zeitpunkt und die Art und Weise des Verzehrs, Ihr Stressniveau, Ihre körperliche Aktivität, Ihre momentane Körperzusammensetzung. Deshalb hat eine Kalorienzahl an sich überhaupt keine Aussagekraft.

sels sind (nämlich einen durch besonders nährstoffreiche Lebensmittel angeheizten Stoffwechsel), werden Sie die 100 Kalorien praktisch mühelos verbrennen. Sie stecken einfach den Schlüssel ins Zündschloss und fahren los. Damit will ich natürlich nicht sagen, dass ein Mensch mit hoher Stoffwechselrate jeden Tag 8000 Kalorien zu sich nehmen kann (wenn er nicht gerade Olympia-Schwimmer ist), aber wenn Sie an einem Tag tatsächlich einmal etwas mehr essen, ist Ihr Körper auch dafür gerüstet. **Deshalb ist es wichtig, Ihr Stoffwechselfeuer ständig zu schüren für den Fall, dass Ihnen tatsächlich einmal ein superleckerer Eisbecher mit Karamellsoße in die Quere kommen sollte.**

MYTHOS 4:
DESSERTS MACHEN DICK

Geben Sie der armen köstlichen Schokolade, dem leckeren Eisbecher, der Geburts-
tagstorte oder den Schokoladenkeksen
nicht die Schuld an Ihrem lahmen Stoffwechsel. Nachspeisen soll man genießen!
Wer einen gut funktionierenden Stoffwechsel hat und sich ab und zu ein Dessert
gönnt, braucht deshalb kein schlechtes
Gewissen zu haben.

Doch wenn Menschen mit zu langsamem Stoffwechsel Süßigkeiten essen,
bleiben sie an ihnen kleben – genau wie
alles andere, was sie zu sich nehmen. Und
wenn dann auch noch die unvermeidlichen
Schuldgefühle dazukommen, entsteht eine
Stressreaktion, die die Ausschüttung von
Fettspeicherhormonen ankurbelt und alles
noch schlimmer macht. Ich sage meinen Klienten immer, dass ein schlechtes
Gewissen genauso dick macht wie eine
Tüte Schweinekrusten! **Wenn Sie wirklich
ein Dessert essen möchten, genießen Sie
es bewusst, voller Stolz – und vor allem
ohne Stress.** Wenn Sie das nicht schaffen,
lassen Sie den Nachtisch lieber weg, denn
dann ist der Preis, den Sie dafür zahlen
müssen, zu hoch.

STOFFWECHSELWAHRHEIT 1:
SCHLIESSEN SIE FRIEDEN MIT
DEM ESSEN

Es gibt noch etwas Wichtiges, worüber Sie
nachdenken sollten, ehe Sie mit meinem
Diätprogramm beginnen: Wenn Sie Ihren
Stoffwechsel auf Trab bringen und die
Kaskade stoffwechselverlangsamender bio-
chemischer Prozesse rückgängig machen
wollen, die durch Stress und ständige
Diäten in Gang gesetzt wurden, müssen
Sie wieder Frieden mit dem Essen schlie-
ßen. Ihr Stoffwechsel will und braucht
Nahrung. So funktioniert der menschliche
Körper nun mal. Deshalb sollten Sie sich
jetzt erst einmal vor Augen halten, wie ein
gesunder Organismus auf Essen reagiert!

Jedes Mal, wenn Sie etwas essen, laufen
in Ihnen eine ganze Reihe biochemischer
Reaktionen ab. Ihr Körper erlernt diese.
Immer wenn Sie Essen riechen, berühren
oder auch nur sehen, reagiert er also auf
eine bestimmte, erlernte Art und Weise
darauf, noch ehe Sie mit dem Essen begonnen haben. Aber Menschen, die sich in
eine Diät nach der anderen stürzen, haben
eine so negative Beziehung zum Essen
entwickelt, dass sie gar nicht mehr wissen,
wie eine gesunde Einstellung dazu aussehen könnte. **Ich sage immer, dass unsere
Beziehung zum Essen die ultimative Lie-
besaffäre ist.** Sie kann heiß und prickelnd,
würzig und cremig, schweißtreibend und
voll spannender Abwechslungen sein.
Außerdem verkörpert sie den wahren Sinn
des Spruchs »bis dass der Tod uns schei-
det«, denn ohne Essen können wir nicht
leben, und ohne gesundes Essen ist es fast
unmöglich, ein gesundes Leben zu führen.

Angenommen, Sie sind zu einem
Abendessen eingeladen, es ist einer dieser
Festtage, an denen sich alles nur ums Essen
dreht (beispielsweise Weihnachten), oder
Sie wollen in Ihr Lieblingsrestaurant gehen.
Was tun Sie? Wenn Sie auch zu den unver-
besserlichen Diät-Freaks gehören, werden

Sie jetzt wahrscheinlich mit Sorge und innerer Anspannung reagieren:

- »Oh je, wie komme ich da bloß raus?«
- »Soll ich die Vorspeise weglassen, auch wenn alle anderen sie essen? Ich kann mir entweder einen Drink, aber dafür kein Dessert gönnen oder drei Häppchen von dem Nachtisch essen, aber dafür gibt es dann eben keinen Alkohol.«
- »Wie überstehe ich den Abend, ohne Kohlenhydrate zu essen?«
- Und was am allerschlimmsten ist: »Eigentlich sollte ich heute lieber den ganzen Tag hungern, damit ich am Abend alles essen kann, was ich will.«

> **Viele Menschen, die immer auf Diät sind, denken sofort: »Nein!« oder »Das darf ich nicht!«, wenn sie etwas Köstliches sehen, riechen oder schmecken. Aber so sollte Ihr Körper nicht auf Essen reagieren.**

Wie können Sie an solchen festlichen Anlässen Freude haben, wenn sie für Sie mit so großem Stress verbunden sind? Mit so einer Einstellung können Sie die Augenblicke in Ihrem Leben, die eigentlich genussvoll sein sollten, doch gar nicht richtig genießen. Und nicht nur das: Der Stress, unter dem Sie dabei stehen, führt zu vermehrter Fettspeicherung. Denn dadurch versetzen Sie Ihren Körper in den Hungersnotmodus und wenn Sie dann bei der festlichen Veranstaltung oder dem Abendessen im Restaurant sind und ein bisschen herzhafter zugreifen als sonst,

wird Ihr Körper nach diesen Kalorien schnappen wie ein Verhungernder und sie sofort in Fett umwandeln. Und dabei wollten Sie doch eigentlich »alles richtig machen«! Sie wollten nicht gegen Ihre Diät verstoßen. Doch genau das ist falsch – es sei denn, Sie wollen noch mehr Fett speichern, aber das ist nicht Ihre Absicht!

Und nun wollen wir uns einmal ein ganz anderes Szenario ausmalen. Wenn Ihnen eine Einladung oder Veranstaltung bevorsteht, auf die Sie sich freuen, ist es für Ihren Stoffwechsel viel gesünder, wenn Sie Folgendes denken:

- Ich habe eine Einladung zu dieser tollen Party bekommen – **wie schön!**
- Ich **freue mich** auf den Braten.
- Ich **kann es gar nicht erwarten,** endlich mal wieder in mein Lieblingsrestaurant zu gehen!

Außerdem müssen Sie vor dem großen Ereignis den ganzen Tag über regelmäßig essen, um Ihren Stoffwechsel anzukurbeln. (Keine Sorge: Ich werde Ihnen später noch genau erklären, wie das geht.)

Denn wenn Sie sich vor dem festlichen Anlass richtig ernähren und eine positive Einstellung dazu haben, halten Sie Ihre Stresshormone in Schach! Dann wird Ihr Körper nicht sagen: »Alarmstufe eins – jetzt muss ich unbedingt jedes Fettmolekül speichern!«, sondern sich gemeinsam mit Ihnen auf den Abend freuen und so richtig in Schwung kommen. Dann arbeitet Ihr Stoffwechsel auf Hochtouren,

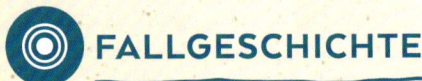

FALLGESCHICHTE

Profil eines verzweifelten »Diätlings«

Einer meiner Klienten (ein Mann namens Jack) war sehr groß und hatte 50 Kilo Übergewicht. Er war fest entschlossen, mein Programm im Lauf der nächsten zwei Monate gleich zweimal hintereinander durchzuziehen. Jack musste dringend abnehmen, weil seine Krankenversicherung nicht bereit war, die Kosten für eine Knieoperation zu übernehmen, wenn er vorher nicht mindestens 20 Kilo abspeckte. Damals stand Jack unter starkem beruflichem Stress und hatte eine Menge zu tun. »Nutzen Sie diese Chance und halten Sie sich beim Essen genau an unseren Plan, Jack«, schärfte ich ihm ein. »Dieses Diätprogramm ist gar nicht schwierig. Knien Sie sich einfach hinein, ziehen Sie es durch – und warten Sie ab, wie Sie danach aussehen.«

Als Jack zwei Monate später wieder auf die Waage stieg, war er fast 30 Kilo leichter – und stinksauer. »Früher dachte ich immer, so eine Diät sei furchtbar anstrengend, und man müsse dabei die ganze Zeit hungern. Hätte ich das gewusst, dann hätte ich es schon viel eher gemacht!«

Wegen seines enormen Arbeitspensums und der Notwendigkeit seiner Knieoperation hatte er gar keine Zeit gehabt, an meinem Programm zu zweifeln. Und jetzt ärgerte er sich darüber, weil ihm so eine Chance noch nie zuvor geboten worden war: Niemand hatte ihm erklärt, wie man seinen Stoffwechsel auf Touren bringt und seine Fettverbrennung ankurbelt. Außerdem ärgerte sich Jack darüber, dass er jahrelang eine so negative Einstellung zum Essen gehabt hatte. Bevor er endlich den Weg in meine Praxis fand, hatte er sich jahrelang qualvolle Diäten und Fastenkuren auferlegt und trotzdem immer zu viele Pfunde auf die Waage gebracht. Inzwischen hat er sein Zielgewicht erreicht und seine Knieoperation hinter sich. Jetzt kann er wieder Schlammläufe machen und braucht im Fitnessstudio keine Herausforderung mehr zu scheuen. Aber auch heute ist Jack noch manchmal frustriert, wenn er daran denkt, dass sein Stoffwechsel so viele Jahre lang viel zu langsam arbeitete, obwohl es gar kein Hexenwerk ist, ihn zu beschleunigen – man muss nur wissen, wie!

Solche Geschichten machen mich traurig, aber zugleich auch glücklich, weil ich verzweifelten Übergewichtigen helfen kann.

und Sie haben die besten Chancen, alle Kalorienexzesse, in die Sie auf dieser tollen Party oder in diesem edlen Restaurant vielleicht verfallen werden, sofort wieder zu verbrennen. Außerdem werden Sie dann wahrscheinlich auch mehr Spaß daran haben – und zwar nicht unbedingt, weil Sie sich dabei hemmungslos den Bauch vollschlagen: **Sie sind einfach glücklicher und entspannter,** und in so einer Stimmung essen Sie mit Genuss und verlieren nicht die Kontrolle. Eine echte Win-Win-Situation!

Endlich haben Sie die Möglichkeit, Ihren Stoffwechsel in Schwung zu bringen – und was noch besser ist: Sie dürfen dabei gut essen und müssen sich nie mehr Sorgen um Kalorien, Restaurantbesuche, Festivitäten oder andere Dinge machen, die etwas mit Essen zu tun haben. **Endlich kein schlechtes Gewissen mehr!** Also geben Sie in den nächsten vier Wochen richtig Gas und bringen Sie Ihren Körper mit meinem Diätprogramm wieder auf Kurs.

STOFFWECHSELWAHRHEIT 2: UNSERE NAHRUNG STAMMT AUS DER NATUR

In diesem Buch geht es nur um »echte« Lebensmittel. Chemikalien, künstliche Süß-, Farb- und Konservierungsstoffe, Fettblocker, Pestizide, Kunststoffe, Farbverdünner, Backofenreiniger, Unkrautvernichtungsmittel und Ameisenvernichtungsmittel zählen bei mir nicht als Nahrungsmittel.

Haben Sie schon mal nachgeschlagen, was das für Chemikalien sind, die in unserem »Essen« normalerweise stecken? Was genau ist »Cochenillerot A« oder »Braun HT« eigentlich? Welche Funktion erfüllen Aluminium, Natriumbenzoat, Chinolone, Azorubin und Tartrazin 19140 in unserem Körper? Was richten sie an? Viele dieser Chemikalien sind eigentlich dazu da, Farben mehr Leuchtkraft zu verleihen, Flecken aus Ihrem Teppich zu entfernen, Kriegsschiffe zu bauen oder kugelsichere Westen zu produzieren. Es sind keine Nahrungsmittel! Und deshalb gehören sie auch nicht in unser Essen.

Von mir aus setzen Sie sie ein, um Ihr Haus zu tapezieren oder einen Atombunker zu bauen, aber nehmen Sie sie nicht in den Mund. Die American Medical Society hat einen vielsagenden Begriff für diese Industriechemikalien geprägt, mit denen viele unserer Lebensmittel heutzutage behandelt werden: Obesogene. Diese Stoffe stören unser normales hormonelles Gleichgewicht und hemmen den Fettstoffwechsel. Von Obesogenen können Sie dick werden! Leider (und paradoxerweise) stecken die meisten Fertig-»Diätprodukte« voller Obesogene.

Essen Sie dieses Zeug nicht. Denn richtige Lebensmittel sind voller Nähr- und Ballaststoffe. Alles, was sie enthalten, kann der Körper irgendwie nutzen.

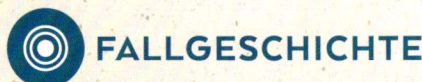

FALLGESCHICHTE

Porträt eines Diät-Freaks, der nicht mehr richtig aß

Ich lernte Debi kennen, weil ein TV-Sender zeigen wollte, wie ich jemandem wieder zu einem schlanken, gesunden Körper verhelfe. Debi war eine typische Amerikanerin: Sie war als pädagogische Hilfskraft im Schuldienst tätig, und ihr Mann arbeitet bei der Polizei. Die beiden haben einen gehandicapten Sohn und führen ein ziemlich stressiges Leben. Debi versuchte schon seit Jahren abzunehmen. Sie hatte Tausende von Dollars für Diäten ausgegeben, aber ihr Stoffwechsel war mit der Zeit so träge geworden, dass es für sie schon ein Wunder war, wenn sie durch ständiges Hungern einmal anderthalb Kilo loswurde. Sie tat mir furchtbar leid: eine hübsche, warmherzige Frau, die einfach nicht verstand, warum es ihr nicht gelang, auf ein gesundes Gewicht zu kommen. Sie war erschöpft und ausgelaugt, hatte einen zu hohen Choles- terinspiegel und neigte familiär bedingt unter Herz-Kreislauf-Erkrankungen.

Als ich Debi kennenlernte, hatte sie keine Ahnung, was sie kochen oder essen sollte und welche Lebensmittel gut für sie waren. Sie lebte nur noch von fett- und zucker-freien Diätprodukten und 100-Kalorien-Snacks, die mit Kon- servierungsmitteln vollgepumpt waren! Als ich ihr meine Rezepte zeigte, war sie sehr beunruhigt. »Aber machen Bohnen denn nicht dick?«, fragte sie. Und Mandelbutter – die hat doch 200 Kalorien pro Esslöffel!«

Debi hatte sich jahrelang nur von mit chemischen Zusatzstoffen verseuch- ten Diätprodukten ernährt, die nur so aussahen, als handle es sich dabei um Nahrungsmittel, und dafür hatte ihr Körper einen hohen Preis bezahlt. Sie musste ein blutfettsenkendes Medikament einnehmen (normalerweise baut die Leber Cholesterin ab, aber bei Debi war sie rund um die Uhr mit den Zusatz- stoffen aus ihren Diätprodukten beschäftigt) und fürchtete, irgendwann einen Herzinfarkt zu bekommen und ihre Kinder als Halbwaisen zurückzulassen. Welche Mutter hat nicht insgeheim solche Ängste?

Ich verordnete Debi die Fast-Metabolism-Diät und sie nahm damit inner- halb von zwei Wochen sieben Kilo ab, obwohl sie reichlich aß. Außerdem sah sie zehn Jahre jünger aus, und durfte ihren Blutfettsenker absetzen – schon nach 14 Tagen!

Die Triebkräfte der Stoffwechsel-regeneration

GEHIRN, KÖRPERSUBSTANZEN UND HORMONE

Ich habe einen Großteil meiner Berufsausbildung auf dem Gebiet der ganzheitlichen Medizin absolviert, viele meiner Kolleginnen und Kollegen glauben fest an die enge Verbindung zwischen Geist, Körper und Seele. Sie sagen, man könne kein ganzer Mensch sein, ohne diese drei Aspekte ineinander zu integrieren.

Das ist ja alles ganz schön und gut, und theoretisch stimme ich dieser Aussage auch zu, mir ist nur nicht ganz klar, was sie bedeuten soll. Wie macht man denn das?

Als studierte Agrarwissenschaftlerin habe ich meine eigene Version dieses Konzepts entwickelt: Statt von Geist, Körper und Seele spreche ich von Gehirn, Körperbestandteilen und Hormonen. Das klingt zwar nicht ganz so hübsch. Es hört sich sogar ein bisschen seltsam an. Aber mir erscheint es einfach plausibler.

Unser Gehirn – also unser Denken – spielt für unser Wohlbefinden eine ganz entscheidende Rolle.

- Wie denken Sie über Essen?
- Wie schaffen Sie es, eine gesunde Beziehung zum Essen aufzubauen?
- Welche bewussten Entscheidungen treffen Sie im Hinblick auf Ihre Gesundheit?
- Wie gehen Sie mit Stress um?

Wie wir bereits im letzten Kapitel besprochen haben: Wenn Sie Ihr Leben, Ihre Beziehung zum Essen und Ihre Gesundheitsvoraussetzungen ändern möchten, müssen Sie wieder lernen, auf Ihren gesunden Menschenverstand zu hören.

Der nächste wichtige Faktor für Ihre Gesundheit und Ihr Wohlbefinden sind die Körpersubstanzen. Sie brauchen eine gesunde, kräftige Struktur, um überleben zu können: dichte Knochen, starke Muskeln, sauberes Blut und elastische Haut. Sie müssen also schon etwas für Ihren Körper tun, um sich gesund und kräftig zu fühlen und Energie je nach Ihren momentanen physischen Bedürfnissen entweder zu verbrennen, zu speichern oder für den Aufbau von Körpergeweben zu verwerten.

Und nun kommen wir zum letzten wichtigen Faktor: den Hormonen. Sie entsprechen unserer Seele: Man kann sie nicht sehen, aber sie haben sehr starke Auswirkungen auf alles, was Sie tun und empfinden – auf den ganzen Menschen, der Sie sind. Alle Prozesse in Ihrem Körper werden durch die Ausschüttung von Hormonen in Gang gesetzt. Sie bringen Ihr Herz zum Schlagen und entscheiden über die Speicherung und Freisetzung von Energie in Ihrem Organismus. Ein ausgewogenes hormonelles Gleichgewicht ist für einen schnellen Stoffwechsel von äußerst wichtiger Bedeutung.

Hormone reagieren blitzschnell auf Ihre Umgebung oder die Außenwelt. Wenn Sie zum Beispiel einem attraktiven Mann oder einer schönen Frau begegnen, schlägt Ihr Herz plötzlich schneller. Wenn Sie mit einem bedrohlich wirkenden Mann oder einer wütenden Frau konfrontiert werden, rast Ihr Puls oder Sie haben einen Kloß im Hals. All das beruht auf dem Zusammenspiel Ihrer Hormone, die Ihrem Gehirn eine bestimmte Wahrnehmung signalisieren und eine physiologische oder körperliche Reaktion darauf auslösen. Mit der Fast-Metabolism-Diät wollen wir einige dieser hormonellen Wechselwirkungen, die sich auf Ihr Gewicht und Ihren Gesundheitszustand auswirken, beeinflussen, damit Ihr Körper optimal funktioniert.

Im letzten Kapitel haben wir bereits davon gesprochen, dass Sie Ihre Denkweise – also Ihre Einstellung zum Essen und zu Diäten – ändern sollten. Nun wollen wir uns mit den beiden anderen wichtigen Themen beschäftigen: den Körpersubstanzen und den Hormonen. Denn Sie wissen zwar, was Sie denken; doch wie

Ihre Leber funktioniert, was Ihre Schilddrüse macht und ob Sie einen ausgeglichenen Hormonhaushalt haben, ist Ihnen vielleicht nicht unbedingt bewusst. Aber Sie sollten darüber Bescheid wissen.

Ihr Körper ist so etwas Ähnliches wie ein Haus – ein Tempel, wie manche Leute sagen –, und Sie sollten schon wissen, was innerhalb dieser kostbaren Behausung vor sich geht und was Sie tun können, um Ihren Gesundheitszustand zu verbessern und Ihren Stoffwechsel zu aktivieren. Wir wollen mit den fünf wichtigsten Faktoren beginnen, die sich rund um die Uhr auf Ihren Stoffwechsel auswirken.

DIE FÜNF TRIEBKRÄFTE IN IHREM KÖRPER

Und nun wollen wir uns ein wenig eingehender damit beschäftigen, was in Ihrem Körper passiert, wenn Sie einen zu langsamen Stoffwechsel haben. Keine Sorge: Ich will Sie nicht mit Anatomie-Vorlesungen quälen. Zu diesem Thema gibt es schon genügend dicke Lehrbücher. Aber ich werde in diesem Buch doch immer wieder auf bestimmte anatomische Fakten eingehen, zum Beispiel: »Das ist gute Nahrung

DIE FÜNF TRIEBKRÄFTE

- *Ihre Leber*
- *Ihre Nebennieren*
- *Ihre Schilddrüse*
- *Ihre Hypophyse*
- *Ihre Körpersubstanz: weißes Fett, braunes Fett und Muskeln*

> Für Ihr Wohlbefinden müssen alle drei Komponenten Ihres Organismus – Gehirn, Körpersubstanzen und Hormone – in hundertprozentiger Harmonie zusammenwirken.

für die Leber« oder »Das tun wir, um die gesunde Funktion Ihrer Nebennieren zu unterstützen« oder »Denken Sie daran, wie sehr Ihre T3-Rezeptoren sich freuen, wenn Sie das essen!« Und dann sollten Sie natürlich schon wissen, was ich damit meine. Also haben Sie Geduld, wenn ich mich jetzt wieder mal ein wenig von meiner »Wissenschaftsnerd«-Seite zeige.

Sie sollten sich darüber klar sein, was in Ihrem Körper vorgeht, damit wir gemeinsam alles in Ordnung bringen können, was bei Ihnen zurzeit noch nicht so gut läuft. Also folgen Sie meinen Erläuterungen, nehmen Sie sie aktiv in sich auf, und ich garantiere Ihnen: Wenn Sie mit diesem Kapitel und diesem Buch durch sind, werden Sie Ihren Körper schon sehr viel besser verstehen. Außerdem haben Sie dann alle Informationen, die Sie brauchen, um Ihren Körper so zu formen, wie er von Natur aus sein sollte: gesund, schlank und voll funktionsfähig.

1: Ihre Leber

Die Leber ist ein lebenswichtiges Organ, sie hält Sie und alle Ihre Körpersysteme in Gang. Über 600 bekannte Stoffwechselfunktionen laufen über die Leber ab: Mehr oder weniger jeder Nährstoff, jedes Hormon und jede chemische Substanz muss durch dieses Organ transformiert oder aktiviert werden. **Die Leber ist Ihr Arbeitspferd, das Sie wirklich gut ernähren müssen,** sonst beißen Sie leider früher oder später ins Gras!

Ihre Leber erzeugt Galle: einen nicht so schön klingenden, aber äußerst wirksamen Verdauungssaft, der Fette (und auch die Nitrite und Nitrate aus Wurst und Speck) abbaut. Drüsen in Ihrem ganzen Körper schütten Hormone aus, die Leber baut viele dieser Botenstoffe ab und versetzt sie in einen biologisch aktiven Zustand, sodass sie die gewünschte Wirkung in Ihrem Körper entfalten können. Ihre Leber schaltet also gewissermaßen das Licht ein, sobald Sie die Glühbirne in die Lampe geschraubt haben.

Außerdem hat das Organ Einfluss auf Ihren Elektrolythaushalt, auf Schwellungen und Entzündungsprozesse, Dehydrierungserscheinungen, Wassereinlagerungen im Körper und auf Ihren Anteil an Körperwasser. Sie fungiert als Filter für das Blut, das durch Ihren Verdauungstrakt fließt. Sie wandelt beispielsweise B-Vitamine in Koenzyme um und verstoffwechselt Nährstoffe wie beispielsweise Eiweiße, Fette und Kohlenhydrate.

Ferner produziert Ihre Leber Carnitin, eine Substanz, die das Fett zu den Mitochondrien transportiert – jenen kleinen Kraftwerken Ihrer Zellen, die Fett in Energie umwandeln. Von der Menge an Carnitin in Ihrem Organismus hängt es also ab, wie viel Fett an die Mitochondrien geliefert und verbrannt werden kann.

Dieser einfache Zusammenhang zwischen Leber und Mitochondrien kann bis zu 90 Prozent Ihrer Fettverbrennung beeinflussen und entscheidet darüber, ob Sie eine hohe oder niedrige Stoffwechselrate haben. Je schneller und effizienter Ihre Leber Carnitin produziert, umso schneller und effizienter arbeitet Ihr Stoffwechsel.

Die Lebensmittel, die Sie zu sich nehmen, sollten Ihre Leber nicht belasten, sondern nähren. Wenn Sie dieses Organ nicht richtig und regelmäßig ernähren, damit es möglichst gut funktioniert, gerät Ihr ganzer Organismus durcheinander.

Da die Leber eine so wichtige Funktion für Ihren Stoffwechsel erfüllt, ist sie eines der wichtigsten Organe, die wir mit der Fast-Metabolism-Diät versorgen werden.

2: Ihre Nebennieren

Die Nebennieren sind kleine Drüsen, die im unteren Rückenbereich auf den Nieren aufsitzen. **Sie produzieren Hormone, die die Reaktionen Ihres Körpers auf Stress aller Art steuern:** physischen, emotionalen, seelischen Stress und Umweltbelastungen. Ihre Nebennieren sind für die Ausschüttung der Hormone zuständig, die darüber entscheiden, ob Ihr Körper funktional oder dysfunktional auf bestimmte Situationen reagiert. Und von diesen Hormonen hängt es auch ab, welchen Zugriff Sie auf den Brennstoff in Ihrem Körper haben und was Sie mit dem Brennstoff oder der Nahrung, die Sie zu sich nehmen, anfangen. Speichern Sie es als Fett? Oder verbrennen Sie es in Form von Energie? Nehmen wir an, Sie müssen die ganze Nacht durcharbeiten, um Korrekturen an Ihrem Buch vorzunehmen, die der Redakteur am nächsten Tag braucht. Essen Sie dann weiterhin alle drei Stunden etwas, um Ihrem Körper, Ihren Hormonen und Ihrem Gehirn den nötigen Brennstoff zu liefern, oder nehmen Sie um sechs Uhr abends Ihre letzte Mahlzeit zu sich, genau wie sonst auch? Die Antwort lautet: Wenn Sie wach sind und arbeiten, müssen Sie ganz normal weiteressen. Sonst enthalten Sie Ihrem Körper seinen Brennstoff vor, und dann glaubt er, jetzt sei eine Hungersnot ausgebrochen, und verlangsamt sofort Ihren Stoffwechsel.

Zu den stoffwechselspezifischen Hormonen, die Ihre Nebennieren ausschütten, gehören **Cortisol, Adrenalin und Aldosteron.** Diese Hormone werden als Reaktion auf Stress und/oder Freude freigesetzt. Die Stressfaktoren können dabei so dramatisch wie ein Autounfall, aber auch so unbedeutend wie eine versäumte Mahlzeit sein. Ihre Nebennieren reagieren auf den akuten Stress einer Katastrophe genauso wie auf den chronischen Stress einer gestörten Beziehung, eines unangenehmen Arbeitsumfelds oder auch einer belastenden Familiensituation.

Diese Stresshormone steuern wiederum die Freisetzung von Glukose (Zucker) aus Muskeln und Leberzellen und **erhöhen oder verlangsamen so die Stoffwechselrate Ihres Körpers.** Dieser Prozess ist also nährstoffabhängig – er wird von den Nahrungsmitteln beeinflusst, die Sie zu sich nehmen oder nicht zu sich nehmen. Wenn Sie im Stress sind, hängt Ihre Hormonausschüttung davon ab, was Sie gerade gegessen haben. Wenn Sie Ihren Körper in stressigen Zeiten mit den richtigen Nahrungsmitteln füttern, verbrennen Sie mehr Fett, als Sie speichern.

Einfacher ausgedrückt: Stress entzieht Ihrem Körper Nährstoffe, und zwar genau an den Stellen, an denen Sie es sich nicht leisten können (zum Beispiel in den Muskeln). Wenn Sie auf eine gesunde, nährstoffreiche Kost achten, hat Ihr Organismus diese Strategie nicht nötig. Denn dann können Sie den Stress gut bewältigen. Wenn Sie nicht genug (oder nicht genug von den richtigen Nahrungsmitteln) essen, kommt es zu einer komplizierten Kette chemischer Reaktionen, die Ihren Stoffwechsel verlangsamen.

> **Wenn Sie dagegen zur richtigen Zeit das Richtige essen, versorgen Sie Ihre Nebennieren so gut, dass sie den Stress verkraften können, ohne Ihren Stoffwechsel herunterfahren zu müssen.**

Zu einer Erschöpfung der Nebennieren kann es kommen, wenn der Körper über längere Zeit starkem Stress ausgesetzt war. Sie entsteht dadurch, dass der Körper dann permanent Stresshormone ausschüttet, die eigentlich nur für die schnelle Bewältigung akuter Krisensituationen gedacht sind. Sicherlich haben Sie auch schon einmal erlebt, wie Ihnen in Angst- oder Schrecksituationen vor Erregung das Blut

in den Kopf steigt? Das ist der Ansturm der Stresshormone. Diese Flucht-oder-Angriffs-Hormone sollten wir uns für echte Notsituationen aufheben, aber viele Menschen leben (und zehren) ständig von der Energie dieser Hormone – tagein, tagaus. Das entspricht nicht der gesunden Funktionsweise unseres Körpers! **Wenn unser Organismus ständig von Stresshormonen überflutet wird, befindet er sich in einem permanenten Ausnahmezustand.** Dann verlangsamen die Hormone unseren Brennstoffverbrauch, weil der Körper das Gefühl hat, dass diese Krise nie ein Ende nehmen wird. Ich sehe in meiner Praxis immer mehr Patienten, die an einer Nebennierenerschöpfung leiden. Dieses Problem wird durch die immer schlechter werdende Qualität unserer Nahrungsmittel und die zunehmende Chemikalienbelastung unserer Umwelt noch verschlimmert. Deshalb ist es so wichtig, möglichst viele naturbelassene, unbehandelte Nahrungsmittel (Vollwertprodukte aus biologischem Anbau) zu sich zu nehmen. Ihre Nebennieren werden es Ihnen danken! Mit dieser Diät und sinnvollen Maßnahmen zur Stressbewältigung können Sie Ihre Nebennieren schützen.

3: Ihre Schilddrüse

Die Schilddrüse ist der **Superstar Ihres Stoffwechsels!** Diese schmetterlingsförmige Drüse vorne an Ihrem Hals fungiert wie eine Art Hochofen in Ihrem Organismus. Die Hypophyse (über die Sie ab Seite 50 noch mehr erfahren werden) ist der Thermostat, und der Hypothalamus ist

 **STOFFWECHSEL-WISSEN**

Ein bisschen Fachsimpelei

Nun wollen wir uns genauer anschauen, was passiert, wenn Ihr Körper eine Stress-situation wahrnimmt. Zunächst einmal regt der Hypothalamus (eine mandelgroße Drüse in Ihrem Gehirn) die Hypophyse (eine erbsengroße Drüse an der Schädelbasis) zur Ausschüttung eines Hormons namens ACTH (Adrenocorticotropin) an. Dieses regt Ihre Nebennieren (Sie wissen schon, die kleinen Kerlchen in Ihrem Rücken, direkt oberhalb der Nieren) zur Produktion von Cortisol an. Konnten Sie mir bis hierhin folgen? Und Cortisol regt den Hypothalamus (einen Teil Ihres Gehirns) dazu an, Ihrer Hypophyse (einen anderen Teil Ihres Gehirns) Bescheid zu sagen, dass sie die Produktion von TSH (Thyreotropin, ein schilddrüsenstimulierendes Hormon) verlangsamen soll.

TSH reduziert die Ausschüttung fettverbrennender T3-Schilddrüsenhormone, was zu einer übermäßigen Bildung fettspeichernder, stoffwechselverlangsamender rT3-Hormone führt. Wenn wir uns in einer solchen Situation nicht richtig ernähren, bewirkt dieser Prozess, dass die Nebennieren ein weiteres Hormon (Aldosteron) dazu anregen, sich den nötigen Brennstoff aus Ihren Muskeln zu holen (und zwar in Form von Glukose, die als Glykogen in der Muskulatur gespeichert ist). In Kombination mit rT3 wandelt das Aldosteron diese Glukose dann auf aggressive Weise in Speicherfett um. Keine guten Aussichten für Sie und Ihre Bemühungen, abzunehmen und sich endlich wieder wohl in Ihrer Haut zu fühlen!

Wenn Sie Ihrem Körper jetzt reichlich Aminosäuren (beispielsweise Taurin) aus Eiweiß, außerdem Mineralstoffe und Spurenelemente wie Jod und zusätzlich auch noch eine Menge Mehrfachzucker gönnen, und wenn Ihre Leber gesund ist und genügend Enzyme produziert (was von den Nährstoffen abhängt, die Sie ihr mit dem Essen zuführen), können Sie trotz Stress eine gesunde, nicht zu hohe Cortisol-ausschüttung aufrechterhalten. Auf diese Weise verhindern Sie, dass Ihr Körper auf der verzweifelten Suche nach Krisen-Brennstoff Ihre eigenen Muskeln anknabbert. Dann wird das T4 nämlich nicht in dieses nervige rT3 umgewandelt, das so große Probleme verursacht, wenn Ihr Körper zu viel davon produziert, sondern in biologisch aktives, fettverbrennendes T3. Dann reagiert Ihr Körper auf den Stress wie eine schlanke, perfekt funktionierende Kampfmaschine, statt in eine Flucht-oder-Angriff-Panik zu geraten, die zu übermäßiger Fettspeicherung führt.

der Arbeiter, der diesen Thermostat ständig kontrolliert und richtig einstellt. Aber die Schilddrüse ist der Hochofen, und die Hormone, die sie produziert – T3 und T4 (Thyroxin) –, sind die Wärme. Wenn es zu heiß wird, muss der Thermostat der Schilddrüse heruntergedreht werden. Ist es zu kalt, wird er hochreguliert. Wenn einer dieser drei Mechanismen nicht hundertprozentig richtig funktioniert, sinkt Ihre Körpertemperatur entweder ab oder steigt abnormal an, **denn sie ist ein genaues Spiegelbild Ihrer Stoffwechselrate beziehungsweise des Tempos, mit dem Ihr Körper Energie verbrennt.** Dann ist es in Ihrem Haus entweder zu warm oder zu kalt.

Ihre Schilddrüse erfüllt viele verschiedene Stoffwechselaufgaben. So entzieht sie Ihrer Nahrung beispielsweise Jod, um daraus die Schilddrüsenhormone T3 und T4 zu produzieren.

Diese beiden Hormone zirkulieren in Ihrem Blutkreislauf und beeinflussen Ihren Stoffwechsel, indem sie Sauerstoff und Kalorien in Energie umwandeln. Gibt es etwas Großartigeres? Sie tragen in Ihrem Körper einen leistungsfähigen Hochofen mit sich herum, der durch Nahrung betrieben wird und Ihr Haus heizt, sodass es schön kuschelig warm ist! Vor allem das T3 ist der Superheld eines schnellen Stoffwechsels. T3 hat eine etwa viermal so starke Wirkung auf Ihren Stoffwechsel wie T4.

Aber Ihre Schilddrüse hat leider auch eine Schattenseite: Und das ist das Hormon rT3. Über dieses habe ich Ihnen ja im letzten Kapitel schon einiges erzählt, aber ich möchte an dieser Stelle noch einmal darauf eingehen, weil es für die Instandhaltung Ihres Stoffwechsels eine so wichtige Rolle spielt. rT3 ist ein bisschen so wie das berühmt-berüchtigte schwarze Schaf der Familie, das immer nur zu Weihnachten auftaucht, sich total daneben benimmt und allen Leuten das Abendessen verdirbt. Es ist ein dysfunktionales Schilddrüsenhormon, das Ihren Stoffwechsel wenig effizient anregt und außerdem das T3 in seiner gesunden Funktionsweise blockiert.

Dieses rT3 will Ihnen aber keineswegs das Leben schwer machen und Ihre Pläne für die tollen, superschmalen Jeans zunichte machen, die Sie neulich im Schaufenster gesehen haben. Eigentlich handelt es sich dabei um eine sehr kluge Reaktion Ihres Körpers, der Sie vor dem Hungertod retten möchte. Das Problem ist: Wenn Sie eine Diät machen, wissen *Sie* zwar, dass Sie nicht verhungern (auch wenn es einem bei manchen Diäten so vorkommt), aber Ihr Körper weiß das nicht.

Sobald Sie unter Dauerstress oder unter Nahrungsentzug stehen oder Krankheitsprozesse durchmachen, sendet Ihr Körper das Signal »Alarmstufe Rot!« aus. Das rT3 hört diesen Warnton und dockt an die T3-Rezeptoren an, sodass das T3 seine Funktion nicht mehr erfüllen kann. Mit anderen Worten: In dem panischen Versuch, Ihre Fettspeicher zu erhalten, damit Sie an diesem katastrophalen Ereignis oder dieser Hungersnot nicht sterben, kippt das rT3 einen großen Eimer Wasser in Ihr Stoffwechselfeuer. Und dann hört Ihr Körper auf zu verbrennen und fängt an zu speichern.

Manchmal macht der Thermostat unseres Körpers ernsthafte Probleme: zum Beispiel bei einer Hashimoto-Thyreoiditis, Morbus Basedow, also wenn der Organismus Antikörper gegen die Thyreoperoxidase bildet (und damit seine eigene Schilddrüse angreift). Diese Schilddrüsenerkrankungen bleiben häufig unerkannt und sind oft die **Hauptursache eines zu langsamen Stoffwechsels**.

> Ich empfehle meinen Klientinnen und Klienten immer, ihre Schilddrüse untersuchen zu lassen (am Ende dieses Kapitels zeige ich Ihnen, welche Untersuchungen sinnvoll sind).

Mit der Fast-Metabolism-Diät wollen wir Ihre Schilddrüse nähren und dazu bringen, dass sie die richtigen Hormone produziert. Aber da bei der Funktion der Schilddrüse einiges schiefgehen kann, **halte ich es für sehr wichtig, dass Sie Ihre Schilddrüsenwerte untersuchen lassen,** um sicherzugehen, ob sie auch wirklich richtig funktioniert.

In vielen Büchern zur Frauengesundheit ist von der Schilddrüse die Rede, denn eine Schilddrüsenunterfunktion ist eine häufig unerkannte Erkrankung, die den Stoffwechsel verlangsamen und zu Gewichtszunahme, Haarausfall, brüchigen Nägeln, Verstopfung, Kopfschmerzen, Müdigkeit und Abgeschlagenheit führen kann.

4: Ihre Hypophyse

Im vorigen Abschnitt habe ich die Hypophyse bereits kurz erwähnt, aber sie hat mehr als nur ein paar kurze Worte verdient. Für mich ist die Hypophyse der **Thermostat des Körpers.** Sie schüttet Hormone aus, die die Aktivität vieler anderer Hormone in Ihrem Körper regulieren oder korrigieren.

Zum Beispiel regt die Hypophyse Ihre Schilddrüse mithilfe des schilddrüsenstimulierenden Hormons (TSH) zur Produktion von Schilddrüsenhormonen an. Ist Ihr TSH-Spiegel hoch, bedeutet dies, dass Ihre Schilddrüse ziemlich energisch dazu gedrängt werden muss, ihre Aufgabe zu erfüllen. Das deutet auf eine Schilddrüsenunterfunktion hin. Ihre Hypophyse schreit die Schilddrüse also gewissermaßen an: »Gib endlich Gas, du Faulpelz! Wer rastet, der rostet!«

Ist Ihr TSH-Spiegel dagegen normal, so braucht Ihre Hypophyse einfach nur in normalem Ton mit der Schilddrüse zu reden: »Gut gemacht. Weiter so!« Und wenn der TSH-Spiegel sehr niedrig ist, ist Ihre Schilddrüse möglicherweise hyperaktiv. Das heißt, Sie leiden an einer Schilddrüsenüberfunktion. Dann braucht Ihre Hypophyse nur noch zu flüstern. Aber wie ich bereits erklärt habe: Wenn die Schilddrüse viel fettspeicherndes rT3-Hormon produziert, nimmt die Hypophyse vielleicht nur wahr, dass eine große Menge an Schilddrüsenhormonen in Ihrem Blutkreislauf zirkuliert (aber ohne genau zu wissen, welche Hormone das sind). Und dann kann es sein, dass sie nur flüstert, obwohl sie eigentlich schreien sollte. Daher deuten normale Werte bei einer Laboruntersuchung der

Schilddrüsenfunktion nicht unbedingt darauf hin, dass Ihre Schilddrüse auch wirklich optimal funktioniert, denn diese Untersuchung unterscheidet nicht zwischen dem rT3 und dem T3, das Ihren Hochofen anheizt.

Die Hypophyse steuert übrigens auch die **Produktion von Geschlechtshormonen wie Östrogen, Progesteron, Testosteron und DHEA (Dehydroepiandrosteron).** Die Regulation dieser Sexual- und auch Nebennierenhormone ist für Ihre körperliche Gesundheit und das Tempo Ihres Stoffwechsels entscheidend. Die Hypophyse ist also nicht nur der Thermostat Ihres Körpers, sondern auch die Schaltzentrale für Ihr gigantisches Hormonsystem.

5: Ihre Körpersubstanz

Der letzte wichtige Faktor, der sich unmittelbar auf den Stoffwechsel auswirkt, ist Ihre Körpersubstanz. Damit meine ich:

- Fettgewebe,
- Knochen,
- Bindegewebe,
- Muskeln.

Der Körper speichert den größten Teil Ihres Reservebrennstoffs entweder in der Muskulatur oder im Fettgewebe. Da Ihre Muskeln ständig aktiv sind, brauchen Sie für ihren Aufbau und ihre Erhaltung eine Menge Brennstoff. Deshalb sagt man, dass Muskeln mehr Kalorien (oder Energie) verbrauchen als Fett. Das Fett sitzt einfach nur an Ihrem Körper. Haben Sie jemals gesehen, dass es etwas anderes tut, als über Ihrem Hosenbund zu hängen oder an Ihren Oberschenkeln herumzuschwabbeln? **Fettgewebe tut nicht viel mehr, als Brennstoff zu speichern, deshalb braucht es für seine Erhaltung nur wenig Brennstoff oder Kalorien.** (Und denken Sie daran: Wenn Sie nichts essen und Ihrem Körper somit keinen Brennstoff von außen zuführen, wird er Ihre Muskeln abbauen und einen Teil des dadurch gewonnenen Brennstoffs in Form von noch üppigeren Fettreserven speichern!)

Es gibt zwei Hauptformen von Fettgewebe in Ihrem Körper: **weißes und braunes Fett.** Jahrzehntelang glaubten die Wissenschaftler, nur Babys und kleine Kinder besäßen braunes Fett, um ihre Körpertemperatur aufrechtzuerhalten, damit sie nicht frieren. Mittlerweile ist man der Ansicht, dass das braune Fett bei Erwachsenen zwar nur in sehr geringen Mengen vorhanden ist, aber eine wichtige Rolle für die Blutzuckerregulation und den Stoffwechsel spielt. Braunes Fett ist deshalb braun, weil es viele Mitochondrien enthält (Sie wissen schon: die kleinen Kraftwerke in Ihren Zellen, die Fett verbrennen und Energie erzeugen).

Je mehr Kilos Sie mit sich herumschleppen, umso weniger braunes Fett besitzen Sie und umso mehr weißes Fett hat Ihr Körper gespeichert (das ist das Fett, das Sie nicht leiden können, weil es so wabbelig ist). Das ist auch wieder so ein makabrer Scherz Ihres Körpers, denn braunes Fett verbraucht Ihren Brennstoff neunmal schneller als weißes Fett.

Warum scheint Ihr Körper dieses weiße Fett dann so sehr zu lieben und hortet es wie ein Geizhals sein Geld? Das liegt daran, dass Ihr Körper bisher geglaubt hat, diese Brennstoffreserve vielleicht eines Tages zu brauchen! (Und wem haben Sie das zu verdanken? Ihren ständigen Diäten!) Der wichtigste Daseinszweck des weißen Fetts besteht nämlich darin, Reservebrennstoff zu speichern, deshalb entwickelt Ihr Körper geradezu übermenschliche Kräfte, wenn es darum geht, dieses Fett festzuhalten, damit Sie für Notfälle gerüstet sind.

Aber das weiße Fett hat auch seine guten Seiten. Sie brauchen es sogar, denn es erfüllt eine sehr wichtige Funktion in Ihrem Körper: Das Fett unter Ihrer Haut (Unterhautfettgewebe) und rund um Ihre Organe (Bauchfett oder viszerales Fett) besteht aus weißen Fettzellen. Es hat die Aufgabe, Ihre Körpertemperatur aufrechtzuerhalten und Ihre Organe zu schützen. Außerdem dient es als Energiespeicher für künftige Notzeiten. Ferner setzt weißes Fett Hormone frei und reguliert die Ausschüttung anderer Botenstoffe, und diese kommunizieren direkt mit den Nebennieren, der Hypophyse und dem Hypothalamus.

Doch **wenn Ihr Stoffwechsel sich verlangsamt, geht Ihr Körper in einen Weißfett-Überproduktionsmodus.** Außerdem hortet er dann Fett, so wie manche Menschen Zeitungen, Schuhe, Wurfsendungen oder streunende Katzen sammeln. Einige von diesen Menschen werden unter dieser gespeicherten Energie

in Form von weißem Fett im wahrsten Sinn des Wortes lebendig begraben.

Braunes Fett dagegen ist thermogenes Fett, also ein Hochofenfett. Im Gegensatz zu weißem Fett speichert es keine Energie, sondern verbrennt sie lieber. Außerdem trägt es zur Anregung Ihres Stoffwechsels bei, indem es Ihren Körper erwärmt, die Durchblutung steigert und den Transport von Nährstoffen ins weiße Fettgewebe erleichtert. Braunes Fett ist auch an der Regulation Ihres Cholesterin- und Triglyzeridspiegels beteiligt, transportiert Abfallstoffe in den Darm, damit sie ausgeschieden werden können, stellt Eiweißstoffe her und speichert und verstoffwechselt Fettsäuren, die Sie als Energiespender brauchen. Außerdem metabolisiert braunes Fett Kohlenhydrate und speichert sie in Form von Glukose für Ihre roten Blutkörperchen und Ihr Gehirn.

Bei Erwachsenen befindet sich dieses braune Fett interessanterweise nur noch in der Schulter-Nacken-Region: hinter den Schulterblättern, rund um den Nacken und unterhalb des Schlüsselbeins. Dort spüren oder speichern viele meiner Klienten (und auch ich selbst) ihren Stress. Denn Stresshormone wirken sich unmittelbar auf die Aktivität des braunen Fetts aus. **Wenn Sie Ihren Stoffwechsel anregen möchten, kann dieses braune Fett Ihr bester Freund sein,** denn dank seiner hormonellen Aktivität setzt es eine Menge Energie aus Ihrer Nahrung frei. Braunes Fett scheint übrigens auch durch Kälte aktiviert zu werden, während die Freisetzung gespeicherter Energie aus weißem Fett durch das Herz stimuliert zu werden scheint. Sowohl die Verbrennung von Energie in braunem Fett als auch die Freisetzung von Energie aus weißem Fett werden durch eine gesunde Schilddrüsenfunktion unterstützt.

Nun wollen wir diese fünf wichtigsten Stoffwechselfaktoren noch einmal gemeinsam miteinander durchgehen, denn sie sind der Schlüssel zum richtigen Umgang mit Nahrungsmitteln, mit dessen Hilfe Sie Ihren Körper so formen können, wie Sie ihn haben möchten.

Also:
- **ernähren Sie Ihre Leber,**
- **bringen Sie Ihre Nebennieren zur Ruhe und entspannen Sie sich,**
- **optimieren Sie die Funktion Ihrer Hypophyse und Ihrer Schilddrüse und verbessern Sie Ihre Fettverteilungsbilanz – damit legen Sie das Fundament für einen schnellen Stoffwechsel!**

Schon allein durch eine Veränderung Ihrer Ernährungsweise mobilisieren Sie Ihre Hormone und sorgen dafür, dass sie gesünder auf Stress reagieren. Außerdem kurbeln Sie dadurch Ihren Stoffwechsel an und tun etwas für eine effiziente und ausgewogene Verteilung von Fett, Körperwasser und Muskelgewebe in und an Ihrem Körper. Schon nach kurzer Zeit werden Sie sehen, was man mit Essen alles erreichen kann – und zwar an Ihrem eigenen Spiegelbild!

WAS KANN IHR ARZT FÜR IHREN STOFFWECHSEL TUN?

»Woran merke ich, ob ich einen zu langsamen Stoffwechsel habe?« Das ist eine der häufigsten Fragen meiner Klienten und der Hauptgrund, warum Sie erst einmal ein paar wichtige Laboruntersuchungen durchführen lassen sollten, ehe Sie mit der Fast-Metabolism-Diät beginnen, um herauszufinden, **wie sehr Ihr Körper aus dem Gleichgewicht geraten ist.** Diese Untersuchungen sind zwar nicht unbedingt notwendig, – die Diät funktioniert auch ohne sie – aber sie zeigen Ihnen genau, wo Sie stehen und welchen Weg Sie noch vor sich haben.

Die halbe Wahrheit

Allerdings empfehle ich Ihnen diese Laboruntersuchungen unter Vorbehalt: Sie ermöglichen Ihnen lediglich einen kleinen Blick in das Fenster Ihres Körperhauses. Angenommen, Sie sind auf der Suche nach einem neuen Zuhause. Eines Tages entdecken Sie ein ganz tolles Haus und überlegen, ob Sie den Makler anrufen und einen Termin für eine Hausbesichtigung vereinbaren sollen. Aber vorher schleichen Sie sich vielleicht erst mal in den Hof und werfen einen Blick durchs Fenster. Sie sehen ein wunderschönes, lichtdurchflutetes Wohnzimmer mit hoher Decke und Holzboden. Großartig! Aber auf diese Weise können Sie nicht das ganze Haus begutachten. Vielleicht ist das obere Stockwerk total vergammelt, voller Ratten und mit Graffiti an den Wänden. Es kann aber auch sein, dass die obere Etage sehr schön aussieht. Sie wissen es nicht, weil Sie nicht alles sehen können. **Ebenso verraten Laboruntersuchungen nicht alles über Ihren Gesundheitszustand,** aber sie können Ihnen zumindest einen ersten Eindruck davon verschaffen.

Und denken Sie auch daran: Selbst wenn alle Ihre Untersuchungsergebnisse fantastisch sind, Sie aber trotzdem zu viele Pfunde auf die Waage bringen und sich nicht richtig ernähren, bedeuten diese guten Laborwerte lediglich, dass Ihr Körper tut, was er kann, um seinen Chemiehaushalt trotz dieser ungünstigen Bedingungen in Ordnung zu halten. Immer wieder kommen Patienten zu mir, zeigen mir ihre Laborwerte und sagen: »Da, schauen Sie – es ist alles ganz normal. Es geht mir gut! Der Arzt hat mich wieder weggeschickt.« Ihnen muss ich energisch widersprechen: »Es geht Ihnen nicht gut! Schauen Sie doch bitte einfach in den Spiegel!«

Es gibt nichts Frustrierenderes, als übergewichtig zu sein und vom Arzt zu hören: »Ihre Laborwerte sind ausgezeichnet. Wir sehen uns nächstes Jahr wieder.«

Manche meiner Klienten bringt das unheimlich in Wut. Am liebsten würden sie ihren Arzt anschreien: »Haben Sie mich überhaupt richtig angeschaut? An meinem Po müssten Sie doch eigentlich sehen, dass mein Stoffwechsel nicht richtig funktioniert!« Und Recht haben sie. Also denken Sie daran: Ihre Laborwerte ermöglichen Ihnen lediglich einen kleinen Blick durchs Fenster, haben aber keine allzu große Aussagekraft, denn **ein zu langsa-**

mer Stoffwechsel muss nicht unbedingt mit einer nachweisbaren Erkrankung einhergehen. Außerdem können Sie trotz erheblicher Beschwerden tatsächlich immer noch »normale« Laborwerte haben. Trotz guter Werte kann Ihr Stoffwechsel also total im Keller sein.

> **Schon mehr als fünf Kilo Übergewicht sind ein Zeichen dafür, dass der Stoffwechsel nicht mehr so funktioniert, wie er eigentlich könnte und sollte.**

Warum soll man dann überhaupt solche Untersuchungen durchführen lassen? Ganz einfach: weil ein paar Basis-Laboruntersuchungen Sie auf gesundheitliche Probleme hinweisen können, von denen Sie bisher vielleicht nichts wussten. Oder die Laborwerte verraten Ihnen, dass mit Ihnen eigentlich alles in Ordnung ist und Sie nur einen kleinen Tritt in den Hintern brauchen. Solche Werte sagen nicht alles, **können Ihnen und Ihrem Arzt aber ein paar nützliche Hinweise geben.**

Zum Arzt Ihres Vertrauens

Und da wir gerade beim Thema Arzt sind: Falls Sie bisher noch keinen Arzt gefunden haben, der Verständnis für Ihre Bemühungen hat, abzunehmen und Ihren Stoffwechsel in Schwung zu bringen, sollten Sie sich jetzt unbedingt einen suchen. Es gibt viele ausgezeichnete Ärzte. Ich habe in meiner Praxis die besten Voraussetzungen, denn ich arbeite tagtäglich mit einigen der hervorragendsten Mediziner zusammen.

AUS MEINER SICHT

Ein starkes Team

Als ich begann, Naturheilkunde zu praktizieren, fiel Ernährung noch in die Kategorie »Alternativheilkunde«, und mir fiel auf, dass zwischen folgenden zwei Lagern ein tiefer Abgrund gähnte: Die Verfechter der ganzheitlichen Medizin hatten ein ebenso großes Bedürfnis, sich von den Schulmedizinern abzugrenzen wie umgekehrt. Von dieser Einstellung habe ich nie etwas gehalten, und zum Glück zeichnet sich jetzt allmählich eine Veränderung ab: Immer mehr Schulmediziner sind offen für ganzheitliche Behandlungsmethoden, und immer mehr Alternativmediziner tun sich im Interesse ihrer Patienten mit Ärzten, die schulmedizinisch arbeiten, zusammen.

Ich war schon immer bereit, jeden als meinen Partner zu akzeptieren, der einen Beitrag dazu leisten kann, meine Klienten wieder auf den Weg zu einem gesünderen Leben zu bringen. Eine meiner Mentorinnen, Dr. Jackie Fields, sagte immer: »Nichts dient dem Interesse des Patienten mehr als eine Klinik ohne Mauern.« Damit meint sie: Wenn man die Lösung für ein Problem nicht in seinem eigenen Haus hat, sollte man nach draußen gehen und jemand anderen finden, der einem weiterhelfen kann. Also suchen Sie sich ein Team, das Sie in Ihren Bemühungen um einen gesunden, schnellen Stoffwechsel, eine vernünftige Ernährung und effiziente Stressbewältigung unterstützt!

Außerdem gibt es in der Klinik, in der ich meine Praxisräume habe, ein Labor für Blutbilder. Ihre Situation ist im Normalfall nicht ganz so einfach.

Wenn Ihr Arzt keine Laboruntersuchungen bei Ihnen durchführen möchte, sagen Sie ihm, dass Ihre Ernährungsberaterin diese Werte braucht. Mittlerweile gibt es Labore, die auch ohne ärztlichen Auftrag Untersuchungen bei Patienten durchführen. Das ist also auch eine Möglichkeit. Keine der unten aufgeführten Laboruntersuchungen sind besonders teuer oder ungewöhnlich.

Ich achte bei den Ergebnissen von Blutbildern nicht nur auf Abweichungen von den Normwerten, sondern auch auf Werte, die auf einen schnellen Stoffwechsel hindeuten. Denn **»normale« Laborwerte umfassen in der Regel ein ziemlich breites Spektrum verschiedenster Stoffwechseltypen.** Aber wenn Sie sich Ihre Werte ein wenig genauer ansehen, verraten sie Ihnen, ob Sie den Chemiehaushalt eines

STOFFWECHSEL-WISSEN

Wissenswertes zum Thema Leptin

Leptin ist ein Hormon, das die Speicherung von weißem Fett fördert. Seine Ausschüttung wird normalerweise durch die Produktion von Fettzellen ange-regt – ein verhängnisvoller Teufelskreis! Eigentlich blockiert Leptin Rezeptoren für Geschlechtshormone wie Östrogen, Progesteron und Testosteron. Wenn das geschieht, beginnt der Körper diese Hormone zu speichern, statt sie zu nutzen, und das fördert die Fettspeicherung. Wenn Ihr Körper beispielsweise Östrogen speichert, müssen Sie mit starker Gewichtszunahme und Wassereinlagerungen im Körper rechnen. Für uns Menschen sind Stress, Verzicht aufs Frühstück und Hormonschwankungen wie beispielsweise während der Schwangerschaft und Menopause – übrigens auch während der Andropause (den männlichen Wechsel-jahren) – die häufigsten Ursachen für einen Leptinanstieg. Einige dieser Faktoren entziehen sich unserem Einfluss. Daher müssen wir tun, was wir können, damit unsere Hypophyse unseren Hormonhaushalt im Gleichgewicht hält und unsere Leber die Hormone gut verstoffwechselt, sodass sie uns jederzeit für den Mus-kelaufbau (statt für die Fettspeicherung) zur Verfügung stehen.

Außerdem müssen wir unsere Nebennieren beruhigen, indem wir Nahrung als Brennstoff verwerten. Und genau dazu ist die Fast-Metabolism-Diät da. Also bringen Sie alle beeinflussbaren Stoffwechselfaktoren unter Kontrolle, schaffen Sie die idealen Bedingungen für einen schnellen Stoffwechsel und beheben Sie die Ungleichgewichte, die sich in Ihren Organismus eingeschlichen haben. Zumindest Ihr Frühstück haben Sie im Griff – also essen Sie es!

Menschen mit langsamem oder schnellem Stoffwechsel haben – oder ob Sie irgendwo in der Mitte liegen.

Denken Sie daran: Ich bin keine Ärz-tin. Also kann meine Meinung darüber, welche Laborwerte auf einen schnellen Stoffwechsel hindeuten, sich durchaus vom Urteil Ihres Arztes unterscheiden. Andererseits würde ich Sie nie dazu drän-gen, Ihren Arzt um sinnlose Laborunter-suchungen zu bitten. Mit den Laborwerten von Seite 59 arbeite ich bei den Klienten in meiner Praxis, und die meisten von ihnen werden von Ärzten an mich überwiesen.

Ich gebe solche Untersuchungen tagtäglich für meine Patienten in Auftrag, und oft fragen Ärzte mich nach meiner Meinung zu den Ergebnissen, weil ich über den Tellerrand der »Normwerte« hinausschaue und auch auf Werte achte, die auf einen optimal funktionierenden Stoffwechsel hindeuten – vor allem, wenn es darum geht, jemandem zu einer gesunden Gewichtsabnahme zu verhelfen. Folgende Untersuchungen sollte Ihr Arzt bei Ihnen vornehmen.

Wichtig: Ihre Schilddrüsenwerte

Bitten Sie den Arzt, Ihren TSH-, T3-, T4- und rT3-Wert bestimmen zu lassen. **Erwähnen Sie den rT3-Wert ausdrücklich,** da er bei einer normalen Schilddrüsenuntersuchung nicht immer berücksichtigt wird.

Diese Werte können Schilddrüsenprobleme aufdecken, an denen Sie möglicherweise leiden. Es gibt aber auch noch ein paar andere Werte, die Ihr Arzt untersuchen sollte, falls er den Verdacht hat, dass Sie an einer Hashimoto-Thyreoiditis oder Morbus Basedow leiden könnten: In diesem Fall sollte auch der **TPO-Wert oder Schilddrüsen-Antikörperwert** bestimmt werden. Wenn diese Werte nicht im Normbereich liegen, kann Ihnen das noch mehr über Ihren allgemeinen Gesundheitszustand verraten. Außerdem sind abweichende TPO- oder Schilddrüsen-Antikörperwerte ein Gradmesser dafür, wie wichtig es ist, Ihren Körper und Ihren Stoffwechsel richtig zu ernähren. Wenn Sie einen schnellen Stoffwechsel haben, sollten

Ihre Schilddrüsenwerte so aussehen wie in der rechten Spalte der Tabelle auf Seite 59. Das sind Ihre Zielwerte.

Wichtig: Ihre Östrogenwerte

Dieser Abschnitt gilt nur für Frauen. Ich halte es für eine gute Idee, Ihren Östrogenspiegel untersuchen zu lassen, egal, wie alt Sie sind. Wenn Sie sich gerade in der Perimenopause befinden (einer Phase von bis zu zehn Jahren vor Beginn der Wechseljahre), kann Ihr Östrogenspiegel Ihnen verraten, ob Ihre Beschwerden möglicherweise auf ein hormonelles Ungleichgewicht zurückzuführen sind. Und selbst wenn Sie noch nicht in der Perimenopause sind, ist es sinnvoll, Ihren Östrogenspiegel bestimmen und später erneut kontrollieren zu lassen, damit Sie es merken, wenn Ihr Hormonhaushalt aus dem Gleichgewicht gerät. Idealerweise sollte man bei so einer Untersuchung drei verschiedene Formen von Östrogen berücksichtigen: **Östradiol, Östrion und Östron.**

Östradiol ist die Form des Hormons, die Ärzte meistens untersuchen. Bei übermäßiger Gewichtszunahme in der Bauchregion oder bei Frauen nach den Wechseljahren schaue ich mir die Östronwerte an, denn Östron wird nicht nur in den Eierstöcken gebildet. Die Produktion dieses Hormons kann auch durch Fettzellen und durch die Nebennieren angeregt werden, und es kann bei stressbedingter Gewichtszunahme eine Rolle spielen.

Wie die Idealwerte für diese drei verschiedenen Östrogene aussehen sollten, darüber gehen die Meinungen auseinander. Bei einem gesunden Stoffwechsel sollten sich alle drei Werte im »Normbereich« bewegen. Falls Sie Ihre Periode noch bekommen, achten Sie darauf, die Hormonwerte nach Möglichkeit um den dritten Menstruationstag herum bestimmen zu lassen, denn dann ist die Messung am genauesten.

Wichtig: Ihre Testosteronwerte

Dieser Abschnitt gilt nur für Männer. Die Normwerte bewegen sich im Bereich von 200 bis 800, doch bei einem Mann mit schnellem Stoffwechsel kann der Testosteronwert sogar zwischen 800 und 1200 liegen. Ich finde es gut, wenn er mindestens 600 beträgt. Ihr Testosteronspiegel gibt Ihnen einen wichtigen Einblick in Ihren derzeitigen Gesundheitszustand, und Sie können auch etwas dagegen tun, wenn Ihr Wert zu niedrig ist: Essen Sie! **Die Fast-Metabolism-Diät bietet Ihnen genau den richtigen Brennstoff für einen gesunden Körper. Nahrung ist Medizin!**

Wenn Ihre Werte außerhalb des medizinischen Normbereichs liegen und Ihr Stoffwechsel zu langsam arbeitet, sollten Sie zuallererst einmal etwas an Ihrer Ernährung ändern. Sie können so lange auf ein Pferd einprügeln, bis es die Ziellinie erreicht, oder Sie können es gut füttern, trainieren und versorgen. So oder so werden Sie es vielleicht schaffen, an diesem einen Tag das Rennen zu gewinnen, aber wenn Sie das Pferd lange genug schlagen, wird es garantiert irgendwann zusammenbrechen, langsamer werden, stürzen oder total ausgepowert sein – und

zwar gerade dann, wenn Sie das Preisgeld am dringendsten brauchen.

Im Leben gibt es keine Garantien, das gilt auch für unsere Gesundheit. Aber je besser Sie für sich sorgen und je gesünder Ihr Stoffwechsel ist, umso zuverlässiger werden sich Ihre Körpersysteme selbst entgiften und diese Giftstoffe auch ausscheiden, Fett verbrennen, Ihr Körpergewicht und Ihren Hormonhaushalt in einem gesunden Normbereich halten und Krankheiten abwehren.

> Gut gegessen ist halb gewonnen! Und genau das wünsche ich Ihnen. Denn ein gesunder, optimal funktionierender Stoffwechsel ist die wichtigste Voraussetzung zum Abnehmen. Sind Sie bereit, herauszufinden, was man für einen solchen Stoffwechsel tun muss?

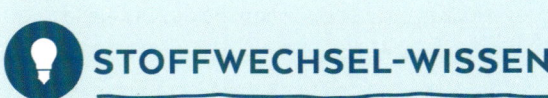

STOFFWECHSEL-WISSEN

Was verrät Ihnen Ihre Körperchemie?

STOFFWECHSELMODUS	NORMAL	SCHNELL
SCHILDDRÜSE		
TSH	0,4–4,5 mIU/l	unter 1,0 mIU/l
T3	2,3–4,2 pg/ml	3,0–4,2 pg/ml
T4	0,7–2,0	1,5–2,0
reverses T3 (rT3)	90–350 pg/ml	höchstens 120 pg/ml
BLUTFETTE		
Cholesterin	125–200 mg/dl	165–185 mg/dl
Triglyzeride	unter 150 mg/dl	75–100 mg/dl
HDL (»gutes« Cholesterin)	über 46 mg/dl	mindestens 70 mg/dl
LDL (»schlechtes« Cholesterin)	unter 130 mg/dl	höchstens 100 mg/dl
BLUTZUCKER		
Hämoglobin A1C (HbA1C)	unter 6,0	unter 5,4
Nüchternblutzucker	65–99 mg/dl	75–85 mg/dl*
SONSTIGE HORMONSPIEGEL		
Cortisol	5–23 µg/dl	8–14 µg/dl
Leptin	18	10–12

* Bei einem Nüchternblutzucker zwischen 70 und 80 verbrennt Ihr Körper Fett wie verrückt!

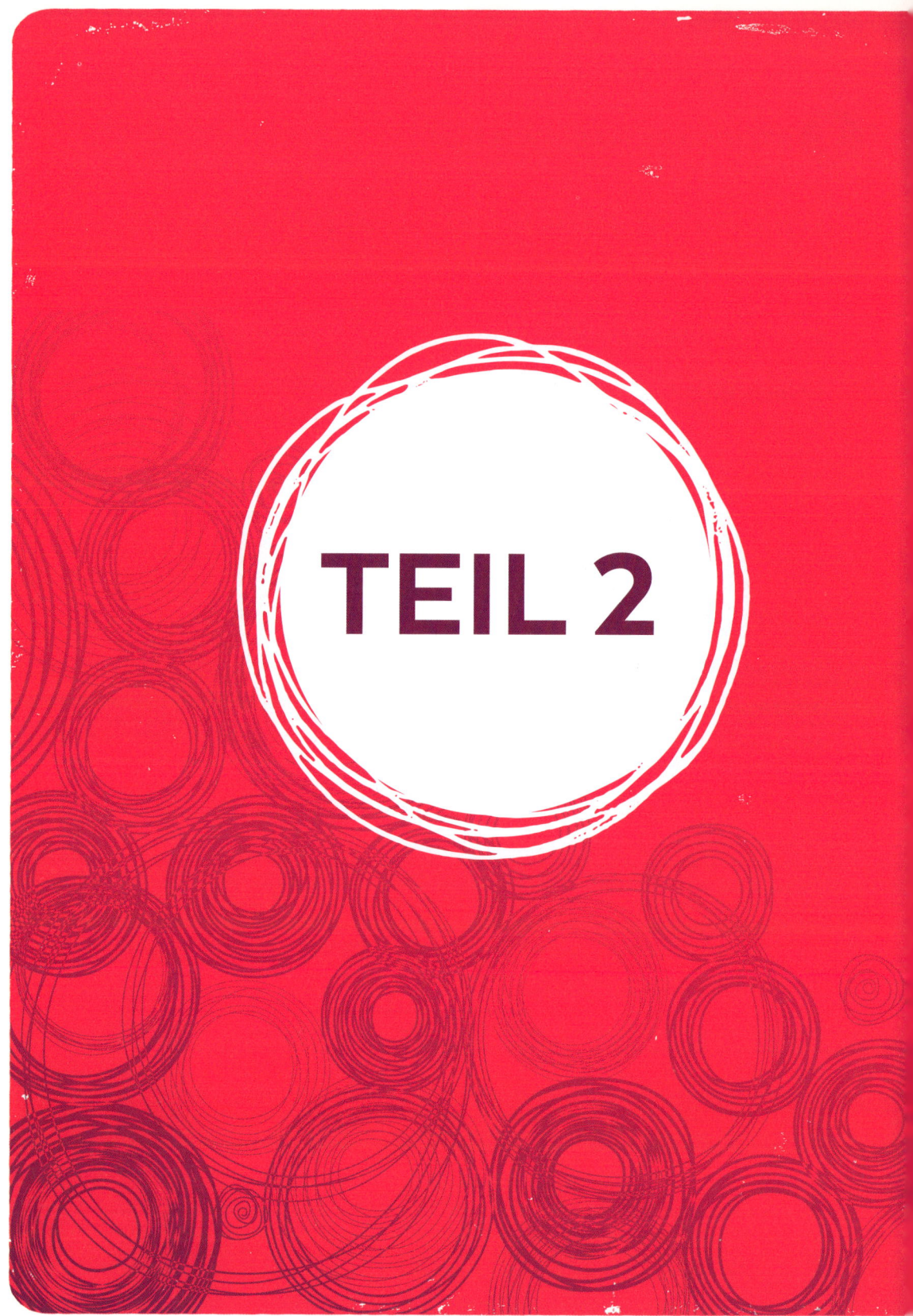

TEIL 2

»Für Ihren Stoffwechsel gilt:
Läuft er mit Ihrer Hilfe
erstmal rund, ist es
ganz leicht für ihn,
in Schwung zu bleiben
(und Sie nie mehr dick
zu machen).«

1

Wie das Programm funktioniert

EINE WOCHE MIT NACHWIRKUNGEN

Jetzt wissen Sie, was in Ihrem Körper alles schiefgehen kann, wenn Sie ständig auf Diät sind oder keine nährstoffreichen Lebensmittel zu sich nehmen. Aber was kann man dagegen tun? Wie ernährt man sich richtig?

Ist Ihr Stoffwechsel aus dem Takt geraten, braucht er einen Personal Trainer, um wieder in Form zu kommen – jemanden, der aus den Rohmaterialien Ihres Körpers Ihre Traumfigur erschaffen kann. Betrachten Sie mich als diese Trainerin und meine Fast-Metabolism-Diät als Anleitung zum Crosstraining für Ihren Stoffwechsel. So geht's:

> **Entlasten (Phase 1),
> Freisetzen (Phase 2) und
> Anfeuern (Phase 3).**

Was ich damit meine? Wenn man nur eine einzige Sportart betreibt (zum Beispiel immer nur joggt oder sich jeden Tag auf dem Fahrradergometer abstrampelt), gewöhnt sich der Körper mit der Zeit an dieses Training, und dann erzielt man damit keine positiven Ergebnisse mehr. Irgendwann hat man sich auf einem bestimmten Leistungsplateau eingependelt. Denn jeden Tag benutzt man dieselben Muskeln auf die immer gleiche Art und Weise, während die übrige Muskula-

tur vernachlässigt wird. Und genau wie ein Crosstraining Sie jetzt aus dieser Routine herausreißt, indem es Ihren Körper immer wieder aufs Neue überrascht, **bringt die Fast-Metabolism-Diät Abwechslung in Ihre Ernährungsweise,** und zwar gleich in zweierlei Hinsicht:

1. Sie liefert Ihrem Körper einige **lebenswichtige Nährstoffe,** die er schon lange nicht mehr bekommen hat, und zwar in Hülle und Fülle – aber niemals länger als zwei oder drei Tage (dann sind wieder andere dran).

2. **Sie stellt Ihren Körper vor eine Herausforderung** – aber auch das niemals länger als zwei oder drei Tage hintereinander. Danach wird er wieder auf andere Weise gefordert.

Durch diese Strategie wird Ihr Körper gut ernährt, bleibt ständig in Aktion und kommt aus dem Staunen gar nicht mehr heraus. Auf diese Weise können Sie die biochemischen Abläufe, durch die Ihr Stoffwechsel zu langsam geworden ist, wieder rückgängig machen. **Diese Diät ist wie ein Weckruf für Ihren Körper** und entfacht ein Stoffwechselfeuer, in dem Kalorien und Fettpölsterchen dahinschmelzen werden wie noch nie zuvor.

Dieses Crosstraining für Ihren Stoffwechsel erfordert einigermaßen abwechslungsreiche Ernährungspläne (über die Sie bald noch mehr erfahren werden). Wie gesagt: **Routine oder Langeweile gibt es bei dieser Diät nicht!** Sie ernähren sich immer nur zwei bis drei Tage lang auf eine bestimmte Art und Weise, dann wird der

Das Gleiche gilt auch für Ihren Stoffwechsel: Haben Sie ihn erst einmal in Bewegung gebracht, wird es ihm ein Leichtes sein, diesen Zustand beizubehalten. Dann können Sie das Pferd an den Zügeln nehmen, über die Koppel und in den Anhänger Ihres Wagens führen. Jetzt müssen Sie nur noch lernen, wie man das macht.

DIE PHASEN AUF EINEN BLICK

Phase 1 (Tag 1 und 2): Entlasten und die Nebennieren beruhigen

Phase 2 (Tag 3 und 4): Freisetzen von Speicherfett und Muskelaufbau

Phase 3 (Tag 5 bis 7): Anfeuern des Stoffwechselfeuers – durch Hormone, Herz-Kreislauf-Aktivität und Körperwärme

Speiseplan komplett geändert. Diese Diät regt den Stoffwechsel an, sorgt dafür, dass das Essen nicht langweilig wird – und sie funktioniert wirklich!

Da ist gar kein besonderer Trick dabei. **Diese Diät orientiert sich schlicht und einfach an der Natur.** Sie hält sich an ein physikalisches Grundprinzip: Ein Körper, der sich im Ruhezustand befindet, bleibt normalerweise so lange in Ruhe, bis ihn irgendetwas dazu zwingt, sich in Bewegung zu setzen. Und ein Körper, der sich im Zustand der Bewegung befindet, bleibt normalerweise so lange in Bewegung, bis ihn irgendetwas zum Anhalten zwingt.

DIE FAST-METABOLISM-DIÄT: DREI PHASEN

Und nun wollen wir uns einmal anschauen, wie die drei Phasen der Fast-Metabolism-Diät Ihren Körper dazu bringen, Fett zu verbrennen, Muskeln aufzubauen, Ihren Hormonhaushalt ins Gleichgewicht zu bringen und das Fundament für ein gesünderes Ich zu schaffen. Ihr Körper ist auf eine abwechslungsreiche Ernährung angewiesen, nur so bekommt er alle Nährstoffe, die er braucht, um seine biologischen, physiologischen und neurochemischen Funktionen zu erfüllen. Und genau das erreichen Sie mit den drei Phasen der Fast-Metabolism-Diät.

Sie brauchen komplexe Kohlenhydrate, natürliche Zucker, Eiweiß, Fette und sogar Salz, um die normalen biochemischen Vorgänge in Ihrem Körper aufrechtzuerhalten. Manchmal benötigen Sie diese Elemente sogar in sehr hohen, therapeutischen Mengen – vor allem, wenn Sie sie Ihrem Körper vorher zu lange entzogen haben. Wenn Sie diese Brennstoffe in Ihren Speisezettel integrieren (aber nicht alle gleichzeitig, sondern **in strategischem Wechsel**), können Sie Ihren ausgelaugten Körper und Ihren ausgebrannten Stoffwechsel wieder aufbauen, sich regenerieren lassen und mit neuem Leben und neuer Energie erfüllen.

Jede Diätphase dauert nur zwei bis drei Tage, also erschöpfen Sie dabei keines Ihrer Körper- oder Organsysteme. Denn wenn Sie eine dieser Phasen zu lange ausdehnen würden, wäre das genauso, wie wenn jemand von Ihnen verlangen würde, Ihr ganzes Haus zu putzen, obwohl Sie in der Nacht davor kein Auge zugetan haben: Dann wären Sie völlig am Ende und würden Ihre Sache wahrscheinlich nicht besonders gut machen. Also werden wir Ihr Haus (Ihren Körper) mithilfe dieser Diät Schritt für Schritt und Zimmer für Zimmer reinigen – so lange, bis alles wieder blitzsauber ist.

Die drei Diätphasen werden sich in den nächsten vier Wochen immer wieder abwechseln. Jede Phase zielt darauf ab, unterschiedliche Körpersysteme anzuregen beziehungsweise wieder zur Ruhe kommen zu lassen, und jede Phase wird während des natürlichen 28-Tage-Zyklus Ihres Körpers in jeder Woche einmal an die Reihe kommen. Durch diese Einteilung bekommt Ihr Körper genau die Zuwendung und Unterstützung, die er braucht, und wird genauso gefordert, wie er es braucht – und zwar phasenweise, also immer nur ein paar Tage lang.

Immer wenn Sie mit der nächsten Phase beginnen, dürfen sich die Systeme und Organe, die Sie in der vorigen Phase aktiviert hatten, wieder ausruhen, entspannen und regenerieren.

Ein gesunder Stoffwechsel sollte drei verschiedene Aufgaben erfüllen:

1. **Ihre Nahrung in Energie umwandeln**
2. **Speicherfett freisetzen**
3. **freigesetztes Speicherfett in Energie umwandeln**

Jede der drei Phasen der Fast-Metabolism-Diät erfüllt diese Aufgaben, wenn Sie sie in der richtigen Reihenfolge durchführen.

Aber bevor Ihr Körper Essen in Energie umwandeln kann, müssen Sie erst einmal Ihre Nebennieren beruhigen. Und genau darum geht es in der ersten Diätphase: Bauen Sie Stress ab!

PHASE 1

Wenn Sie Kohlenhydrate mögen, bekommen Sie in dieser Diätphase all die leckeren Sachen, die Ihnen so gut schmecken: Obst und Pasta, Reis und Kräcker, Toast und Brezeln. Diese kohlenhydratreichen, fettarmen Lebensmittel mit geringem

PHASE 1:
ENTSPANNEN UND STRESS ABBAUEN

DIE BASICS

In dieser Phase nehmen Sie Lebensmittel mit hohem glykämischem Index, moderatem Eiweißgehalt und wenig Fett zu sich.

Viele kohlenhydratreiche Lebensmittel wie:

- Naturreis
- Haferflocken
- Quinoa
- Wildreis
- Naturreisnudeln
- Dinkeltortillas
- Reismilch

Viele natürliche Zucker, zum Beispiel aus:

- Mangos
- Äpfeln
- Feigen
- Pfirsichen
- Birnen
- Ananas
- Erdbeeren
- Wassermelonen

Viel Vitamin C und B, beispielsweise aus:

- magerem Rindfleisch
- Putenfleisch
- Haferflocken
- Linsen
- Orangen
- Guaven
- Kiwis
- Zitronen und Limetten

Dazu:

- kleinere Eiweißportionen
- wenig Fett

SO GEHT ES

Sie müssen nicht unbedingt an einem Montag anfangen, aber ich finde es am einfachsten so – auf diese Weise behält man den Überblick. Aus der Lebensmittelliste für diese Phase stellen Sie folgende Mahlzeiten zusammen:

- drei kohlenhydratreiche, fettarme Hauptmahlzeiten mit moderatem Eiweißgehalt
- zwei Obst-Zwischenmahlzeiten

Eiweißgehalt sind gut für Ihre Nebennieren und bauen körperlichen Stress ab. **In dieser Diätphase soll Ihr Körper sich wieder so richtig ins Essen verlieben.** Deshalb ist Phase 1 der Fast-Metabolism-Diät einfach, macht Spaß und fühlt sich richtig gut an.

Süßes Obst und Vollkornprodukte regen die Endorphinproduktion im Gehirn an und verwöhnen Ihren Körper mit leicht verwertbaren Nährstoffen. Deshalb ist Phase 1 Ihrer Diät köstlich und nährstoffreich zugleich.

Ihre Nebennieren werden vor allem durch die **hohe, aber gleichmäßige Zufuhr natürlicher Zucker** ernährt. Dadurch beruhigen sie sich und können besser arbeiten. Denn auf Blutzuckerspitzen und -abfälle reagieren die Nebennieren mit der Ausschüttung fettspeichernder Stresshormone. Aber wenn Ihr Blutzuckerspiegel stabil bleibt (selbst wenn er sich in gesunden Grenzen erhöht), beruhigen sich die Nebennieren und können Fett besser verstoffwechseln. Dieser ausgewogene Blutzuckerspiegel ist besonders wichtig für Menschen, die an Diabetes, Insulinresistenz oder Hypoglykämien (Unterzuckerungen) leiden, stark zugenommen haben oder unter einem zu hohen Triglyzeridspiegel leiden.

Phase 1: Lebensmittel

Die Lebensmittel in Phase 1 sind übrigens auch reich an Nährstoffen, die den Stoffwechsel anregen. Vor allem enthalten sie **reichlich B-Vitamine und eine Menge Vitamin C.** B-Vitamine stecken in Bohnen, Fleisch und Vollkornprodukten und regen die Schilddrüsenfunktion an: Sie setzen den thermogenen (fettverbrennenden) Effekt in Gang, der Ihren Stoffwechsel wieder auf Touren bringt. Diese B-Vitamine spielen für den Fett-, Eiweiß- und Kohlenhydratstoffwechsel eine sehr wichtige Rolle. Vitamin C ist in Obst wie Orangen und Erdbeeren, aber auch in Gemüse wie Brokkoli und Süßkartoffeln enthalten und hilft dem Körper, Glukose (Traubenzucker) in Energie umzuwandeln – eines der Hauptziele von Phase 1. Dieses Vitamin ist nämlich am Transport von Zucker zu den Mitochondrien (den kleinen Fettverbrennungsöfen Ihrer Zellen) beteiligt, wo er abgebaut und in Energie umgewandelt wird anstatt als Fett gespeichert zu werden. Die vielen B-Vitamine, die Sie Ihrem Körper in dieser Diätphase zuführen, unterstützen die Nebennieren außerdem bei der Anregung des Fettstoffwechsels und Muskelaufbaus.

> Biologisch gesehen besteht das Ziel dieser Phase darin, Ihren Körper wieder richtig mit Nährstoffen zu fluten. Dadurch werden die fünf wichtigsten Stoffwechsel- und Verdauungsfaktoren, über die wir bereits gesprochen haben, in ihrer Aktivität angeregt: Leber, Nebennieren, Schilddrüse, Hypophyse und Körpergewebe.

Phase 1: Entspannen

Jetzt bringen Sie Ihrem Stoffwechsel sanft und schonend bei, dass er jetzt nicht mehr in einer Notsituation steckt – dass es völlig in Ordnung ist, das Essen, das Sie

SO SIEHT IHR TAG IN PHASE 1 AUS

Frühstück	Snack	Mittagessen	Snack	Abendessen
• Getreide • Obst	• Obst	• Getreide • Eiweiß • Obst • Gemüse	• Obst	• Getreide • Eiweiß • Gemüse

PHASE-1-TRAININGSPROGRAMM

Bringen Sie an mindestens einem Tag von Phase 1 ordentlich Herz- und Kreislauf in Schwung mit Ausdauersport wie etwa Joggen, Crosstraining oder einer knackigen Aerobic-Einheit. Ausdauertraining passt optimal zu der kohlenhydratreichen Phase 1.

ihm geben, zu verdauen und die Energie und die Nährstoffe daraus zu verwerten, anstatt sie in Form von Fett zu speichern, um sich gegen künftige Hungersnöte zu wappnen. In den ersten beiden Tagen der Diät bringen wir Ihrem Körper also wieder bei, wie er Essen in Energie umwandeln kann, anstatt es in Form von Fett zu speichern. Wir sagen ihm: »Keine Sorge, es ist alles okay.« Und die Nahrungsmittel, die Sie während dieser Phase zu sich nehmen, werden Ihren Körper davon überzeugen, dass das auch wirklich stimmt.

Ihr Körper gewinnt jetzt allmählich den Eindruck, dass vielleicht tatsächlich alles in Ordnung kommt.

Das ist der erste Schritt in unserem Drei-Phasen-Prozess. In Phase 1 wird die **Bildung von Verdauungsenzymen** angeregt, die zu diesem Prozess beitragen. Wenn Sie Ihren Körper mit so vielen Nährstoffen und so viel Energie fluten, kann er die Nahrungsmittel, die Sie zu sich nehmen, abbauen und die darin enthaltenen Nährstoffe herausziehen. Ihre Verdauung soll so reibungslos wie möglich ablaufen, deshalb nehmen Sie in dieser Phase **nur sehr wenig Fette und Eiweiße ebenfalls in Maßen** zu sich. Denn Fette und Eiweiß sind schwerer verdaulich als Kohlenhydrate aus Obst und Getreideprodukten, deshalb wirkt es auf Ihr Verdauungssystem beruhigend und motivierend, wenn es nicht zu viel Fett und Eiweiß bekommt. Verdauungsenzyme setzen die in Ihrer Nahrung enthaltenen Vitamine, Mineralstoffe, Spurenelemente und sekundären Pflanzenstoffe frei, und Ihr Stoffwechsel kommt allmählich wieder aus seinem Hungersnotmodus heraus. Die Lebensmittel, die Sie in Phase 1 zu sich nehmen, sollen Ihrem Körper das Leben leicht machen.

Jetzt wird er von allem befreit, was ihn belastet – all den Stoffwechselkatastrophen wie **Weizen, Milchprodukte und Koffein,** die Reizungen oder Entzündungen im Verdauungstrakt hervorrufen, Ihre Darmtätigkeit verlangsamen und zu Insulinresistenz führen können. Diese Lebensmittel und Getränke sind vorläufig tabu! In Phase 1 sollen Ihre Nebennieren erst einmal wieder zur Ruhe kommen und weniger von den Stresshormonen ausschütten, die bisher dafür gesorgt haben, dass Sie dick blieben. Jetzt stabilisiert sich Ihr Blutzuckerspiegel, und Ihr Körper hat plötzlich das Gefühl, der Gefahrenzone entronnen zu sein.

Phase 1 ist also gut zu Ihrem Körper und gut zu Ihnen. Die süßen Aromen und kohlenhydratreichen Gerichte sind wahre Seelentröster und erleichtern Ihnen den Einstieg in diesen Diätplan – nicht nur körperlich, sondern auch emotional. Viele Diät-Freaks haben diese Lebensmittel schon monatelang, vielleicht sogar seit Jahren gemieden wie der Teufel das Weihwasser. Es wird Zeit, dass Sie endlich wieder eine normale Einstellung zum Essen gewinnen!

Anhänger von Low-Carb-Diäten geraten leicht in Panik, wenn sie die Lebensmittelliste für diese erste Phase sehen, weil sie aus ihren Diätbüchern gelernt haben, dass Kohlenhydrate etwas Schlechtes sind. Aber **Kohlenhydrate sind nichts Schlechtes,** und auch Essen ist nichts Schlechtes – wenn die Nahrungsmittel aus gesunden Quellen stammen. Obst, Wildreis, Haferflocken, glutenfreie Getreidesorten wie Amaranth und Quinoa, Hülsenfrüchte wie Linsen oder Bohnen – all diese Lebensmittel sind gut für Sie. Aber es gibt auch Kohlenhydrate, die in dieser Phase verboten sind: nämlich raffinierter Zucker, Weizen und Mais. Denn diese Kohlenhydratquellen sind für Ihren Körper längst nicht so bekömmlich, und die meisten Menschen haben im Lauf ihres Lebens sowieso schon viel zu viel davon gegessen.

Aber wenn Sie kein Anhänger von Low-Carb-Diäten sind und es bisher gewöhnt waren, sich hauptsächlich von raffiniertem Zucker und Fertiglebensmitteln zu ernähren, die nicht viel Verdauungstätigkeit erfordern, dann muss sich Ihr Körper erst einmal auf diese neue Aufgabe vorbereiten. Denn durch den Verzehr von Produkten mit einem hohen Anteil an raffiniertem Zucker werden Bauchspeicheldrüse, Nebennieren, Schilddrüse, Leber und Gallenblase träge. Das ist so, wie wenn Sie ganz langsam und gemächlich auf dem Crosstrainer vor sich hin trotten – in einem Tempo, bei dem Sie nebenbei noch mühelos eine Fernsehshow verfolgen können –, und plötzlich kommt Ihr Personal Trainer herein und zeigt Ihnen, wie man richtig darauf trainiert. Aber diese Diät ist kein paramilitärischer Einpeitscher, sondern ein sanfter, freundlicher Trainer, der Ihnen zeigt, wie man wieder in Form kommt, ohne hinterher erschöpft zu sein. Im Gegenteil:

> **Phase 1 fühlt sich tatsächlich ganz normal an und überhaupt nicht wie eine Diät.**

Durch dieses Stoffwechseltraining gewinnen Sie wieder mehr Energie und Ausdauer. Denn wir wollen Sie in dieser Diätphase nicht misshandeln, sondern gut ernähren und verwöhnen. Diese Phase dient dazu, endlich alte Ernährungsmuster zu durchbrechen.

Die B-Vitamine, die Sie Ihrem Körper jetzt zuführen, tragen dazu bei, das ganz normale Gefühl der Panik zu lindern, das Ihren Körper nun vielleicht erst einmal beschleicht, weil er auf die Lebensmittel mit raffiniertem Zucker und Weißmehl verzichten muss, an die er bisher so sehr gewöhnt war.

Satt und glücklich

Was steht Ihnen in dieser Phase sonst noch bevor?

- **Sie werden keinen Hunger mehr haben!** Und Sie werden weder raffinierten Zucker noch Säfte noch Trockenfrüchte zu sich nehmen – denn damit würden Sie es Ihrem Körper zu leicht machen, und Ihr Stoffwechsel würde träge und schwerfällig werden. Aber saftige Äpfel und Birnen, Ananas und Erdbeeren, Wassermelonen und Orangen, Frucht-Smoothies, Dinkelbrezeln, Naturreisnudeln und Haferflocken – kein Problem! Bei solchen Lebensmitteln dürfen Sie in Phase 1 der Fast-Metabolism-Diät so richtig zuschlagen und genießen.

- Zusätzlich zu dem **Obst und den Vollkornprodukten** in Phase 1 werden Sie aber auch **hochwertiges Eiweiß** zu sich nehmen, zum Beispiel aus Bio-Hähnchen-, Bio-Puten- oder auch Bio-Rindfleisch. Außerdem enthält Ihr Speiseplan **Kräuter** wie Petersilie und Koriander, die die Ausschüttung von Verdauungsenzymen anregen.

Sie bekommen also reichlich Eiweiß, und zwar solches, das Ihr Körper leicht verdauen kann. Alles, was Sie zu sich nehmen, wird eine hohe Nährstoffdichte haben, weil Ihr Körper bei der Verdauung und Verwertung solcher Nahrungsmittel mehr Kalorien verbrennt. Das regt Ihre Organe und Verdauungssäfte an und gibt ihnen das Signal: »Los, beeilt euch, Leute, es gibt eine Menge zu tun!« Meine Klienten lieben diese Phase, weil dabei so viele leckere Sachen erlaubt sind, dass sie nicht das Gefühl haben, eine Diät zu machen.

Ein weiterer Vorteil von Phase 1 ist, **dass hochwertige Kohlenhydrate die Stimmung heben, gegen Süßhungerattacken helfen** und Ihnen sogar den Koffeinentzug erleichtern, falls Sie (was ich Ihnen dringend ans Herz lege) vorhaben, Ihren Körper in den kommenden 28 Tagen von diesem Genussgift zu reinigen. Diese Phase-1-Nahrungsmittel lindern das Gefühl des Leistungsabfalls, das einen beim Verzicht auf Koffein sonst leicht überkommt.

Und auch die Häufigkeit der Mahlzeiten wird sich auf jeden Fall positiv auf Ihr Wohlbefinden auswirken: **Sie werden nämlich fünfmal, manchmal sogar sechsmal pro Tag essen** – also gewöhnen Sie sich lieber gleich daran!

STOFFWECHSEL-WISSEN

Glykämischer Index – Was bedeutet das eigentlich?

Wahrscheinlich haben Sie das Wort »glykämisch« auch vor der Lektüre dieses Buches schon einmal gehört, zum Beispiel in Begriffen wie »glykämischer Index«. Der ist zurzeit ziemlich in Mode, aber die meisten wissen gar nicht genau, was das ist.

Ich erkläre es meinen Klienten immer folgendermaßen: Der glykämische Index ist die Geschwindigkeit, in dem ein bestimmtes Lebensmittel seinen Zucker ins Blut abgibt. Angenommen, Sie haben auf der einen Seite einen Becher Orangensaft und auf der anderen Seite eine Schüssel voll Orangenscheiben. Vielleicht enthalten beide Becher 23 Gramm Zucker, aber der Orangensaft hat einen höheren glykämischen Index (GI) als die Orangenscheiben, weil Ihr Körper den Zucker aus dem Orangensaft viel schneller in Blutzucker umwandelt als den Zucker aus den Orangenscheiben, denn die in den Orangenscheiben enthaltenen Ballaststoffe (die im Orangensaft fehlen) verlangsamen diesen Prozess.

Raffinierter Zucker, den man aus seiner normalen »Verpackung« (beispielsweise der Orange) entnommen und zu Saft verarbeitet hat, Rohrzucker, Ahornsirup und andere Süßmittel haben einen sehr hohen GI. Das Problem mit solchen Lebensmitteln ist, dass der darin enthaltene Zucker zu schnell ins Blut aufgenommen wird. Und wenn man seinem Körper zu viel Zucker auf einmal zuführt (mehr, als er in Energie umwandeln und als schnelle Energiereserve in den Muskeln speichern kann), beginnt er diesen Zucker direkt in die Fettzellen zu transportieren.

In Phase 1 nehmen Sie Lebensmittel mit hohem, aber nicht zu hohem GI zu sich. Deshalb gibt es in dieser Phase keinen Saft, kein Trockenobst und auch keinen raffinierten Zucker. Auch stark zuckerhaltige Obstsorten wie beispielsweise Bananen oder Weintrauben sind während dieser Diätphase tabu. Stattdessen bekommen Sie Obst mit moderatem Zuckergehalt und ballaststoffreiche Vollkornprodukte und bewegen sich damit genau auf jenem goldenen Mittelweg, auf dem Ihr Körper zwar eine Menge Zucker als Energielieferant bekommt, aber nicht mehr Fett speichert.

Entspannt, glücklich und wie im Schlaraffenland – so sollen Sie sich in Diätphase 1 fühlen. Denn nun wollen wir Ihrem Körper signalisieren, dass alles, was er braucht, in Hülle und Fülle vorhanden ist. Jetzt beziehen Sie aus Ihrem Essen Nährstoffe und füttern Ihre Nebennieren. Und zufriedene, gut genährte Nebennieren schaffen in Ihrem Körper optimale Bedingungen für die Freisetzung von Speicherfett. Endlich haben Sie den Hungersnotmodus hinter sich gelassen! Wenn Sie bisher eine Diät nach der anderen gemacht haben, wird Ihr Körper diesen längst vergessenen Zustand, endlich wieder genug zu essen zu haben, wiedererkennen und einen tiefen Seufzer der Erleichterung ausstoßen.

Wie Abnehmen jetzt funktioniert

Warum nehmen Sie in Phase 1 ab? Sie können sich das, was jetzt in Ihrem Körper passiert, so vorstellen: Angenommen, Ihre beste Freundin bittet Sie, in Ihrem Haus eine Verlobungsfeier für sie zu veranstalten. Bei dieser Feier will sie delikate Vorspeisen und Kuchen auftischen. Außerdem soll es Partygeschenke für die Gäste und eine hübsche Tischdekoration geben. Aber Sie sind gerade sehr beschäftigt und wissen nicht, wie Sie das alles schaffen sollen. Ihnen ist klar, dass Sie Ihrer Freundin diese Bitte entweder abschlagen oder sich selbst in enormen Stress stürzen müssen. Sie haben keine Ahnung, wie Sie dieses Dilemma bewältigen sollen.

Das ist genau die gleiche Situation, wie wenn Sie von Ihrem Körper verlangen, dass er abnimmt, obwohl er bereits unter Stress und Nährstoffmangel leidet. Dann sagt Ihr Körper vielleicht: »Tut mir leid, aber das schaffe ich nicht.« Oder er tut Ihnen den Gefallen, ist aber nicht glücklich dabei. Dann werden Sie sich nicht wohlfühlen und auch nicht gut aussehen. So ein Gewaltakt ist die reinste Hölle.

> **Bei der Fast-Metabolism-Diät verlangen Sie von Ihrem Körper im Prinzip das Gleiche wie bei einer Hungerkur (nämlich dass er abnehmen soll), aber eben unter völlig anderen Bedingungen. Und dadurch verändert sich alles.**

Und nun stellen Sie sich vor, Ihre Freundin bittet Sie, die Verlobungsfeier für Sie zu veranstalten, sagt aber: »Ich weiß, dass du viel zu tun hast, deshalb werde ich eine Reinigungsfirma beauftragen, vorher dein Haus zu putzen. Die Speisen, Geschenke und Tischdekorationen werden von einem Catering-Service geliefert, und ich werde auch Personal engagieren, das den Gästen ihr Essen serviert und hinterher aufräumt. Und zum Schluss wird ein Teppichreinigungsunternehmen sich um das Saubermachen von deinem Boden kümmern.« Wie wäre Ihnen nun bei dieser Aufgabe zumute? Das sind doch gar keine so schlechten Aussichten, stimmt's? Vielleicht würde Ihnen die Feier unter solchen Umständen (die Ihren gewohnten Komfort noch übertreffen) ja sogar Spaß machen! Und was passiert, wenn die für das Servieren der Speisen zuständigen Catering-Mitarbeiter bei der Ankunft in Ihrem Haus

PHASE 1: SCHNELLE SNACKS

- Apfel
- Orange
- TK-Mango
- TK-Ananas

Weitere Zwischenmahlzeiten für Phase 1 finden Sie im Rezeptteil ab Seite 209.

feststellen, dass sie die Gabeln vergessen haben? Dann werden Sie sich so glücklich, entspannt und voller Energie fühlen, dass Sie mit strahlendem Lächeln in die Küche eilen und sagen: »Gabeln? Kein Problem. Damit kann ich Ihnen aushelfen.«

Dieses stressfreie Szenario entspricht dem Gefühl, das Ihr Körper hat, wenn er unter den Bedingungen von Diätphase 1 abnehmen soll. Wenn Sie Ihrem Körper die natürlichen Zucker, Kohlenhydrate, Ballaststoffe und Eiweiße gönnen, die er braucht, um bequem und mühelos zu funktionieren, ist die Fettverbrennung für ihn kein großes Problem mehr. Das ist genauso wie mit den Gabeln: Er wird gerne ein bisschen Fett zum Verbrennen abgeben, solange Sie ihn nicht mit anderen Diätvorschriften stressen. Er hat alles, was er braucht, um sich wohlzufühlen, in Hülle und Fülle. Fett verbrennen? Kein Problem. Wenn Sie Ihrem Körper die Unterstützung geben, die er für seine Aufgabe braucht, fällt ihm das Abnehmen leicht und macht Spaß.

Doch auch in Phase 1 müssen Sie sich an bestimmte Spielregeln halten.

Zum Beispiel werden Sie während dieser Phase nicht viel Fett zu sich nehmen. Mandeln und Avocados sind jetzt tabu! Denn wenn Sie Ihrem Körper Kohlenhydrate und Eiweiß ohne Fett liefern, wird er seine eigenen Fettspeicher angreifen und verstoffwechseln, um sich das Fett zu beschaffen, das er braucht. Genau das ist die Arbeit, die Ihr Körper in Phase 1 leisten muss, denn obwohl Sie diese Phase als leicht empfinden, ist sie für Ihren Körper doch ganz schön anstrengend. Also lenken wir ihn von diesem Stress ab, indem wir ihn mit köstlichen Kohlenhydraten und Eiweiß überschütten, während wir ihn gleichzeitig dazu zwingen, sich sein Fett selber zu suchen. In dieser Phase werden Sie kein Muskelgewebe, sondern Ihr Speicherfett verbrennen, weil Sie alles, was Ihr Körper braucht, mit der Nahrung geliefert bekommen. Und da Ihr Körper jetzt in den natürlichen Zuckern schwelgen kann, mit denen Sie ihn in dieser Diätphase verwöhnen, merkt er gar nicht so richtig, **dass die Fettverbrennung jetzt ernsthaft eingesetzt hat.**

EIN TYPISCHER PHASE-1-TAG

- **In Phase 1** werden Sie sich morgens innerhalb von 30 Minuten nach dem Aufwachen an den Frühstückstisch setzen. Zum Frühstück gibt es Getreide und Obst, zum Beispiel Müsli mit Beeren (aber bitte keine Nüsse oder Leinsamen – das sind Nahrungsmittel für Phase 3!) oder Honigmelone und dazu eine Scheibe Dinkel- oder Vollkornreisbrot. Meine Assistentin isst zum Frühstück am liebsten Vollkornreisflocken mit Tiefkühl-Pfirsichen! Und eine meiner Klientinnen schüttet ihre Getreideflocken kurzerhand in ihren Frucht-Smoothie hinein (das Rezept für ihren leckeren Frucht-Smoothie mit Haferflocken finden Sie übrigens auf Seite 210). Das machen Sie sich vom ersten Tag zur lieben Gewohnheit. Das Frühstück gehört sozusagen zu den Basisregeln der Fast Metabolism Diät und hilft nahhaltig dabei, Ihren Stoffwechsel anzukrubeln. Und wenn Sie bisher aus Abnehmgründen darauf verzichtet haben, heißt es nun umdenken. Sie werden sehen, durch die ausgewogene Nährstoffzusammensetzung an den verschiedenen Diättagen stellt sich mit der Zeit auch ein ganz normales Hungergefühl am Morgen ein.
- **Drei Stunden später** essen Sie eine Zwischenmahlzeit, die nur aus Obst besteht. Das können Mangos oder Ananas, Mandarinen, Wassermelonen oder Erdbeeren sein.
- **Wieder drei Stunden später** ist es Zeit fürs Mittagessen, bestehend aus einer Getreideportion, einer Eiweißportion, einem Gemüse und einer Obstsorte von Ihrer Phase-1-Lebensmittelliste. Sie können zum Beispiel einen Brokkoli-Hähncheneintopf (Seite 215), ein Pikantes Putenchili (Seite 216) oder ein Brot mit Geflügelaufschnitt, grünem Salat und Tomaten (Seite 212) essen. Dazu gibt es Pfirsiche, gegrillte Ananas oder einen Bratapfel. Und denken Sie auch immer daran, die Reste vom Vortag zu verwerten! Am zweiten Tag von Phase 1 können Sie das essen, was vom Abendessen des vorigen Tages übrig geblieben ist.
- **Zu Ihrer zweiten Zwischenmahlzeit** am Nachmittag bekommen Sie noch mehr Obst. Jetzt können Sie sich eine Mandarine oder einen Apfel gönnen oder eine saftige Birne in Scheiben schneiden und genießen. Auch hier gilt: Selbst wenn Sie noch nicht richtig Hunger haben. Essen Sie etwas.
- **Zum Abendessen** gibt es eine glutenfreie Getreideportion, also zum Beispiel Wildreis oder Quinoa, eine Eiweißportion und ein Gemüse: vielleicht ein Filet Mignon mit Gemüsereis (Seite 219), Gemüsesuppe mit Hackfleisch (Seite 218) oder Hähnchen mit Wildreis (Seite 220). Mhmmm, schon beim Schreiben läuft mir das Wasser im Mund zusammen.

SIE BRAUCHEN SICH NUR FOLGENDES EINZUPRÄGEN.

Erlaubt sind:
- Obst,
- Getreideprodukte,
- mageres Eiweiß,
- und ganz wenig Fett.

Wir liefern Ihrem Körper reichlich Nährstoffe und bringen ihn dadurch so richtig in Schwung, sorgen aber dafür, dass er gleichzeitig das Gefühl hat, die ganze Zeit wie im Schlaraffenland zu leben.

In den nächsten beiden Tagen werden wir Ihrem Körper also wieder beibringen, Essen in Energie umzuwandeln, anstatt es in Form von Fett zu speichern. Bisher haben Sie Fett immer genau an den Stellen gespeichert, wo Sie es nicht haben wollten. Um diese überschüssigen Fettpölsterchen werden wir uns sehr bald kümmern, doch in diesem ersten Schritt muss Ihr Körper erst einmal anfangen, die Nahrungsmittel zu verbrennen, die Sie zu sich nehmen.

Und genau darum geht es in Phase 1! Es sind nur zwei Tage – und Sie werden sich dabei pudelwohl fühlen.

PHASE 2

Das sind die Schlüssel zum Erfolg. Alles klar? Dann geht es jetzt weiter mit Phase 2.

Phase 2: Lebensmittel

Die Nahrungsmittel, die in Phase 2 erlaubt sind, unterscheiden sich völlig von denjenigen in Phase 1: Jetzt sind Lebensmittel an der Reihe, die Ihren Stoffwechsel dazu anregen, **Muskeln auf- und Fett abzubauen.** Sie enthalten jede Menge mageres Eiweiß, das der Körper zu Aminosäuren abbaut, welche sich wiederum leicht in Muskelgewebe umwandeln lassen. Die **Mischung aus Eiweiß mit bestimmten Gemüsesorten** macht es Ihrem Körper praktisch unmöglich, irgendetwas von diesen Mahlzeiten als Fett zu speichern. Und da Sie ja gerade Phase 1 hinter sich haben, in der Sie Ihre Nebennieren beruhigt und Ihren Cortisolspiegel gesenkt haben, ist Ihr Organismus jetzt darauf programmiert, Fettzellen von Hüften, Po, Bauch und Oberschenkeln wegzuschmelzen.

Die Aminosäuren stimulieren außerdem Ihre Leber und den Transport von Fettsäuren in Ihrem Körper, durch den sich Ihre Stoffwechselrate erhöht. Jetzt verwerten Sie nicht mehr nur Ihre Nahrung als Brennstoff, **sondern beginnen auch, Ihr Speicherfett zu verbrennen,** um Energie daraus zu gewinnen. Also halten Sie sich genau an Ihre Lebensmittelliste und legen Sie sich beim Workout so richtig ins Zeug! Ihr Essverhalten in Phase 1 zeigt nun erste Wirkungen.

PHASE 2: SPEICHERFETT FREISETZEN

DIE BASICS

Jetzt nehmen Sie Lebensmittel mit einem hohen Eiweißgehalt, viel Gemüse, wenig Kohlenhydrate und auch wenig Fett zu sich. Sie essen viele Nahrungsmittel, die die Leber in ihrer Funktion unterstützen (damit sie effektiv zum Fettabbau beitragen kann), zum Beispiel:

- Blattgemüse
- Brokkoli
- Kohl
- Zwiebeln
- Knoblauch
- Zitronen

Reichlich mageres Eiweiß, zum Beispiel aus:

- magerem Rindfleisch
- Büffelfleisch oder Wild
- Hähnchen- oder Putenfleisch
- fettarmem Fisch wie Kabeljau, Rotbarsch und Heilbutt
- magerem Schweinefleisch
- Thunfisch
- Geflügelaufschnitt
- Dörrfleisch

Reichlich basenbildendes grünes Gemüse mit niedrigem glykämischem Index, zum Beispiel:

- Kohl (v. a. Grünkohl)
- Spinat
- Mangold
- alle Arten von grünem Salat
- Rucola
- Brunnenkresse

Reichlich carnitinhaltige Lebensmittel wie beispielsweise:

- Rindfleisch
- Geflügel
- Kabeljau
- Spargel (weiß oder grün)

Dazu:

- weder Obst noch Getreideprodukte ... und wenig Fett!

SO GEHT ES

Aus der Lebensmittelliste für diese Phase werden Sie Mittwoch und Donnerstag folgende Mahlzeiten zusammenstellen:
- drei eiweißreiche, kohlenhydratarme, fettarme Hauptmahlzeiten
- zwei Eiweiß-Zwischenmahlzeiten
(Siehe vollständige Lebensmittelliste am Ende dieses Kapitels.)

SO SIEHT IHR TAG IN PHASE 2 AUS

Frühstück	Snack	Mittagessen	Snack	Abendessen
• Eiweiß • Gemüse	• Eiweiß	• Eiweiß	• Eiweiß	• Eiweiß • Gemüse

PHASE-2-TRAININGSPROGRAMM

Führen Sie an mindestens einem Tag von Phase 2 ein Krafttraining (mit Gewichten) durch. Trainieren Sie dabei mit schweren Gewichten und wenigen Wiederholungen. Das Gewichtheben in Phase 2 wird Ihren Stoffwechsel stark aktivieren, also nichts wie ran! Wenn Sie nicht genau wissen, wie man trainiert, ohne sich zu überanstrengen und zu verletzen, versuchen Sie, jemanden in Ihrem Fitnessstudio zu finden, der Sie beim Hanteltraining anleitet, oder machen Sie Body Pump.

In dieser Phase verändert sich Ihre Körperzusammensetzung von Grund auf: Jetzt wird Speicherfett in Brennstoff und dieser wiederum in Muskelmasse umgewandelt. Diese Diätphase ist so fokussiert und intensiv, dass wir absichtlich nur zwei Tage dafür eingeplant haben. In dieser Phase dreht sich alles um Ihre Muskulatur – und denken Sie daran:

Muskelgewebe verbraucht Kalorien (potenzielle Energie). Je mehr Muskeln Sie haben, umso mehr Fett verbrennen Sie also! Schließlich sind Ihre Muskeln ständig in Aktion, ziehen sich abwechselnd zusammen und entspannen sich wieder, und dafür brauchen sie Energie. Hat Ihr Fett dagegen schon jemals etwas anderes getan, als an Ihrem Bauch oder Ihren Oberschenkeln herumzuhängen?

Je mehr Muskeln Sie im Rahmen der Fast-Metabolism-Diät aufbauen, **umso mehr können Sie später essen,** und umso höher wird Ihr Körper Ihre Stoffwechselrate einstellen. Mit dieser eiweißreichen, kohlenhydrat- und fettarmen Diätphase bringen Sie Ihre Muskulatur in Schwung und schmelzen Speicherfett weg. In Phase 1 haben Sie Ihren Körper zur Ruhe gebracht und dazu überredet, Ihr Essen richtig zu verwerten anstatt es zu speichern. Das Ziel Ihrer Ernährung in Phase 2 besteht darin, Eiweiß aufzunehmen und Fett freizusetzen.

Die Lebensmittel in Phase 2 (**Speicherfett freisetzen**) ermöglichen die Mobilisation von Energie, die Sie in Ihrem Körper in Form von Fett gespeichert haben, sodass Sie diese Energie jetzt als Brennstoff nutzen können. Das erreichen Sie durch das magere Eiweiß und das viele Gemüse, das Sie in dieser Phase zu sich nehmen: Diese Nahrungsmittel »lösen« das Fett aus seinen

Speichern heraus, sodass es in die Blutbahn gelangt. Das bereitet Ihren Körper auf Phase 3 vor, in der wir seine Hormonproduktion ankurbeln, damit er das freigesetzte Fett so schnell wie möglich verbrennen kann. Aber Sie können Ihr Fett erst verbrennen, wenn Sie es mobilisiert haben!

Erkennen Sie jetzt allmählich, wie das alles zusammenpasst? In Phase 1 haben Sie sich erst einmal dem vordringlichsten Problem gewidmet: Sie haben Ihren Organismus dazu gebracht, Stress abzubauen und sich zu entspannen, damit er endlich wieder anfangen kann, Ihre Nahrung zu verbrennen. **Jetzt lösen Sie Ihr Körperfett aus seinen Speichern heraus.** Und zum Schluss werden Sie es verbrennen – aber erst dann, wenn es in der richtigen Form dafür vorliegt. Phase 2 bringt Ihr Speicherfett dorthin, wo es sein muss, damit Ihr Körper darauf zugreifen und es als Brennstoff verwerten kann.

> **Dies ist eine ausgesprochen niedrigglykämische Diätphase. Das heißt, jetzt sind bestimmte Lebensmittel, die Ihren Blutzucker sehr stark erhöhen, nicht erlaubt.**

Deshalb dürfen Sie in dieser Phase Ihrer Diät ruhig Schweinelendchen und Heilbutt, Omelett (aus Eiweiß) und Thunfisch, Steak und Hühnchen genießen und sich dazu alle grünen Gemüsearten gönnen, die Sie mögen: zum Beispiel Brokkoli und Spinat, aber auch Spargel und Pilze, Sellerie, Fenchel und Kohl. Und zwar nicht nur in Mini-

portionen – greifen Sie beim Gemüse jetzt richtig zu! Nehmen Sie ruhig 300 Gramm Brokkoliröschen, einen gehäuften Teller Spargel oder eine große Handvoll Blattspinat. Genießen Sie nach Herzenslust! Denn diese Gemüsearten setzen den magischen Prozess der Umwandlung von Eiweiß in schöne, magere Muskeln in Gang.

Dadurch, dass Sie in Phase 2 **viel Eiweiß und Gemüse mit niedrigem glykämischem Index** zu sich nehmen, fördern Sie den Muskelaufbau und verlieren dabei gleichzeitig Körpergewicht, vor allem in Form von Fett. Wissen Sie noch, was ich Ihnen vorhin erzählt habe: wie Ihr Körper Ihre Fettspeicher schont und auf der Suche nach Energie seine eigenen Muskeln anknabbert, wenn Sie ihm nicht genügend Nährstoffe liefern? Phase 2 sorgt dafür, dass das von jetzt an nicht mehr passiert.

Nach all den leckeren Früchten und Getreideprodukten an den beiden Phase-1-Tagen bewegen Sie sich jetzt genau in die entgegengesetzte Richtung: In den nächsten zwei Tagen dreht sich alles nur um mageres Eiweiß, beispielsweise helles Fleisch von Hähnchen oder Pute, Weißfisch, mageres Rind- oder Schweinefleisch, Wild (zum Beispiel Hirsch oder Reh) und Eiweiß. Außerdem werden Sie jetzt eine Menge basenbildendes Gemüse mit niedrigem glykämischem Index essen – und zwar vor allem grüne Gemüsesorten wie Gurken, Brokkoli, Grünkohl, Spinat und grünen Salat. Aber auch andere nicht stärkehaltige Gemüsesorten wie Pilze, Paprika und Zwiebeln stehen jetzt auf Ihrem Phase-2-Speisezettel.

PHASE 2: SCHNELLE SNACKS

- getrocknete Putenfleischstreifen
- Thunfisch im eigenen Saft (Dose)
- Räucherlachs mit Gurke
- hartgekochte Eiweiße

Weitere Zwischenmahlzeiten für Phase 2 finden Sie im Rezeptteil ab Seite 224.

Jetzt Muskeln aufbauen

Muskeln bestehen aus Aminosäuren, und diese Eiweißbausteine gewinnen sie durch den Abbau von Nahrungseiweiß. Deshalb können Sie mit einer ständigen Zufuhr von leicht verdaulichen (also fettarmen) Eiweißprodukten eine Menge zum kontinuierlichen Aufbau Ihrer Muskulatur beitragen. Und gerade darauf kommt es in Phase 2 an.

Denn **je mehr Muskelmasse Sie haben, umso schneller arbeitet Ihr Stoffwechsel.** Das ist eine ganz einfache Gleichung: Weniger Muskeln – langsamerer Stoffwechsel. Deshalb fluten wir Ihren Körper in Phase 2 mit eiweißhaltigen Lebensmitteln, und genau deshalb halten wir Ihre Kohlenhydratzufuhr so niedrig. Wir wollen Ihren Muskelaufbau und Ihre Fettverbrennung ankurbeln, statt Zucker aus Kohlenhydraten zu verbrennen, wie wir es in Phase 1 getan haben. Um abzunehmen, müssen Sie Ihren Stoffwechsel immer wieder aufs Neue überraschen!

Die Lebertätigkeit anregen

Phase 2 regt Ihre Lebertätigkeit auf andere Weise an als Phase 1: Jetzt kommt Ihre Leber endlich wieder in den Genuss der Nährstoffe und der basenbildenden Wirkung von grünem Gemüse. **In Phase 2 dreht sich alles um Aminosäuren** – und zwar vor allem darum, wie sich Ihre Leberfunktion dadurch verbessert. Denn die eiweißreichen Lebensmittel mit niedrigem glykämischem Index, die Sie in dieser Diätphase zu sich nehmen, sind die **optimale Nahrung für Ihre Leber.** Die Leber ist für über 600 verschiedene Stoffwechselfunktionen zuständig. Unter anderem muss sie jeden Nährstoff, den Sie aufnehmen, in eine bioaktive Form umwandeln, damit Ihr Körper ihn überhaupt verwerten kann. Die Leber regt Ihren Körper zur effizienten Freisetzung von Speicherfett aus Fettzellen an.

Also weichen Sie auf keinen Fall von den Lebensmittellisten und Speiseplänen für Phase 2 ab! Denn die Lebensmittel dieser Phase sollen Ihre Leber durch die Zufuhr von Eiweißen stimulieren, die in Ihrem Körper zu Aminosäuren abgebaut und in Nährstoffe wie beispielsweise Carnitin umgewandelt werden, welche die Leberfunktion unterstützen.

STOFFWECHSEL-WISSEN

Ein bisschen Fachsimpelei

Warum ist basenbildendes Gemüse so wichtig? Weil Ihr Körper für seine gesunde Funktion einen bestimmten pH-Wert aufrechterhalten muss. Das heißt, die Säuremenge in Ihrem Blut muss in bestimmten Grenzen gehalten werden, sonst können Sie nicht überleben, und Ihr Körper kann nicht mehr richtig funktionieren. Dieser pH-Wert wird durch Ihre Ernährung beeinflusst. Manche Lebensmittel (beispielsweise Fleisch) regen die Säureproduktion an, weil Ihr Körper für den Abbau und die Verdauung von Fleisch mehr Säure braucht. Deshalb wird er durch Diäten, bei denen man viel Fleisch isst, ohne gleichzeitig große Mengen an basenbildendem Gemüse zu sich zu nehmen, leicht übersäuert und gerät in einen Zustand der Ketoazidose. Das kann dazu führen, dass Sie besonders viel Körperfett mobilisieren – aber Sie zahlen einen hohen Preis dafür: Viele Leute, die solche Diäten machen, werden kohlenhydratresistent, und sobald sie einmal von dieser einseitigen Ernährungsweise abweichen, nehmen sie extrem viel zu.

Außerdem belasten solche Diäten die Nieren, erhöhen die Ausschüttung von Stresshormonen und fördern die Entstehung eines systemischen (den ganzen Organismus betreffenden) Entzündungszustands. Durch eine eiweißreiche Diät ohne viel Gemüse wird Ihr Stoffwechsel außerdem extrem langsam, sodass Sie hinterher noch schlimmer dran sind als vorher. Und sobald Sie mit dieser eiweißbetonten Diät aufhören, nehmen Sie garantiert 20 Kilo zu!

Das erlebe ich bei den Klienten, die zu mir kommen, immer wieder. Wenn Sie vorher so eine Diät gemacht haben, ist Ihr Stoffwechsel dadurch wahrscheinlich so aus dem Gleis geraten, dass er völlig neu programmiert werden muss. Falls Sie in Ihrem früheren Leben Krafttraining gemacht haben, wissen Sie, wie gefährlich Übersäuerung für Ihre Muskeln ist: Denn dann sammelt sich zu viel Milchsäure im Körper an, was den Muskelaufbau beeinträchtigt.

Das Tolle an Phase 2 ist, dass Sie dabei eiweißreiche Nahrung mit viel grünem Gemüse kombinieren, und grünes Gemüse wirkt basenbildend. Die hohe Gemüsezufuhr in Phase 2 ist also sehr wichtig, denn sie bewahrt Ihren Körper vor dem unerwünschten Zustand der Übersäuerung. Außerdem regt das Gemüse die Bildung von Verdauungsenzymen an, die die Fettverbrennungsrate erhöhen: Es entfacht also Ihr Stoffwechselfeuer. Die meisten Gemüsesorten sind basisch, doch für grünes Gemüse mit niedrigem glykämischem Index gilt das ganz besonders. Deshalb werben bestimmte Diäten, bei denen man viel grüne Säfte und grüne Smoothies trinken muss, mit der Bezeichnung »basenbildende Diät« für sich.

Grünes Gemüse entfaltet wunderbare Wirkungen in Ihrem Körper, wenn Sie gerade dabei sind, Ihre Zufuhr an fleischlichem Eiweiß zu erhöhen. Also schlagen Sie sich ruhig den Bauch damit voll, um Ihren pH-Wert unter Kontrolle und Ihren Stoffwechsel in Gang zu halten! Sie können sich das so vorstellen:

Das Eiweiß ist das Holzscheit, und das grüne Gemüse ist das Anmachholz. Es ist schwierig, ein Holzscheit anzuzünden, doch sobald Sie ein bisschen Anmachholz dazugeben, haben Sie im Nu ein knisterndes Feuer im Kamin. Also kombinieren Sie Eiweiß und basenbildendes grünes Gemüse miteinander und entfachen Sie Ihr Stoffwechselfeuer!

Auf dieses Carnitin sind wir vorher schon einmal kurz eingegangen. Es gehört zu den Nährstoffen, die Ihren Stoffwechsel ganz besonders stark anregen und Ihrem Körper helfen, Speicherfett freizusetzen und in den Blutkreislauf abzugeben, damit es als Energielieferant verstoffwechselt werden kann. Carnitin ist die Transportsubstanz, die dieses Fett direkt zu den fettverbrennenden Energiekraftwerken (Mitochondrien) in Ihren Zellen bringt. In diesen winzig kleinen Zellorganellen laufen 80 bis 90 Prozent Ihrer Stoffwechselvorgänge ab. Wenn Sie sich von Lebensmitteln ernähren, die den Umwandlungsprozess von Eiweiß zu Aminosäuren zu Carnitin anregen, erhalten Sie einen direkten Zugang zu den Fettverbrennungsöfen Ihres Körpers. Und wenn das Fett zum Ofen transportiert ist, dann kann es endlich auch verbrannt werden.

Die Gallenblase stärken

Die Lebensmittel in Phase 2 regen aber auch Ihre **Gallenblase** (das für den Abbau von Nahrungsfetten zuständige Organ) und Ihre **Bauchspeicheldrüse** an, die für den Abbau von Nahrungseiweiß verantwortlich ist. (Außerdem schüttet Ihre Bauchspeicheldrüse das für die Regulierung des Blutzuckerspiegels zuständige Insulin aus – also hat sie in Phase 1 ziemlich viel Nahrung bekommen.) Phase 2 programmiert diese beiden wichtigen Organe außerdem darauf, die Verdauungsenzyme zu produzieren, die Sie in Phase 3 für den Fettstoffwechsel brauchen werden. Wird Ihnen jetzt allmählich klar, **dass diese Diät ein sehr intensives Training für Ihren Stoffwechsel darstellt** und dass Sie Ihre Nahrung bei diesem Stoffwechsel-Crosstraining für sich arbeiten lassen, indem Sie sie zur Gewichtsreduktion einsetzen?

Die Nebennieren stimulieren

In Phase 2 bekommt Ihr Körper außerdem reichlich Vitamin C, das die Nebennieren anregt und stärkt: also genau jene Organe, die Sie in Phase 1 zum ersten Mal seit langer Zeit wieder richtig ernährt haben. Und je stabiler Ihre Nebennieren sind, umso weniger empfindlich reagieren sie in stressigen Zeiten. Phase 2 trägt ebenfalls dazu bei, Ihren Körper gegen Stress zu wappnen und Ihre physische, hormonelle und emotionale Mitte zu stärken.

Außerdem liefern Ihnen die bitteren grünen Gemüse, die Sie in dieser Diätphase essen, viele Nährstoffe für die **Schilddrüse** (beispielsweise Taurin und Jod) und fördern auf diese Weise die ausgewogene Produktion von Schilddrüsenhormonen, die wir in Phase 3 dringend brauchen werden. Und da Sie nach wie vor sehr wenig Fett zu sich nehmen, wird Ihr Körper sich seinen Brennstoff weiterhin aus Ihrem Speicherfett holen.

Während dieser Phase baut Ihr Körper aus dem vielen Eiweiß, das Sie jetzt zu sich nehmen, die größte Menge an Muskelmasse auf. Aber die eiweißreichen Nahrungsmittel, die Sie in Phase 2 essen, sind nicht die einzigen thermogenen »Bodybuilder«. Dazu gehören auch die basenbildenden grünen Gemüsesorten, von denen Sie an diesen zwei Tagen so viel bekommen.

Ihr Körper bringt jetzt die optimalen Voraussetzungen dafür mit, dieses viele Eiweiß zu verdauen – vor allem, weil wir die Produktion Ihrer Verdauungsenzyme ja bereits in Phase 1 angeregt haben. Aber die Verdauungssäfte, deren Bildung wir durch das viele Gemüse in Phase 2 stimulieren, verstärken diesen Stoffwechseleffekt zusätzlich. Jetzt können wir mit Ihrem Eiweißkonsum wirklich bis an die äußerste Grenze gehen, denn dadurch, dass Sie nach wie vor wenig Fett zu sich nehmen, wird Ihr Verdauungssystem noch stärker angeregt als in Phase 1. Puh – was für ein anstrengendes Training für Ihren Stoffwechsel! Aber denken Sie daran: Es sind ja nur zwei Tage. Dann kommt schon wieder die nächsten Phase dran, in der es um Heilungs- und Reparaturprozesse geht.

Mit den vielen **sekundären Pflanzenstoffen,** die diese Gemüsesorten mit niedrigem glykämischem Index enthalten, bauen wir Ihre körperliche Leistungsfähigkeit allmählich wieder auf. Grünes Gemüse ist nämlich nicht nur basenbildend, sondern enthält außerdem viel Stickstoff – wichtig für den Muskelaufbau: Denn Stickstoff hilft Ihrem Körper beim Abbau von dem vielen Eiweiß zu Aminosäuren, die Sie für den Erhalt und Aufbau von Muskelmasse brauchen. So kann Ihr Körper das Eiweiß, das Sie verzehren, leicht aufnehmen. In Phase 2 verändert sich Ihre Körperzusammensetzung: Überall, wo Sie es brauchen, wird Muskelmasse aufgebaut. Und an den Stellen, wo Sie schlank sein möchten, verbrennt Ihr Organismus Fett.

So erschaffen Sie aus den Rohstoffen, die meine Diät Ihnen liefert, einen wunderschönen Tempel: Ihren neuen Körper.

Die Fleischliebhaber unter meinen Klienten genießen diese Phase ganz

EIN TYPISCHER PHASE-2-TAG

- **In Phase 2** setzen Sie sich morgens innerhalb von 30 Minuten nach dem Aufwachen an den Esstisch. Zum Frühstück gibt es mageres Eiweiß und Gemüse: zum Beispiel ein Eiweiß-Omelett (Seite 225) oder Putenaufschnitt mit Stangensellerie (Seite 226).

- **Zwei bis drei Stunden später** gönnen Sie sich einen Eiweiß-Snack. Dazu können Sie gerne auch grünes Gemüse essen. Wie wäre es mit gedörrten Rindfleischstreifen (Seite 239), Roastbeef-Gurken-Wrap (Seite 231) oder etwas Bio-Hähnchenfleisch?

- **Das Mittagessen** besteht wieder aus einer Eiweiß- und einer Gemüseportion. Sie können zum Beispiel mariniertes Hähnchen mit Salat essen und sich dazu jede Menge Gemüse von der Phase-2-Liste gönnen. Oder wie wäre es mit einer Hühnersuppe (Seite 232)? Und vergessen Sie nicht: Auch in dieser Phase dürfen Sie sehr gerne die Reste vom Phase-2-Abendessen des Vortags verwerten.

- **Als Nachmittags-Snack** gibt es wieder Eiweiß – vielleicht noch ein bisschen Dörrfleisch, drei hartgekochte Eiweiße, Thunfisch mit Sellerie oder einen der anderen leckeren Snacks von Seite 238/239.

- **Und zum Abendessen** stehen eine weitere Eiweißportion und noch mehr Gemüse auf dem Speiseplan. Wie wäre es mit Heilbutt vom Grill mit Brokkoli (Seite 235), Mariniertem Hähnchen mit Zitronenspinat (Seite 235) oder Schweinebraten mit Peperoni (Seite 236)? Wenn Sie nicht an Low-Carb-Kost gewöhnt sind, kommt Ihnen Phase 2 vielleicht schon etwas spartanisch vor, aber denken Sie daran: Diese Diätphase dauert nicht lange und bewirkt wahre Wunder in Ihrem Körper! Außerdem wird Ihnen diese Ernährung möglicherweise leichter fallen, als Sie denken, denn kohlenhydratarme Mahlzeiten unterdrücken den Appetit, solange man sich nicht zu lange so ernährt.

besonders, und auch frühere Anhänger von Low-Carb-Diäten fühlen sich dabei wohl. Wenn Sie abends gerne Steak mit Salat, Schweinelende mit Brokkoli oder Seezungenfilet mit Spargel essen, kommen Sie jetzt auf Ihre Kosten!

Und wahrscheinlich werden Ihnen die Kohlenhydrate gar nicht fehlen, weil Sie in Phase 1 so viel davon bekommen haben. Außerdem dauert Phase 2 ja nur zwei Tage, die wie im Flug vergehen werden. Denken Sie einfach daran, wie viel Speicherfett Ihr Körper jetzt dabei freisetzt und wie viel stoffwechselanregende und fettverbrennende Muskelmasse Sie in der kurzen Zeit aufbauen.

PHASE 3: DAS STOFFWECHSELFEUER ENTFACHEN – DURCH HORMONE, KREISLAUF UND KÖRPERWÄRME

DIE BASICS

Jetzt nehmen Sie Lebensmittel mit reichlich gesunden Fetten und mittlerem Kohlenhydratgehalt sowie Früchte mit niedrigem glykämischem Index zu sich.

Sie verzehren viele gesunde Fette, zum Beispiel aus:

- Nüssen und Samen
- Avocados
- Kokosnüssen
- Oliven
- Olivenöl

Außerdem stehen jetzt (in Maßen) fettreichere Eiweißprodukte auf Ihrem Speisezettel, beispielsweise:

- Lachs
- Sesam- und Mandelmus
- Hanfsamen
- Hummus

... und Sie essen Früchte mit niedrigerem glykämischem Index, zum Beispiel:

- Brombeeren
- Blaubeeren
- Himbeeren
- Preiselbeeren
- Grapefruits
- Zitronen und Limetten

... sowie Gemüse mit niedrigerem glykämischem Index:

- Artischocken
- Spargel (weiß oder grün)
- Bohnen
- Blumenkohl
- Blattgemüse
- Auberginen
- Spinat
- Meeresalgen
- Süßkartoffeln

Außerdem gibt es (in Maßen) ballaststoffreiche Kohlenhydrate, zum Beispiel:

- Gerste
- Wildreis
- Haferflocken
- Quinoa
- Roggenkeimbrot
- Quinoa-Nudeln

... Nahrungsmittel, die die Schilddrüsenfunktion anregen:

- Meeresalgen
- Kokosöl
- Shrimps
- Hummer

... und Lebensmittel, die viel Inositol und Cholin enthalten, zum Beispiel:

- Hülsenfrüchte wie schwarze Bohnen, Kichererbsen, Kidneybohnen und Linsen
- Rinder- und Hühnerleber
- Nüsse und Samen
- Rosenkohl

SO GEHT ES

Wenn Sie am Montag mit Phase 1 angefangen haben, fällt Phase 3 immer auf einen Freitag, Samstag und Sonntag. Aus der Lebensmittelliste für diese Phase werden Sie folgende Mahlzeiten zusammenstellen:

- drei Hauptmahlzeiten
- zwei Zwischenmahlzeiten mit reichlich gesunden Fetten

(Siehe vollständige Lebensmittelliste am Ende dieses Kapitels.)

Wenn Sie Low-Carb-Kost nicht so gerne mögen

Was tun, wenn Ihnen das Essen in dieser Diätphase nicht schmeckt? Phase 2 kann tatsächlich schwierig für Sie werden, wenn Sie Obst, stärkereiche Lebensmittel und Ihr Frühstücksmüsli lieben, aber schließlich sind es nur zwei Tage, in denen Sie eine Menge erreichen werden. Mit allem, was Sie in Phase 1 gegessen haben, haben Sie den Grundstein für den Muskelaufbau in Phase 2 gelegt. Wie gesagt: **Es dauert nicht lange, diese kurze Zeit halten Sie schon durch!** Also lassen Sie sich wegen Phase 2 keine grauen Haare wachsen.

Schließlich ist dieses Programm nicht zu Ihrem Vergnügen da, sondern dazu, Ihren Stoffwechsel in Schwung zu bringen! Falls diese Ernährungsweise Ihnen wirklich auf die Nerven gehen sollte, reagieren Sie Ihre Wut doch einfach an ein paar schweren Gewichten ab. Lassen Sie Ihren ganzen Frust im Fitnessstudio und spüren Sie, wie Ihre Fettverbrennung in Gang und Ihr Körper in Form kommt.

Sie können sich das so vorstellen: Wenn Sie wegen einer Verletzung zur Physiotherapie gehen müssen, werden die Massagen Ihnen wahrscheinlich viel Spaß machen, aber 4000-mal am Tag mit den Zehen zu wackeln, werden Sie sicherlich weniger aufregend finden. Doch beides ist für Ihre Genesung dringend notwendig! Manche Teile des Programms sind hart, aber das

SO SIEHT IHR TAG IN PHASE 3 AUS

Frühstück	Snack	Mittagessen	Snack	Abendessen
• Obst • Fette/Eiweiß • Getreide • Gemüse	• Gemüse • Fette/Eiweiß	• Fette/Eiweiß • Gemüse • Obst	• Gemüse • Fette/Eiweiß	• Fette/Eiweiß • Gemüse • Wahlweise: Getreide/ stärkereiche Lebensmittel

PHASE-3-TRAININGSPROGRAMM

Bauen Sie mindestens an einem Tag von Phase 3 eine stressabbauende Entspan-
nungseinheit ein wie Yoga oder Atemübungen oder gönnen Sie sich eine Massage.
Ja, in dieser Phase zählen Massagen auch als körperliche Aktivität! Strenggenommen
handelt es sich dabei zwar nicht um eine »Tätigkeit«, aber Massagen steigern die
Durchblutung des Fettgewebes und senken den Cortisolspiegel. Und damit arbeiten
Sie genau auf die Ziele dieser Diätphase hin.

gehört alles zum Rehabilitationspro-
zess dazu, und wenn Sie dabei innerlich
aufheulen, denken Sie daran: Ich bin stolz
darauf, dass Sie Ihren inneren Schweinehund überwinden. **Sie machen Ihre Sache
wirklich gut!** Denn Sie tun alles, was Sie
tun müssen, um Ihren Körper wieder in
Form und Ihren Stoffwechsel auf Kurs zu
bringen. Weiter so! Außerdem ist es jetzt
Zeit für Phase 3, und von der werden Sie
bestimmt völlig begeistert sein.

PHASE 3

Phase 3 ist spannend, genussreich und
äußerst wirkungsvoll: Jetzt **entfachen** wir
Ihr Stoffwechselfeuer wieder neu und
konzentrieren uns auf die drei »thermogenen Faktoren«, wie ich sie nenne: Hormone, Kreislauf und Körperwärme. Diese
drei Faktoren sind dafür zuständig, die

Stoffwechselwärmeproduktion in Ihrem
Körper anzukurbeln und Ihre **Fettverbrennung auf Hochtouren zu bringen.**
Nachdem Sie vier Tage lang kaum Fett
zu sich genommen haben, dürfen Sie in
den nächsten drei Tagen bei fetthaltigen
Nahrungsmitteln ruhig wieder bedenkenlos zugreifen. Denn jetzt ist Ihr Körper
bestens darauf vorbereitet: Ihre Verdau-
ungsenzymproduktion läuft auf Hochtouren, Ihre Muskeln strotzen vor Kraft,
Ihr Körper wurde tagelang mit wertvoller,
nährstoffdichter Kost versorgt, und jetzt –
genau in dem Augenblick, in dem Sie sie
brauchen – bekommen Sie jede Menge
herzgesunder Fette, die Ihren Körper dazu
anregen, Fett als Brennstoff zu verwerten.
Das heißt: Jetzt verbrennen Sie das Fett,
das Sie mit der Nahrung zu sich nehmen,
und gleichzeitig auch das ganze Fett, das

Sie in Phase 2 aus den Fettspeichern Ihres Körpers herausgelöst haben. In dieser Diätphase stehen Lebensmittel mit hohem Fettgehalt und mittlerem Kohlenhydrat- und Eiweißgehalt auf dem Speiseplan. Außerdem gibt es jetzt viel Obst mit niedrigem glykämischem Index.

In Phase 3 werden Ihnen erste Veränderungen an Ihrem Körper auffallen: Ihr Bauch wird flacher, die Cellulitis-Dellen an Ihren Oberschenkeln glätten sich. Sie sehen jetzt tatsächlich anders aus. Viele Leute werden Sie fragen: »Nanu, hast du abgenommen?« (Und Sie können mit gutem Gewissen darauf antworten: »Ja, natürlich!«) In dieser Diätphase geht es um Stoffwechselwärme – und Sie werden jetzt langsam richtig heiß aussehen!

Die ganze Woche über haben Sie sehr wenig Fett zu sich genommen und Ihren Körper stattdessen mit Nährstoffen aus sorgfältig ausgewählten Kohlenhydratquellen, viel grünem Gemüse und hochwertigem Eiweiß überschüttet. Da er kaum Nahrungsfett, aber dafür jede Menge wertvoller Nährstoffe bekam, hat er Fett verbrannt. Und Fett verbrannt. Und Muskeln aufgebaut.

Doch jetzt, am fünften Tag der Woche, schöpft Ihr Körper allmählich Verdacht. »Nanu«, sagt er sich, »da kommt ja gar kein Fett mehr rein. Vielleicht sollte ich sicherheitshalber lieber mal wieder welches speichern?«. »Ganz im Gegenteil!«, sagt Phase 3. »Du brauchst dir überhaupt keine Sorgen zu machen. Hier hast du dein Fett – jede Menge köstliches, wunderbares, gesundes Nahrungsfett!«

> Phase 3 unterscheidet sich auch darin von den anderen beiden Diätphasen, dass sie nicht zwei, sondern drei Tage dauert. Vielleicht ist das der wichtigste Teil der Fast-Metabolism-Diät, aber ohne die ersten beiden Phasen, in denen Sie das Fundament dazu legen, würde Phase 3 Ihnen nichts bringen.

Denn Sie nehmen in dieser Diätphase zwar reichlich Fett zu sich – aber nicht einfach nur irgendein Fett. Es gibt zum Beispiel nichts Frittiertes und auch keinen Käse! Stattdessen bekommen Sie in Phase 3 gesunde Fette, beispielsweise aus Avocados, Nüssen und Kernen, Oliven, Sesamsamen und Traubenkernöl.

Die wichtigste Phase

In Phase 2 haben die **Nährstoffe aus dem vielen grünen Gemüse** die Organe regeneriert und gestärkt, die für eine gute Fettverbrennung zuständig sind. Vor allem Ihre Gallenblase weiß jetzt, wie man Fett blitzschnell verbrennt. Genauso wie man Geld braucht, um zu noch mehr Geld zu kommen, muss man Fett zu sich nehmen, um Fett verbrennen zu können, und genau das passiert in Phase 3.

Fett ist zum Verbrennen da

Die Energie, die durch den Abbau von Fettzellen freigesetzt wird, sitzt sehr tief – genauso tief wie das Geld, das Sie unter Ihren Schlafzimmerdielen versteckt haben. Aber die Fast-Metabolism-Diät ist

STOFFWECHSEL-WISSEN

Ein bisschen Fachsimpelei

Vergessen Sie beim Frühstück in Phase 3 das Gemüse nicht! Das ist sehr wichtig. Denn Gemüse enthält Cellulose, und wenn Sie reichlich von diesem wertvollen Ballaststoff zu sich nehmen, bildet Ihr Körper viele eiweißspaltende Enzyme, um Ihre Nahrung in verdauliche, verwertbare Bestandteile zu zerlegen. Wenn wir reichlich Fette zu uns nehmen, müssen wir darauf achten, dass diese auch abgebaut und in Energie umgewandelt werden. Ohne diesen Abbau werden Sie Ihr Speicherfett also nicht los. Ohne ihn ist Diätphase 3 dann unvollständig. Erleichtert wird dieser Abbau durch den Verzehr von Gemüse.

Denken Sie daran: Genau wie Phase 1 kann auch Phase 3 trügerisch sein, weil sie sich so angenehm anfühlt. Trotzdem muss Ihr Körper dabei eine Menge Arbeit leisten. Das macht Ihnen zwar nichts aus, weil so viele Wohlfühlhormone in Ihrem Gehirn zirkulieren, sodass Sie sich satt und zufrieden fühlen. Trotzdem ist es harte Arbeit, all das überschüssige Fett anzugreifen und zu verdauen. Das erfordert eine Menge Energie, und diese Energie liefert Ihnen Ihr Essen. Ich habe Ihnen ja schon gesagt, dass Kalorien nicht gleich Kalorien sind. Das gilt ganz besonders für Diätphase 3 – aber nur, wenn Sie schön brav Ihr Gemüse essen.

Und das auch schon zum Frühstück!

Ihre Spitzhacke, und wenn Sie den Boden aufgerissen haben, warten enorm positive Effekte auf Sie – nicht nur im Hinblick auf die Vorbeugung von vielen Krankheiten, sondern auch auf Ihr Wohlbefinden insgesamt.

Ständig klagen, stöhnen und jammern die Leute über das Fett an ihrem Bauch, ihren Hüften und ihrem Kinn. Ich dagegen sage: **Dieses Fett ist gut für Sie! So hat Ihr Körper wenigstens etwas zum Verbrennen,** und das kann nur von Vorteil für Sie sein.

Sobald Sie anfangen, Ihrem Körper dieses schöne, nahrhafte, gute Fett zu liefern, darf er sich endlich einmal ausruhen, nachdem er sich so angestrengt hat, um Ihr Speicherfett zu finden und zu verstoffwechseln. Jetzt überschütten Sie Ihren Körper mit Nahrungsfett, und er sagt: »Ahhhh, da kommt es endlich!« Und dann fängt er an, zusammen mit dem Fett, das Sie zu sich nehmen, auch gleich sein eigenes Speicherfett zu verbrennen! Denn das Nahrungsfett, das sich so leicht abbauen lässt, trägt zur Ausschüttung einer regelrechten Flut fettschmelzender Enzyme aus der Gallenblase bei, die Ihre Fettspeicher attackieren und in Ihren Fettverbrennungsofen werfen. Wenn Sie Ihrem Körper jetzt Fett zuführen, nachdem Sie ein paar Tage lang überhaupt keines gegessen haben, fängt er paradoxerweise an, wie verrückt Fett zu verbrennen. Das ist ein typisches Beispiel dafür, dass Sie Ihrem Stoffwechsel bei dieser Diät ein Rätsel nach dem anderen aufgeben, indem Sie ihn zunächst einmal **entlasten** und die Ausschüttung von Stresshormonen drosseln, als Nächstes Ihr **Speicherfett freisetzen** und schließlich Ihr **Stoffwechselfeuer entfachen,** indem Sie fettverbrennende Hormone produzieren. Genau deshalb ist diese Methode, bei der Ihr Stoffwechsel aus dem Staunen gar nicht mehr herauskommt, so wirksam!

Intensive Prozesse

In der dritten Diätphase passiert in Ihrem Körper richtig viel. Die ständige Zufuhr von guten, gesunden Nahrungsfetten bringt Ihr Gehirn und Ihre Libido, Ihre Schilddrüse und Ihre Nebennieren auf Trab. Jetzt funktioniert Ihr Körper wie eine gut geölte Maschine. Da Fett mehr Energie bereitstellt als Kohlenhydrate oder Eiweiß, werden Sie in Phase 3 vielleicht so eine Art Energie-Kick spüren: Ihr Kreislauf wird angeregt, und Ihr Stoffwechselfeuer brennt noch stärker als je zuvor.

Genau wie Yogaübungen den Stresshormonspiegel senken, tut das auch Phase 3, denn jetzt bekommt Ihr Körper die Nährstoffe, die er braucht, um Anti-stresshormone zu produzieren.

> In Phase 3 können Sie zwei sehr interessante Prozesse gleichzeitig erleben: die Intensität der Fettverbrennung und das wunderbare, entspannende Gefühl aufgrund einer ausreichenden Fettzufuhr.

Jetzt entgiftet der Körper

Doch die ganze Fettverbrennung und Hormonproduktion ist natürlich auch ein hartes Stück Arbeit. Das fühlt sich zwar gut an, ist aber trotzdem anstrengend. Das liegt teilweise daran, dass Ihr Körper in dieser Phase viele Giftstoffe ausscheidet, die in Ihrem Fettgewebe gespeichert waren und jetzt freigesetzt worden sind. Deshalb ist es gerade jetzt besonders wichtig, **viel Wasser zu trinken** und auf eine gute Verdauung zu achten. Sie können in Phase 3 ruhig auch einmal in die Sauna gehen, um ein paar dieser Giftstoffe auszuschwitzen. **Ausscheidung ist in dieser Phase ganz besonders wichtig!** Die Freisetzung von Giftstoffen trägt ebenfalls zu Ihrem schlankeren Aussehen und einem strafferen Gewebe bei. Denn wenn der Körper Gifte ausscheidet, bilden sich Schwellungen und Entzündungen und sogar einige dieser hässlichen Cellulitis-Dellen zurück! Wenn Sie die Giftstoffe und das überschüssige Fett dagegen nicht ausscheiden, werden diese Stoffe einfach wieder von Ihrem Körper aufgenommen. Dann nehmen Sie Fett von Ihrer rechten Hüfte und setzen es an der linken Hüfte wieder an. Oder Sie verschieben Cellulitis-Dellen vom Bauch auf den Po. Das ist nicht das Ziel dieser Diätphase. Wir wollen Ihren Körper von diesen Abfallstoffen befreien, und zwar endgültig!

Stellen Sie sich vor, wie sich dieses dickflüssige, gelbe Fett in Ihrem Blut (das Sie in Phase 2 aus Ihren Fettzellen freigesetzt haben) in Luft auflöst. Die Hormone, die Sie in Phase 3 produzieren, helfen Ihnen, dieses **Fett in wasserlösliche Substanzen umzuwandeln,** die Ihre Mitochondrien leicht abbauen und in Energie umwandeln können und die sich ebenso leicht mit Ihrem Schweiß und Urin ausscheiden lassen.

Ja, jetzt schmilzt Ihr Fett weg, meine Lieben, und Sie sehen fantastisch aus!

Wenn die Giftstoffkonzentration in Ihrem Körper zu hoch ist, senden Ihre Nieren ein Alarmsignal an Hypothalamus, Nebennieren, Hypophyse und Schilddrüse, um den Fettverbrennungsprozess wieder zu verlangsamen. Und das ist das Allerletzte, was Sie sich jetzt wünschen, deshalb müssen Sie genügend Wasser an Bord haben! Denn Wasser verdünnt die Giftstoffe, sodass der Ausscheidungsprozess weniger Stress für Ihren Körper mit sich bringt.

Aber Sie werden die körperliche Anstrengung in Phase 3 kaum spüren (erst recht nicht, wenn Sie genügend Wasser trinken), weil Sie viel zu sehr damit beschäftigt sind, die köstlichen Nahrungsmittel mit gesunden Fetten zu genießen, die Sie so lieben: Avocados und Lachs, Man-

delbutter und Walnüsse … Sie können mit Sesamöl kochen, Olivenöl über Ihre Salate träufeln und Ihr Gemüse in Hummus oder Guacamole eintunken. Das ist so dekadent und lecker – und trotzdem gut für Sie!

Phase-3-Lebensmittel

In Phase 3 nehmen Sie stoffwechselanregende Nährstoffe zu sich, die das Fett im Handumdrehen aus Ihrem Körper hinausbefördern. Die Nahrungsmittel in Phase 3 sind zum Beispiel reich an Inositol und Cholin – wichtigen Kofaktoren, die Fett verstoffwechseln, damit es nicht in Ihrer Leber festsitzt.

Diese Nährstoffe, die reichlich in **Eigelb** und rohen **Nüssen und Samen** enthalten sind, fangen das Fett, das Sie jetzt freisetzen, ab wie ein Torwart. So verhindern sie, dass Ihr Körper das Fett wieder aufnimmt und an anderer Stelle speichert.

- In dieser Phase werden Sie auch fetten **Fisch** essen: Er senkt den Cortisolspiegel und trägt zu einem gesunden hormonellen Gleichgewicht in Schilddrüse und Nebennieren bei.

- Ein weiterer Phase-3-Star ist die **Avocado**: Sie enthält eine ganz besondere Stärke namens Manahexolose, die zu einem ausgewogenen Blutzuckerspiegel beiträgt, die Insulinresistenz der Zellen abklingen lässt und Ihr Stoffwechselfeuer beflügelt.

- **Rohe Nüsse und Samen** enthalten eine Substanz, die die Magenentleerung

STOFFWECHSEL-WISSEN

Optimaler Herzschutz

In jeder Phase der Fast-Metabolism-Diät tun Sie etwas für Ihr Herz. Die Herzspezialisten einer Klinik, die ich berate, halten mich inzwischen schon fast für eine Wunderheilerin. Aber wir beide, Sie und ich, wissen, was dahintersteckt: Das ist einfach nur der positive Effekt meiner drei Diätphasen! Schließlich besteht das Herz (genau wie Ihr Bizeps oder Trizeps) aus glattem Muskelgewebe. Und wie bei jedem anderen Muskel hängt auch die Funktion des Herzmuskels davon ab, wie gut er sich zusammenziehen und wieder entspannen kann. In der eiweißreichen Phase 2 haben Sie eine Menge dafür getan, Ihren Herzmuskel zu schützen und zu regenerieren.

In Phase 3 nehmen Sie viele herzgesunde Omega-3-Fettsäuren zu sich (die in Fisch, Walnüssen und Olivenöl stecken). Diese Fettsäuren sorgen dafür, dass das Blut wie geölt durch Ihren Herzmuskel fließt.

Wenn Sie in der zweiten, dritten und vierten Diätwoche wieder mit Phase 1 anfangen, werden Sie merken, dass Ihnen das Herz-Kreislauf-Training jetzt viel leichter fällt.

Sie machen dieses Training zwar nur an einem oder höchstens zwei Wochentagen, aber mehr brauchen Sie bei der Fast-Metabolism-Diät auch nicht. Denn jede Phase dieser Diät ist gut für Ihr Herz. Also werden Sie nach 28 Tagen nicht nur schlanker, kräftiger und allgemein gesünder sein, sondern auch bessere Herzfunktionen haben.

verlangsamt. Wir bezeichnen diese gesunden fettreichen Lebensmittel als »Sattmacherfette«: Denn je länger es dauert, bis Ihr Magen sich leert, umso größer ist die Chance, dass die betreffende Mahlzeit Ihren Hypothalamus und Ihre Hypophyse dazu anregt, Ihrem Körper das Sättigungssignal zu geben. Außerdem stimulieren die Nahrungsmittel in Phase 3 die Ausschüttung von Endorphinen – jenen Glückshormonen, die Ihnen das Gefühl geben, dass Sie jetzt genug haben und nichts mehr zu essen brauchen.

- Die Fette im **Olivenöl** führen zu einem drastischen Anstieg der Fettoxidation oder Fettverbrennung in Ihrem Körper. Vor allem aber regen sie die Verbrennung von braunem Fett an – ein Prozess, bei dem Speicherfett als Brennstoff verwertet wird.
Von dem Augenblick an, in dem Sie eine butterweiche **Avocado** oder

PHASE 3: SCHNELLE SNACKS

- Stangensellerie mit Mandelbutter
- rohe Nüsse und Samen
- Avocados
- Hummus und Gurken
- cremige Guacamole

Weitere Ideen für köstliche Zwischenmahlzeiten für Phase 3 finden Sie bei den Rezepten ab Seite 240.

cremige **Mandelbutter** in den Mund nehmen und zu kauen anfangen, fängt Ihre Hypophyse an, Hormone auszuschütten, die den Fettabbau wirkungsvoll unterstützen.

Die Lebensmittel in Phase 3 enthalten übrigens auch eine Menge **Lysin. Das ist eine Aminosäure, die zu dem Schlankmacherprozess beiträgt,** den Sie in Phase 3 erleben: Jetzt werden Cellulitis-Dellen ausgebügelt und Ihre Muskeln treten stärker hervor. In der Nutztierhaltung ist dieser Trick schon seit langem bekannt: Vor einer Ausstellung gibt man Pferden oder Rindern Lysinpräparate, damit sie muskulöser wirken. Und bei Ihnen hat diese Aminosäure genau den gleichen Effekt: Damit sehen Sie gleich viel besser aus. Denn Lysin trägt vor allem zum Abbau von Cellulitis und Oberflächenfett bei. Eine meiner Klientinnen erzählte mir, sie habe mit einer anderen Diät 15 Kilo abgenommen, und die Leute hätten sie nur gefragt: »Hast du

eine neue Frisur?« Aber nachdem sie mit dieser Diät ihre ersten viereinhalb Kilo abgespeckt hatte, sagten die Leute: »Du siehst super aus. Wie viel hast du abgenommen?« Das ist der Lysin-Effekt.

Sie werden in dieser Diät viel Lysin zu sich nehmen, um Ihrem Körper die Fettdecke wegzuziehen, unter der sich Ihre neu aufgebauten Super-Muskeln befinden. Und dieses Lysin bekommen Sie jetzt in Phase 3: vor allem in Nüssen wie beispielsweise Haselnüssen und Mandeln, Samen wie Sesam- und Kürbiskernen, Nussbutter und -paste (insbesondere Sesampaste und Tahini), Kokosnüssen, Eigelb und Avocados.

In Phase 3 nehmen Sie so viel Fett zu sich, dass es Ihnen wahrscheinlich fast schon wie Völlerei vorkommt, aber Sie dürfen nicht denken, dass in dieser Phase alles erlaubt ist! Dass Sie in Phase 3 Lebensmittel mit niedrigerem glykämischem Index zu sich nehmen, hat einen sehr wichtigen Grund: Diese Diätphase ist nämlich nicht einfach nur so etwas wie Phase 1 plus Fette.

EIN TYPISCHER PHASE-3-TAG

- **In Phase 3** setzen Sie sich morgens innerhalb von 30 Minuten nach dem Aufwachen an den Frühstückstisch. Zum Frühstück gibt es ein Lebensmittel mit gesunden Fetten, eine Portion Eiweiß, Obst, eine Portion Getreide und ein Gemüse von Ihrer Phase-3-Lebensmittelliste (siehe Seite 100). Zum Beispiel ein Omelett (in dieser Diätphase dürfen Sie das ganze Ei dafür verwenden) mit Spinat, Tomaten und Pilzen auf Vollkorntoast oder ein Müsli mit geschälten Mandeln, Pfirsich und Mandelmilch und dazu ein paar Gurkenscheiben oder etwas Stangensellerie mit Salz und Limettensaft.
  Es ist nicht schwierig, Gemüse in eine Eierspeise einzubauen. Doch selbst wenn Sie Müsli oder Toast zum Frühstück essen, dürfen Sie das Gemüse nicht weglassen. Nur das garantiert eine schnelle Speicherfettfreisetzung und fördert außerdem die gesunde Verdauung Ihrer Nahrungsfette. Gemüse enthält so viele Enzyme, die diesen Prozess unterstützen – und genau diese Enzyme brauchen Sie!
  All die kleinen Fettzellen an Ihrem Po und Ihren Schenkeln müssen auf diesen Enzymzug aufspringen und bei der Produktion von Hormonen, Muskelmasse und Energie mithelfen.
- **Als Zwischenmahlzeit** können Sie eine kleine Portion Hummus mit Gemüse essen. Zum Mittagessen kann es zum Beispiel einen Avocado-Geflügel-Wrap (Seite 249) oder einen großen grünen Salat mit Hähnchenbrust geben. Dazu gönnen Sie sich jede Menge Phase-3-Gemüse mit Olivenöl oder Phase-3-Salatdressing (Seite 246). Wärmen Sie sich dazu ruhig auch die Reste von einem vorherigen Phase-3-Abendessen auf – nur das Getreide sollten Sie dann bitte weglassen.
- **Zum Abendessen** kann dann eine köstliche Gemüse-Shrimps-Pfanne (Seite 254) oder eine leckere Avocado-Quesadilla (Seite 250) auf Ihrem Programm stehen.

In Phase1 standen viele leicht verdauliche Lebensmittel mit hohem natürlichem Zuckergehalt auf Ihrem Speisezettel. Fett kann Ihr Körper am schwersten abbauen, für die Fettverdauung braucht er also am meisten Energie. Wenn Sie in Phase 3 zu viel Zucker zu sich nehmen würden, dann würde Ihr Körper in einen Modus gehen, in dem er Zucker statt Fett verbrennt. **Deshalb spielen Nahrungsmittel mit niedrigem glykämischem Index in Phase 3 eine so wichtige Rolle.**

Natürlich müssen Sie zwischendurch auch ab und zu ein paar Kohlenhydrate als

Energielieferanten einwerfen – aber nicht so viel, dass der Fettverbrennungseffekt dadurch aufgehoben wird.

Das ist der Grund, warum es in dieser Phase kontraproduktiv wäre, viel Obst und stärkereiche Lebensmittel zu essen. Wenn Sie Ihre Speisepläne durchgehen, werden Sie sehen, dass Sie zum Frühstück zwar schon ein Stück Obst und auch eine Portion Getreide bekommen. Zum Mittagessen gibt es wieder Obst und zum Abendessen wahlweise eine weitere Portion Getreide, aber die beiden Zwischenmahlzeiten enthalten weder Obst noch Getreide, und zum Mittagessen gibt es ebenfalls kein Getreide. Es ist sehr wichtig, sich an diese Phase-3-Spielregel zu halten, damit das Wunder der Fettverbrennung eintreten kann. **Die Kohlenhydrate in Phase 3 sind nur dazu da, Ihren Fettstoffwechsel anzuregen.**

Obwohl Sie sich in dieser Diätphase sehr wohl fühlen werden, ist sie anstrengend für den Körper, auch wenn Ihnen das Essen gut schmeckt, deshalb dauert diese Phase nur drei Tage, und dann kommt wieder etwas anderes an die Reihe: Wenn Sie in der nächsten Woche Ihres Diätplans wieder mit Phase 1 anfangen, stehen erneut reichlich Kohlenhydrate auf dem Programm. Auch wenn Sie die positiven Effekte dieser dritten Diätphase in vollen Zügen genießen: **Dehnen Sie sie aber nicht länger aus als die vorgegebenen drei Tage!**

Seien Sie dankbar für die Speckpölsterchen an Po, Bauch und Schenkeln: Denn sie erinnern Ihren Körper daran,

wie er eigentlich funktionieren sollte. Während Sie dieses Fett verbrennen, erlernt Ihr Körper einen Prozess, an den er sich auch später wieder erinnern wird. Und wenn Sie mit dieser Diät fertig sind, werden Sie das Fett, das Sie zu sich nehmen, auch weiterhin verbrennen und Ihr Speicherfett ebenfalls als Brennstoff benutzen – denn dann wird Ihr Stoffwechsel genau so arbeiten, wie er soll. **Und Sie werden nie wieder mehr Fett speichern, als Sie brauchen.**

Manchmal wissen meine Klienten nicht, wie sie das Fett in ihre Speisen einbauen sollen. Ich versuche ihnen dann immer diese Befürchtungen zu nehmen: »Gönnen Sie sich ruhig eine Menge davon!«, sage ich. Ein Klient fragte mich zum Beispiel: »Wenn ich etwas Kurzgebratenes esse, darf ich denn dann auch noch Avocados in meinen Salat tun?« Die Antwort lautet: Ja!

Da Sie nur gesunde Fette zu sich nehmen, können Sie ruhig großzügig damit umgehen. Gönnen Sie sich das Kurzgebratene, die Avocados und zusätzlich von mir aus auch noch das Salatdressing mit Olivenöl. Dippen Sie Ihr Gemüse in cremigen Hummus oder sahnige Guacamole. Bestreichen Sie Ihre Selleriestangen dick mit Mandelbutter. All diese Fette sind gut für Sie. Und diese Phase dauert ja nur drei Tage …! Das viele Fett, das Sie jetzt zu sich nehmen, kurbelt den thermogenen Prozess an, also hauen Sie tüchtig rein! Solange Sie sich an die Phase-3-Lebensmittelliste am Ende dieses Kapitels und an Ihre Speisepläne halten, sind Sie im grünen Bereich.

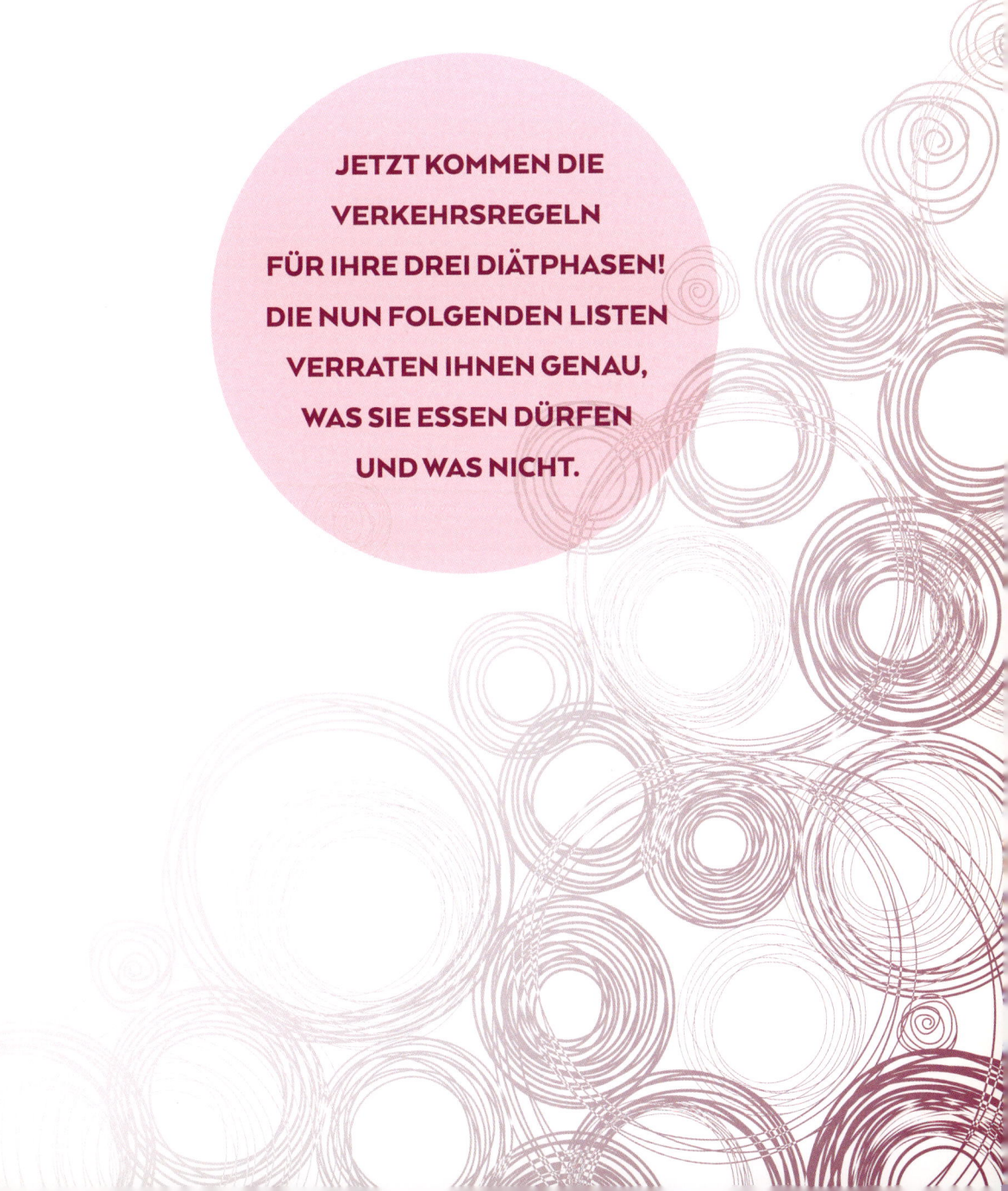

JETZT KOMMEN DIE VERKEHRSREGELN FÜR IHRE DREI DIÄTPHASEN! DIE NUN FOLGENDEN LISTEN VERRATEN IHNEN GENAU, WAS SIE ESSEN DÜRFEN UND WAS NICHT.

PHASE-1-LEBENSMITTELLISTE

Greifen Sie beim Einkauf möglichst zu Bio-Produkten.

Gemüse und Salat (frisch, aus dem Glas/Dose oder TK)

- Auberginen
- Bambussprossen
- Bohnen
- Brokkoli
- Erbsen und Zuckerschoten
- Frühlingszwiebeln
- grüne Chilischoten
- grüner Salat
- Grünkohl
- Kohl (alle Sorten)
- Kürbis (z. B. Hokkaido)
- Lauch
- Möhren
- Paprikaschoten
- Pastinaken
- Peperoni
- Pilze
- Rote Bete
- Rucola
- Salat (alle Sorten außer Eisbergsalat)
- Salatgurken
- Spinat
- Spirulina-Algen
- Sprossen
- Stangensellerie (auch das Grün)
- Steckrüben
- Süßkartoffeln
- Tomaten
- Zucchini
- Zwiebeln (rot und weiß)

Obst (frisch oder TK)

- Ananas
- Äpfel
- Aprikosen
- Beeren (Blaubeeren, Brombeeren, Himbeeren)
- Birnen
- Cantaloupe-Melonen
- Erdbeeren
- Feigen
- Granatäpfel
- Grapefruit
- Guaven
- Honigmelonen
- Kirschen
- Kiwis
- Kumquats
- Limetten
- Mandarinen
- Mangos
- Nashi-Birnen
- Orangen
- Papayas
- Pfirsiche
- Wassermelonen
- Zitronen

Tierisches Eiweiß

- Corned Beef
- Ei (nur das Eiweiß verwenden)
- Fleisch- und Wurstwaren (ungepökelt): Hähnchen, Pute, Roastbeef
- Hähnchen (helles Fleisch ohne Haut und Knochen)
- Heilbuttfilet oder -steak
- Perlhuhn
- Rindfleisch (Filet, mageres Hackfleisch)
- Sardinen (im eigenen Saft, Dose)
- Schellfischfilet
- Schweinefilet
- Seelachsfilet
- Seezungenfilet
- Thunfisch (weiß, im eigenen Saft, Dose)
- Putenfleisch (Brust, mageres Hackfleisch)
- Wild (Fasan)

Pflanzliches Eiweiß

- Bohnen (getrocknet oder aus der Dose)
- Kichererbsen
- Linsen

Kräuter und Gewürze

- Hefeflocken
- Essig (alle Sorten)
- frische Kräuter (alle Arten)
- gekörnte Brühen (Rind, Huhn, Gemüse*)
- getrocknete Kräuter (alle Arten)
- Gewürze (Chiliflocken, Chilipulver, Currypulver, Bio-Gewürzmischungen, Kräutersalz, Kreuzkümmel, Meersalz, Muskat, Rohkakaopulver, schwarzer und weißer Pfeffer, Zimt)
- Ingwer (frisch)
- Knoblauch (frisch)
- koffeinfreie Kräutertees oder Kaffeeersatz
- Meerrettich (gerieben)
- Mixed Pickles (zuckerfrei)
- Pfefferminzextrakt oder -blätter
- Tamari
- Salsa
- saure Gurken
- Senf (Paste oder Pulver)
- Süßmittel: Stevia, Xylitol (nur aus Birken- oder Hartholz)
- Tomatenmark
- Tomatensoße (zuckerfrei)
- Vanillemark

Getreideprodukte und stärkereiche Lebensmittel

- Amaranth
- Buchweizen
- Dinkel (Nudeln, Brezeln, Tortillas)
- Gerste
- Haferflocken (kernig)
- Hirse
- Naturreis (Reis, Flocken, Kräcker, Mehl, Nudeln, Tortillas)
- Nussmehle
- Pfeilwurzstärke
- Quinoa
- Reismilch (natur)
- Tapiokamehl
- Teffmehl
- Triticalemehl
- Vollkorn (Brötchen, Brot, Tortillas)
- Wildreis

Gesunde Fette

- nicht in dieser Diätphase

*Bitte beachten: Möglichst frei von Konservierungs- und sonstigen Zusatzstoffen.

PHASE-2-LEBENSMITTELLISTE

Greifen Sie beim Einkauf möglichst zu Bio-Produkten.

Gemüse und Salat (frisch, aus dem Glas/Dose oder TK)

- Blattkohl
- Bohnen (Stangenbohnen, Wachsbohnen, grüne Bohnen)
- Brokkoli
- Brunnenkresse
- Chicorée
- Endiviensalat
- Fenchel
- Frühlingszwiebeln
- grüne Chilischoten
- Gurke
- Kohl (alle Sorten)
- Lauch
- Mangold
- Paprikaschoten
- Peperoni
- Pilze
- Rhabarber
- Rucola
- Salat (alle Sorten außer Eisbergsalat)
- Schalotten
- Spargel (weiß oder grün)
- Spinat
- Spirulina-Algen
- Stangensellerie
- Zwiebeln (rot und weiß)

Obst (frisch oder TK)

- Limetten
- Zitronen

Tierisches Eiweiß

- Austern (im eigenen Saft)
- Corned Beef
- Dörrfleisch
- Eier (nur das Eiweiß)
- Fleisch- und Wurstwaren (ungepökelt): Hähnchen, Pute, Roastbeef
- Geflügelaufschnitt
- Hähnchen (helles Fleisch, ohne Haut und Knochen)
- Heilbutt
- Kabeljaufilet
- Lachs
- Lamm (magere Stücke)
- Petersfischfilet
- Rindfleisch, alle mageren Stücke (Entrecôte, Filet, Lende, mageres Rinderhack, Keule, Rumpsteak, Schmorfleisch)
- Rotbarsch
- Sardinen (ohne Öl)
- Schweinefleisch (Lende, Rippchen)
- Seezungenfilet
- Straußenfleisch
- Thunfisch (im eigenen Saft)
- Pute (Brust, Hackfleisch)
- Wild (Hirsch, Reh)

Getreideprodukte und stärkereiche Lebensmittel

- nicht in dieser Diätphase

Pflanzliches Eiweiß

- nicht in dieser Diätphase

Kräuter und Gewürze

- Cornichons
- Essig (alle Sorten außer Reisessig)
- frische Kräuter (alle Sorten)
- gekörnte Brühen (Rind, Huhn, Gemüse*)
- getrocknete Kräuter (alle Sorten)
- Gewürze (Cayennepfeffer, Chiliflocken, Chilipaste, Currypulver, Bio-Gewürzmischungen, Kakaopulver, Kreuzkümmel, Meersalz, Muskat, schwarzer und weißer Pfeffer, Zimt, Zwiebelsalz)
- Hefeflocken
- Ingwer (frisch)
- Kaffeeersatz (koffeinfrei)
- Knoblauch (frisch oder getrocknet)
- Kräutertees
- Meerrettich (gerieben)
- Mixed Pickles (zuckerfrei)
- Pfefferminzextrakt oder -blätter
- Senf (Paste oder Pulver)
- Süßmittel: Stevia, Xylitol (nur aus Birken- oder Hartholz)
- Vanillemark
- Würzsaucen (Tamari, Salsa, Tabascosauce)

Gesunde Fette

- nicht in dieser Diätphase

*Bitte beachten: Möglichst frei von Konservierungs- und sonstigen Zusatzstoffen.

PHASE-3-LEBENSMITTELLISTE

Greifen Sie beim Einkauf möglichst zu Bio-Produkten.

Gemüse und Salat (frisch, aus dem Glas/Dose oder TK)

- Artischocken
- Auberginen
- Avocados
- Blattkohl
- Blumenkohl
- Bohnen (Stangenbohnen, Wachs-bohnen, grüne Bohnen)
- Bohnensprossen
- Brunnenkresse
- Chicorée
- Endiviensalat
- Fenchel
- Frühlingszwiebeln
- grüne Chilischoten
- Gurken
- Kohl (alle Sorten)
- Kohlrabi
- Kürbis (z. B. Hokkaido)
- Lauch
- Meeresalgen
- Möhren
- Okra
- Oliven (alle Sorten)
- Pak Choi
- Palmherzen
- Paprikaschoten
- Peperoni
- Pilze
- Rettich
- Rhabarber
- Rosenkohl
- Rote Bete (Knolle und Grün)
- Rucola
- Salat (alle Sorten außer Eisbergsalat)
- Stangensellerie
- Spargel (weiß oder grün)
- Spinat
- Spirulina
- Sprossen
- Süßkartoffeln
- Tomaten (frisch oder Dose)
- Zucchini

Obst

- Blaubeeren
- Brombeeren
- Grapefruit
- Himbeeren
- Kirschen
- Kokosnüsse, Kokosmilch, Kokos-sahne, Kokoswasser
- Limetten
- Pfirsiche
- Pflaumen
- Preiselbeeren
- Rhabarber
- Zitronen

Tierisches Eiweiß

- Austern
- Corned Beef
- Eier (ganz)
- Fleisch- und Wurstwaren (unge-pökelt): Hähnchen, Pute, Roastbeef
- Forelle
- Geflügelaufschnitt
- Hähnchen (dunkles oder helles Fleisch, ohne Haut und Knochen; Hackfleisch)
- Heilbuttfilet
- Hering
- Hummerfleisch
- Jakobsmuscheln
- Kabeljau
- Kaninchen
- Krebsfleisch
- Lachs (frisch, TK oder ungesalzener Räucherlachs)
- Lamm

- Leber
- Putenfleisch
- Putenspeck (nitratfrei)
- Rindfleisch: Filet, mageres Hack-fleisch, Steaks
- Sardinen (in Olivenöl)
- Schwein (Kotelett, Rippchen)

- Seebarschfilet
- Shrimps
- Thunfisch (im eigenen Saft oder Öl)
- Tintenfischringe
- Venusmuscheln
- Wild (Fasan)

Pflanzliches Eiweiß

- Bohnen (getrocknet oder Dose): Adzukibohnen, Cannellini-Bohnen, Kidneybohnen, Limabohnen, Pinto-bohnen, schwarze Bohnen, weiße Bohnen

- Hanfmilch (ungesüßt)
- Kichererbsen
- Linsen
- Mandelmilch (ungesüßt), Mandelmehl
- Nussmilch

Kräuter und Gewürze

- Essig (alle Sorten außer Reisessig)
- frische Kräuter (alle Sorten)
- gekörnte Brühen (Huhn, Gemüse, Rind*)
- getrocknete Kräuter (alle Sorten)
- Gewürze (Cayennepfeffer, Chiliflo-cken, Currypulver, Bio-Gewürzmi-schungen, Kakaopulver, Kreuzküm-mel, Kurkuma, Meersalz, schwarzer und weißer Pfeffer, Zimt, Zwiebelsalz)
- Hefeflocken
- Ingwer (frisch)
- Ketchup (zuckerfrei)

- Knoblauch (frisch)
- koffeinfreie Kräutertees oder Kaffeeersatz
- Meerrettich (gerieben)
- Würzsaucen (Tamari, Salsa)
- saure Gurken oder Mixed Pickles (zuckerfrei)
- Senf (Paste oder Pulver)
- Süßmittel: Stevia, Xylitol (nur aus Birken- oder Hartholz)
- Tomatenmark
- Tomatensoße (zuckerfrei)
- Vanillemark
- Pfefferminzextrakt oder -blätter

Getreideprodukte

- Gerste (schwarz oder weiß)
- Haferflocken (kernig)
- Quinoa

- Vollkornbrötchen, -brot, -tortillas
- Wildreis

Gesunde Fette

- Avocados
- Butter und Aufstriche aus Nüssen und Samen (roh)
- Hummus
- Samen (roh): Hanfsamen, Kürbis-kerne, Leinsamen, Sesamsamen, Sonnenblumenkerne

- Mayonnaise (z. B. mit Distelöl)
- Nüsse (roh): Cashews, Haselnüsse, Mandeln, Pekannüsse, Pinienkerne, Pistazien, Walnüsse
- Öle (Kokosöl, Olivenöl, Sesamöl, gerös-tetes Sesamöl, Traubenkernöl)
- Tahini

*Bitte beachten: Möglichst frei von Konservierungs- und sonstigen Zusatzstoffen.

Die Fast-Metabolism-Regeln

DOS & DON'TS

Nun, da Sie wissen, wie und warum meine Diät funktioniert, ist es höchste Zeit, sie in die Praxis umzusetzen. In diesem Kapitel erkläre ich Ihnen die Spielregeln. Hier erfahren Sie genau, was Sie in den kommenden 28 Tagen essen sollen, um abzunehmen (und welche wenigen Nahrungsmittel während dieser Diät tabu sind). Denn in den nächsten vier Wochen ist alles ein bisschen anders als sonst. **Jetzt durchlaufen Ihr Körper und Ihr Stoffwechsel einen intensiven Reparaturprozess!**

Die Regeln sind auch ganz einfach und leicht zu merken. Es ist gar nichts Unheimliches dabei: Um abzunehmen, müssen Sie Ihrem Stoffwechsel immer wieder neue Rätsel aufgeben.

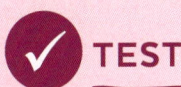 **TEST**

Habe ich heute schon gegessen?

In China begrüßen sich die Menschen nicht mit »Wie geht es Ihnen?«, sondern mit der Frage: »Haben Sie heute schon gegessen?« Stellen Sie sich an den kommenden 28 Tagen immer wieder folgende Fragen:

- Habe ich heute alle drei bis vier Stunden etwas gegessen?
- Habe ich heute gleich in der ersten halben Stunde nach dem Aufwachen etwas zu mir genommen?
- Habe ich heute wirklich nur die Lebensmittel gegessen, die zu meiner Diätphase gehören?
- Habe ich heute genügend ballaststoffreiche Kohlenhydrate (Phase 1), mageres Eiweiß und grünes Gemüse (Phase 2) oder gesunde Fette (Phase 3) verzehrt?
- Habe ich heute überhaupt schon etwas gegessen?

Diese Fragen sind für Sie von heute an die Quintessenz Ihrer Diät. Sie sollen dieses Wort nie wieder mit Verzicht oder Hunger assoziieren! Denn bei unserer neuen Diät dreht sich alles nur ums Essen.

Aber Ihnen will ich mit dieser Diät natürlich keine Rätsel aufgeben. Im Gegenteil: Sie soll Spaß machen. Und deshalb kommt jetzt gleich die erste Regel, über die Sie sich freuen werden: **Bei dieser Diät *müssen* Sie essen.**

> **Die erste und wichtigste Regel der Fast-Metabolism-Diät lautet sogar, dass Sie jeden Tag fünfmal etwas zu sich nehmen sollen. Das sind 35 Mahlzeiten pro Woche! Und schummeln gilt nicht – Sie dürfen keine Mahlzeit auslassen! Während dieser Diät werden Sie also essen, und zwar eine ganze Menge. Und Sie werden trotzdem abnehmen.**

Aber nur dann, wenn Sie sich beim Essen an meine Strategie halten. Ohne diese Spielregeln funktioniert die Diät nicht.

Dazu muss Ihnen aber erst einmal klar werden, dass Sie etwas an Ihrer bisherigen Ernährungsweise verändern sollten, auch wenn Sie das vielleicht nicht immer mögen. Sie brauchen bei dieser Diät nichts zu essen, wogegen Sie allergisch sind oder moralische Vorbehalte haben, und auch nichts, was Sie wirklich verabscheuen. Meine Diät ist so flexibel, dass Sie das nicht brauchen. Aber an ein paar Spielregeln müssen Sie sich schon halten. Stellen Sie sich vor, Sie hätten sich das Bein gebrochen. Dann würden Sie Ihrem Arzt schließlich auch nicht sagen: »Tut mir leid, Herr Dr. Sowieso, aber diesen Gips kann ich nicht tragen. Der steht mir nicht. Und ich habe auch keine Lust, die ganze Zeit nur mit Krücken herumzulaufen.«

Wenn Ihr Bein gebrochen ist, müssen Sie einen Gips tragen. Sich an die Regeln Ihres Arztes zu halten, ist für Ihren Genesungsprozess unausweichlich. **Meine Diätregeln zu befolgen, ist für Ihren Stoffwechsel ein absolutes Muss!**

DIE FAST-METABOLISM-REGELN: DIE DOS

Also lesen Sie die folgenden Regeln genau durch. Und dann lesen Sie sie noch einmal. Sie beziehen sich auf alle Diätphasen und enthalten wichtige Anweisungen für Ihre Lebensweise während dieser Diät. Diese Spielregeln gelten zwar nicht »für immer«, aber vielleicht fühlen Sie sich in den nächsten 28 Tagen so gesund und energiegeladen, dass Sie freiwillig einigen – vielleicht sogar allen – dieser Regeln treu bleiben möchten. Denken Sie daran: So etwas wie Koffein- oder Süßigkeitsmangelerscheinungen gibt es nicht (auch wenn es Ihnen vielleicht manchmal so vorkommen mag)! Und selbst wenn Sie nicht an die Theorie glauben, dass sich einige der Lebensmittel und Getränke, auf die Sie in den nächsten vier Wochen verzichten sollen, negativ auf Ihre Gesundheit auswirken, so versichere ich Ihnen, dass diese Produkte nicht oben auf meiner Liste stehen würde, wenn ich etwas für meine Gesundheit tun wollte.

Regel Nr. 1:
Essen Sie fünfmal am Tag (also 35 Mal pro Woche).

Das sind drei Haupt- und zwei Zwischenmahlzeiten pro Tag und 35 Mahlzeiten pro Woche. Wenn ich Ihnen sage, dass Sie bei dieser Diät nicht zu hungern brauchen und weder auf Obst noch auf Kohlenhydrate, Fett oder Eiweiß verzichten müssen, dann meine ich das auch so!

Sie dürfen keine der Haupt- oder Zwischenmahlzeiten weglassen, denn diese Mahlzeiten sind unbedingt notwendig, um Ihren Stoffwechsel wieder in Schwung zu bringen. Das ist eine unumstößliche Regel! Mir ist es egal, ob Sie glauben, keinen Hunger zu haben. Sie müssen trotzdem regelmäßig essen.

Regel Nr. 2:
Essen Sie tagsüber alle drei bis vier Stunden etwas.

Unter Umständen kann das sogar bedeuten, dass Sie mehr als fünf Mahlzeiten pro Tag zu sich nehmen müssen! Denn wenn Sie abends lange aufbleiben oder aus irgendeinem Grund einmal länger als drei oder vier Stunden hintereinander nichts gegessen haben, müssen Sie eine zusätzliche Zwischenmahlzeit einschieben, die Ihrer Diätphase entspricht. Wenn Sie zum Beispiel abends um sieben mit Ihrem Abendessen fertig sind und erst um elf oder zwölf Uhr schlafen gehen, brauchen Sie drei bis vier Stunden nach dem Ende des Abendessens noch eine dritte diätphasenspezifische Zwischenmahlzeit. Machen Sie sich keine Sorgen darüber, wie Sie dieses viele Essen in Ihrem dichtgedrängten Zeitplan unterbringen sollen! Meine Klienten sind – wie Sie – alle sehr beschäftigt und finden trotzdem immer Zeit, alle drei bis vier Stunden etwas zu essen. **Sie müssen das Essen einfach nur richtig in Ihren individuellen Tagesablauf einplanen.** Die untenstehende Tabelle (Kopiervorlage zum Vergrößern) zeigt Ihnen, wie Sie Ihre Mahlzeiten planen müssen, je nachdem, ob Sie einen relativ normalen Tagesablauf haben, Früh- oder Spätaufsteher sind oder in Nachtschicht arbeiten. In die letzte Spalte tragen Sie bitte Ihren eigenen Speiseplan ein:

	Normaler Tagesablauf	Frühaufsteher	Spätaufsteher	Nachtschicht	Was ich esse
Aufwachzeit	7.00 h	5.00 h	9.00 h	2.00 h	
Frühstück	7.30 h	5.30 h	9.30 h	2.30 h	
Snack	10.00 h	8.30 h	11.30 h	5.30 h	
Mittagessen	13.00 h	11.00 h	14.30 h	8.30 h	
Snack	16.00 h	14.00 h	17.00 h	11.30 h	
Abendessen	19.00–20.00 h	17.00 h	20.00 h	14.30–15.00 h	

NUR ROHE NÜSSE UND NUSSPRODUKTE!

Es gibt so viele köstliche Aufstrichsorten aus rohen Nüssen, dass Sie andere Lieblingsaufstriche bei der Fast-Metabolism-Diät gar nicht vermissen werden. Ich esse wie viele Amerikaner auch gern Erdnussbutter. Aber leider handelt es sich dabei um eines der am stärksten verunreinigten Lebensmittel, die es gibt, denn Erdnüsse wachsen in der Erde und enthalten daher viele landwirtschaftliche Rückstände. Außerdem wird sie normalerweise nicht roh verkauft (dazu ist die Schimmelgefahr viel zu groß). Deshalb werden Sie in den nächsten 28 Tagen darauf verzichten müssen. Wenn Sie danach wieder genüsslich Ihren Löffel in ein Erdnussbutterglas tunken möchten, dann wählen Sie ein Produkt aus biologischem Anbau ohne Süßungsmittel. Doch vorläufig beschränken Sie sich bitte auf Nussbutter oder -mus aus leckeren rohen Mandeln, Cashews, Haselnüssen, Sesam- oder Sonnenblumenkernen. Sie werden Ihrer Erdnussbutter ganz bestimmt nicht nachtrauern!

Regel Nr. 3:
Frühstücken Sie binnen einer halben Stunde nach dem Aufstehen.

Warten Sie auf gar keinen Fall zu lange mit dem Frühstück! Wenn Sie morgens in der Eile keine Zeit zum Essen haben, können Sie Ihren Vormittagssnack vorverlegen und dafür erst an Ihrem Arbeitsplatz frühstücken. Aber Sie müssen innerhalb dieser ersten halben Stunde unbedingt etwas essen, damit Ihr Körper nicht mit fast leerem Tank startet! Und treiben Sie bitte auch keinen Sport, bevor Sie etwas im Magen haben. **Mit leerem Magen sollte man gar nichts tun!** Das schärfe ich meinen Klienten auch immer wieder ein. Vielleicht glauben Sie, auf diese Weise mehr Fett zu verbrennen, doch in Wirklichkeit ist das so ziemlich das Schlimmste, was Sie Ihrem Stoffwechsel antun können.

Regel Nr. 4:
Halten Sie diesen Diätplan die nächsten 28 Tage konsequent durch.

Diese Diät dauert natürlich nicht ohne Grund 28 Tage: Sie folgt damit nämlich dem natürlichen zirkadianen Tag- und Nacht-Rhythmus Ihres Körpers. Sie können die einzelnen Diätwochen anschließend nach Belieben und so oft Sie möchten, wiederholen, um noch mehr abzunehmen. Aber jetzt **zu Beginn müssen Sie den hier beschriebenen vierwöchigen Diätplan durchziehen, um Ihren Körper in all seinen Phasen regenerieren zu lassen.** Das ist genauso, wie wenn man eine Terrasse fegt: Beim ersten Durchgang wird sie noch nicht richtig sauber. Also müssen Sie noch einmal von vorn anfangen, um auch wirklich die letzten Schmutzspuren zu beseitigen.

Regel Nr. 5:
Halten Sie sich an die in der jeweiligen Phase erlaubten Lebensmittel.

Und zwar ganz genau. Wenn Sie in Phase 1 sind und auf etwas Appetit haben, was nicht auf Ihrer Lebensmittelliste oder Ihrem Speiseplan für Phase 1 steht – verzichten Sie darauf. Das Gleiche gilt natürlich auch für die anderen beiden Phasen.

Es gibt übrigens auch Lebensmittel, die auf keiner Ihrer drei Listen und keinem Ihrer drei Speisepläne stehen. Das ist keine bloße Vergesslichkeit von mir und auch kein Tippfehler: Diese Dinge habe ich absichtlich weggelassen. Im weiter unten folgenden Abschnitt werde ich Ihnen erklären, warum Sie bei dieser Diät auf bestimmte Lebensmittel verzichten müssen. Vorläufig brauchen Sie nur zu wissen: Wenn irgendein Produkt auf keiner Lebensmittelliste und keinem Speiseplan steht, dürfen Sie es in den nächsten 28 Tagen nicht essen.

Regel Nr. 6:
Führen Sie die drei Phasen in der richtigen Reihenfolge durch.

Sie halten sich also **zwei Tage lang an Phase 1, dann zwei Tage lang an Phase 2, und zum Schluss kommen die drei Tage von Phase 3 an die Reihe.** Dieser Diätplan lässt sich am einfachsten durchhalten, wenn Sie damit an einem Montag beginnen.

Wie Sie bereits aus dem vorigen Kapitel wissen, verfolgt jede dieser drei Diätphasen ein ganz bestimmtes Ziel. In Phase 1 sollen Sie Stress abbauen: Ihr Organismus soll zur Ruhe kommen, um die Nährstoffe aus Ihrem Essen leichter aufnehmen zu können. In Phase 2 setzen Sie Speicherfett frei: Diese Phase dient dem Muskelaufbau und dem Herauslösen von Fett aus Ihren Fettzellen. Und in Phase 3 entfachen Sie Ihr Stoffwechselfeuer so richtig: Jetzt wird das Fett verbrannt. Diese drei Schritte finden nicht ohne Grund genau in dieser Reihenfolge nacheinander statt.

Regel Nr. 7:
Trinken Sie viel Wasser.

Die folgende Formel gibt Ihnen eine Orientierungshilfe für Ihren täglichen Wasserkonsum während dieser Diät:

> **Kilogramm Körpergewicht x 0,0296 = Anzahl der Liter Wasser, die man täglich trinken sollte.**

Das bedeutet bei 75 Kilogramm Gewicht eine Menge von gut 2 Litern. Bei Hitze und Schwitzen durch Sport sind es sogar noch mehr.

Sobald Sie Ihr Wasser-Soll erfüllt haben, können Sie zusätzlich koffeinfreien Kräutertee trinken oder sich eine Limonade aus frischen Zitronen oder Limetten zubereiten, die Sie mit Stevia oder Xylitol (aber nicht mit Zucker, Honig, Ahornsirup oder Agavennektar) süßen dürfen. Tee und Limonade zählen bei Ihrer erforderlichen Wasserzufuhr allerdings nicht mit, sondern kommen noch dazu.

Nehmen Sie pro Tag höchstens zwei Getränke mit natürlichen Süßmitteln zu sich. Ihre Geschmacksknospen sollen sich nämlich nicht zu sehr an den Geschmack süßer Getränke gewöhnen, selbst wenn deren glykämischer Index gleich null ist. **Und denken Sie daran: Das Wasser kommt immer zuerst!**

Regel Nr. 8:
Essen Sie möglichst nur Bio-Produkte.

Natürlich sind Produkte aus biologischem Anbau oft etwas teurer als konventionelle Produkte, und nicht jeder glaubt daran, dass solche Nahrungsmittel besser oder gesünder sind. Darüber will ich mit Ihnen hier auch gar nicht diskutieren, aber es steht nun einmal fest, dass jedes industriell verarbeitete Produkt (auch Fleisch), das Sie zu sich nehmen, – zum Beispiel künstliche Zusatz- oder Konservierungsstoffe, Pestizide, Insektizide und Hormone – in der Leber abgebaut werden muss. Das kostet Ihre Leber Zeit und Energie, in der sie stattdessen Ihren Stoffwechsel in Ordnung bringen könnte. Deshalb gehe ich bei dieser Diät möglichst sparsam mit der Energie Ihrer Leber um. **Also verzehren Sie möglichst naturbelassene, von künstlichen Zusatzstoffen freie Nahrungsmittel!** Und versuchen Sie auch Ihre Umgebung möglichst frei von Schadstoffen zu halten. Jetzt ist nicht der richtige Zeitpunkt, um Ihre Wände zu streichen oder einen neuen Teppichboden zu verlegen. Denn auch diese Umweltschadstoffe müssen von der Leber abgebaut werden, und das hält sie von ihrer eigentlichen Aufgabe (der Fettverbrennung) ab.

Regel Nr. 9:
Essen Sie nur ungepökelte und -geräucherte Fleisch- und Wurstwaren.

Nitrate werden normalerweise geräucherten oder gepökelten Fleischprodukten zugesetzt: zum Beispiel Speck, Würsten, Dörrfleisch und abgepackten Fleisch- und Wurstwaren (auch denjenigen, die es an der Fleischtheke zu kaufen gibt). Sie hemmen die Vermehrung von Bakterien. Auf diese Weise verderben die Lebensmittel nicht so schnell. **Doch da die Nitrate dies bewirken, indem sie den Abbau von Fett im Fleisch verlangsamen, läuft dadurch auch der Fettabbau in Ihrem Körper langsamer ab,** obwohl Sie eigentlich genau das Gegenteil erreichen möchten – nämlich, Fett schneller zu verbrennen!

Also essen Sie stattdessen lieber Fleisch- und Wurstwaren, die auf natürliche Weise (zum Beispiel mit Selleriesaft und Meersalz) haltbar gemacht wurden. Diese können Sie bedenkenlos verzehren, und sie sind auch gar nicht so schwer zu finden: Es gibt sie in den meisten Supermärkten und jedem Bioladen. Außerdem haben mittlerweile auch mehrere große Lebensmittelmarken solche Produkte in ihrem Sortiment.

Viele regionale Metzgereien, die Fleisch aus ökologischer Aufzucht anbieten, haben nitratfreie Fleisch- und Wurstwaren im Angebot. Aber denken Sie daran, dass solche Produkte im Gegensatz zu den konservierten nicht allzu lange halten: Nehmen Sie sie erst einen Tag vor dem Verzehr aus dem Tiefkühlfach!

> Wenn Sie sich nicht sicher sind, suchen Sie auf der Zutatenliste nach Begriffen wie »nitratfrei« oder »natürlich geräuchert«, oder fragen Sie Ihren Metzger, ob sein Fleisch bzw. seine Wurst Nitrate als Konservierungsmittel enthält.

Regel Nr. 10:
Halten Sie sich an die Trainingsempfehlungen für jede Phase.

Bei der Fast-Metabolism-Diät geht es zwar ums Essen – aber nicht nur darum.

- **Phase 1:** Führen Sie an mindestens einem Tag ein kräftiges Ausdauertraining wie Joggen, Crosstraining oder eine Aerobic-Einheit durch.
- **Phase 2:** Machen Sie an mindestens einem Tag dieser Phase einen Workout mit Gewichten.
- **Phase 3:** Gehen Sie mindestens an einem Tag dieser Phase einer entspannenden Aktivität wie Yoga oder Atemübungen nach oder gönnen Sie sich eine Massage. Strenggenommen handelt es sich dabei zwar nicht um eine »Tätigkeit«, aber Massagen steigern die Durchblutung des Fettgewebes in Ihrem Körper und senken den Cortisolspiegel, und damit arbeiten Sie genau auf die Ziele dieser Diätphase hin.

DIE FAST METABOLISM-REGELN: DIE DON'TS

Falls Sie schon ein bisschen vorgeblättert haben, um sich die Rezepte, Speisepläne und Lebensmittellisten in diesem Buch anzuschauen, ist Ihnen vielleicht aufgefallen, dass bestimmte Dinge, die Sie normalerweise öfter essen, auf keiner dieser Listen auftauchen. Aber es gibt gute Gründe dafür, warum diese Lebensmittel für Sie vorläufig tabu sind. Denn sie machen es Ihnen schwerer (wenn nicht gar unmöglich), Ihren Stoffwechsel umzuprogrammieren. Schließlich verfolgen wir beide ein gemeinsames Ziel und das wollen wir nicht aus den Augen verlieren. Sie brauchen ja nicht Ihr Leben lang auf diese Nahrungsmittel zu verzichten. Aber vorläufig sind sie für Sie verboten. Und damit wir uns in diesem Punkt vollkommen einig sind, will ich Ihnen auch erklären, warum.

Regel Nr. 1:
Kein Weizen

Mit Weizen werden in der Landwirtschaft Milliardengeschäfte gemacht. Um bessere Ernten (und mehr Gewinn) zu erzielen, hat man den Weizen immer wieder mit anderen Getreidesorten gekreuzt, sodass er jetzt robust genug ist, um auch die extremsten Witterungsbedingungen zu verkraften. (Denken Sie daran: Ich habe Agrarwissenschaften studiert und viele Vorlesungen zu diesem Thema besucht.) Infolgedessen ist Weizen nicht nur auf dem Acker unverwüstlich, sondern auch in Ihrem Körper nahezu unzerstörbar – mit anderen Worten: **Es ist sehr schwierig für Ihren Körper, ihn zu verdauen und Nährstoffe aus ihm herauszuziehen.**

Sie müssen sich das so vorstellen: Wenn Weizen Hagel und Schädlingsbefall unbeschadet übersteht, welche Chance hat Ihr Körper dann, ihn abzubauen? Außerdem verursacht dieses Getreide Entzündungen, Blähungen, Wassereinlagerungen im Körper, Müdigkeit und Abgeschlagenheit. Vielleicht erschreckt Sie die Vorstellung einer weizenfreien Ernährung, aber ich verspreche Ihnen, dass Sie dabei nichts vermissen werden.

> **Sie können während dieser Diät sehr viel bessere, gesündere Kohlenhydrate zu sich nehmen, zum Beispiel Natur- und Wildreis, Gerste und Quinoa oder Brot und Teigwaren (Nudeln) aus Dinkel oder Getreidekeimen.**

Regel Nr. 2:
Kein Mais

Mais ist einer der schlimmsten Feinde Ihres Stoffwechsels. Denn wie der Weizen wurde auch er in der Landwirtschaft stark verändert, um höhere Ernten zu erzielen. Aber es gibt auch noch einen anderen Grund für das Maisverbot. Vegetarier sollten den nächsten Satz vielleicht lieber überlesen: Wenn Landwirte die Marmorierung (oder den Anteil des als Geschmacksträger fungierenden weißen Fetts) beim Rindfleisch verstärken wollen, um es hochwertiger zu machen, füttern sie die Ochsen kurz vor der Schlachtung mit viel Mais. Mit anderen Worten: Mais führt zu einem schnellen Fettansatz. Auch Pferde werden vor einer Ausstellung oder einem Rennen mit Mais gefüttert, wenn sie zu dünn sind. Im Grunde genommen

ist **das Maiskorn durch die Wunder der Gentechnik inzwischen ein gigantisches Zuckerreservoir,** das die Produktion von weißem Fett ankurbelt. Wenn Sie viel Mais essen, wären Sie vielleicht mehr wert, wenn man Sie auf einem Markt verkaufen würde, aber ein Stoffwechselwunder können Sie damit nicht bewirken!

Viele meiner Klienten sind Schauspielerinnen oder Schauspieler. Manchmal muss ich diesen Leuten auch helfen, für eine Filmrolle, in der sie pummelig aussehen müssen, zuzunehmen. Mais ist eine meiner besten Strategien dafür! Wenn Sie so aussehen möchten, als seien Sie schwanger, oder sich einen dicken Bauch, runde Bäckchen und rundliche Arme anfuttern wollen, brauchen Sie nur Mais zu essen. Wenn Sie einen schnellen Stoffwechsel wollen, Finger weg!

Regel Nr. 3:
Keine Milchprodukte

»Aber ich esse doch so gerne Käääääse!«, jammern meine Klienten, wenn sie das hören. Natürlich schmeckt Käse lecker. Aber wie alle anderen Milchprodukte hat Käse ein **Zucker-Fett-Eiweiß-Verhältnis, das für Ihren Stoffwechsel eine Katastrophe darstellt.** Denn der Zucker aus der Laktose (dem Milchzucker) in Milchprodukten wird viel zu schnell freigesetzt. Außerdem hat Käse einen zu hohen Anteil an tierischem Fett.

Ich weiß, was die Diäterfahrenen unter Ihnen jetzt denken: Wie steht es denn mit fettarmem Hüttenkäse und griechischem Joghurt? Diese Lebensmittel haben tatsächlich positive gesundheitliche Effekte, genau wie Eiweiß, und Sie müssen auch nicht darauf verzichten – aber in den nächsten 28 Tagen sind sie für Sie tabu! Und auch wenn Sie es mir vielleicht nicht glauben: Die fettfreien Milchprodukte, die nicht aus ökologischer Landwirtschaft stammen, sind am schlimmsten. Bei Milchprodukten sollten Sie immer an folgende Faustregel denken: »Ohne Fett – für meinen Stoffwechsel nicht nett.« Denn fettfreie Milchprodukte verlangsamen den Fettstoffwechsel drastisch.

Außerdem regen sie die Produktion von Geschlechtshormonen an, die Ihren Stoffwechsel herunterfahren. Selbst Bio-Milchprodukte haben eine Aminosäuren-Zusammensetzung, die den Haushalt der Geschlechtshormone verändert. Deshalb sind Vollmilchprodukte beispielsweise ein wichtiger Bestandteil meiner Fruchtbarkeitsdiät, und ich empfehle vielen Frauen, die gerne schwanger werden möchten, Bio-Vollmilch. Doch in diesem Diätprogramm hat Milch nichts zu suchen.

Aber keine Sorge: Ich biete Ihnen genügend leckere Alternativen zur Milch an. In **Phase 1** können Sie zum Beispiel ungesüßte Reismilch und in **Phase 3** ungesüßte Mandel- oder Kokosmilch trinken. In **Phase 2** ist gar keine Milch erlaubt, aber das sind ja nur zwei Tage pro Woche. Das werden Sie schon schaffen!

Regel Nr. 4:
Kein Soja

Tut mir leid, liebe Soja- und Tofufreunde! Genetisch unveränderter Tofu, Edamame und Tempeh können zwar gesund sein, vor allem als Eiweiß-Alternativen, wenn Sie kein tierisches Protein essen, aber wenn Sie Ihren Stoffwechsel wieder auf Trab bringen möchten, haben diese Produkte auf Ihrem Speiseplan jetzt nichts zu suchen. Denn Soja enthält pflanzliche Östrogene (sogenannte Phytoöstrogene), die den Geschlechtshormonen Ihres Körpers sehr ähnlich sind. Ich kenne keine andere Substanz, die das Bauchfett stärker anwachsen lässt! Außerdem ist Soja fast immer genetisch manipuliert und für Ihren Körper schwerer abzubauen.

Keine Sorge, liebe Vegetarier: Es gibt viele andere eiweißreiche, fleischfreie Lebensmittel, die Sie während der Fast-Metabolism-Diät essen dürfen! Alle Speisepläne in diesem Buch beinhalten Alternativvorschläge für Vegetarier.

In der konventionellen Viehzucht wird Soja bei der Fütterung als Füllstoff verwendet, um den Eiweißgehalt des Futters auf kostengünstige Weise zu erhöhen, genau wie manche Fastfood-Restaurants ihre Hamburger mit Sojaeiweiß anreichern. **Außerdem führt die östrogene Wirkung von Soja zu einer raschen Gewichtszunahme:** Gut für das Vieh – schlecht für Sie.

Einer meiner Klienten – ein Schauspieler – war ausgesprochen fit, schlank und gesund. Dieser Mann musste für seine Rolle wie ein chronischer Alkoholiker aussehen – jemand, der eine ganze Woche lang nur gesoffen hat und dessen Leben allmählich immer mehr aus dem Ruder läuft. Und ich hatte nur 14 Tage Zeit, um ihn so weit zu bringen. Kein Problem! Ich gab ihm einfach eine Menge Sojaprodukte zu essen, und nach 14 Tagen sah er tatsächlich so aus, als hätte er jahrelang zu tief ins Glas geguckt. Soja verlangsamt den Stoffwechsel und hat auf Ihrem Speisezettel daher nichts zu suchen – zumindest nicht in den nächsten 28 Tagen (obwohl es mir persönlich auch nichts ausmachen würde, gar kein Soja mehr zu essen).

Es gibt allerdings eine Ausnahme, für die das Sojaverbot nicht gilt: Tamari. Denn hierbei handelt es sich um einen Extrakt aus einem fermentierten Sojaprodukt, das keine Östrogenwirkung hat und daher auch nicht zu Wassereinlagerungen führt.

Regel Nr. 5:
Kein raffinierter Zucker

Bei raffiniertem Zucker handelt es sich um eine hochkonzentrierte Quelle schneller Energie. Wenn Ihr Körper zu viel davon bekommt – also wenn die Energie zu rasch verfügbar ist –, muss er sich sehr abmühen, um Ihren Blutzuckerspiegel auf einem stabilen, normalen Niveau zu halten. Denn sonst würden Sie Ihr Bewusstsein verlieren oder vielleicht sogar sterben. Wenn Sie zu viel raffinierten Zucker verzehren, kann Ihr Körper Ihren Blutzuckerspiegel kaum noch ausbalancieren, weil dieser Zucker so schnell ins Blut aufgenommen wird. Um den überschüssigen Zucker loszuwerden, transportiert der Körper ihn daher schnell zu den Fettzellen, damit er den Blutzuckerspiegel nicht mehr weiter in die

Höhe treiben kann. Das ist ein normaler Überlebensmechanismus.

Schon zwei Teelöffel raffinierter Zucker können Ihre Gewichtsabnahme für die nächsten drei oder vier Tage zunichte machen. Angenommen, Sie sind zu einer Party eingeladen und trinken dort nur ein einziges Glas Limonade oder essen ein Stück Kuchen. Dann können Sie Ihre Abnehmziele für die nächste Woche vergessen! Und was noch schlimmer ist: Ihr Körper will dann immer mehr Zucker haben, und zwar dringend. Am schwersten wird Ihnen der Verzicht auf Zucker dann in den nächsten paar Tagen nach Ihrem Zuckerkonsum fallen. Viele Untersuchungen an Tieren deuten darauf hin, dass Zucker körperlich und psychisch genauso abhängig macht wie Kokain.

Wenn Sie raffinierten Zucker zu sich nehmen, ernähren Sie damit nur Ihre Fettzellen.

Außerdem unterdrückt raffinierter Zucker Ihr Immunsystem. Schon zwei Teelöffel raffinierter Zucker reduzieren die Anzahl Ihrer T-Zellen (jener weißen Blutkörperchen, die eine wichtige Rolle dabei spielen, Ihr Immunsystem stark und funktionsfähig zu erhalten) für zwei volle Stunden nach dem Verzehr um 50 Prozent. In dieser Zeit sind Sie anfälliger für Infektionen und sonstige Erkrankungen.

Vielleicht interessiert es Sie auch, dass raffinierter Zucker ein sehr unreines Nahrungsmittel ist. Viele raffinierte Zucker werden mit einem Glykoprotein angereichert, mit dessen Hilfe der Zucker noch schneller durch die Darmwände ins Blut gelangt. Und nicht nur das (Vegetarier aufgepasst!): Dieses Glykoprotein wird aus Schweineblut oder Knochenkohle gewonnen. Pfui Teufel! Gewöhnen Sie sich das Zeug einfach ab – zumindest für die nächsten 28 Tage.

Regel Nr. 6:
Kein Koffein

Machen Sie sich klar, welchen Stress Koffein für Ihre Nebennieren bedeutet. Die Nebennieren spielen eine wichtige Rolle bei der Blutzuckerregulation. Außerdem halten sie Ihren Cortisol-(Stresshormon-)Spiegel auf einem gleichbleibenden Niveau und regulieren die Ausschüttung von Adrenalin und Noradrenalin, den sogenannten Flucht-oder-Angriffs-Hormonen. Ferner sind die Nebennieren an der Regulation der Ausschüttung von Aldosteron beteiligt, das den Fettstoffwechsel kontrolliert, und sie beeinflussen auch die Zuckerspeicherung und den Muskelaufbau.

Koffein pusht Ihren Körper über sein gesundes Energieniveau hinaus und zehrt somit immer an Ihren Reserven, sodass Sie irgendwann, wenn Sie die Energie wirklich brauchen, keine mehr haben und völlig erschöpft sind. Ja, ich weiß, dass Kaffee und Koffein in dem Ruf stehen, eine appetitzügelnde Wirkung zu haben und zur Gewichtsabnahme beizutragen. Aber diesen Effekt haben sie nur bei Menschen, die sich extrem kohlenhydrat- und kalorienarm ernähren. Und wenn Sie einmal mit einer solchen Diät angefangen haben, müssen Sie sie für den Rest Ihres Lebens beibehalten, denn sobald Sie sich wieder normal ernähren, nehmen Sie sofort zu – oft sogar noch mehr, als Sie zuvor abgenommen hatten. Wer also ein normales Leben führen und ganz normal essen möchte, sollte für die nächsten 28 Tage – am besten sogar für immer – auf Koffein verzichten.

Und denken Sie auch daran, dass entkoffeinierter Kaffee nicht völlig koffeinfrei ist! Je nach Marke kann er immer noch 13 bis 37 Prozent des Koffeingehalts von normalem Kaffee haben. Wenn Sie sich beim besten Willen nicht dazu durchringen können, jetzt gleich auf Ihren geliebten Kaffee zu verzichten, ist entkoffeinierter Kaffee aus biologischem Anbau aber immer noch die beste Alternative. Sie sollten sich nur darüber im Klaren sein, dass Sie Ihrem Körper damit immer noch eine gewisse Dosis Koffein zuführen, das Ihre Nebennieren stresst.

Es gibt keinen Koffeinmangel! Koffein ist für Ihren Körper nicht lebensnotwendig. Vielleicht sind Sie da anderer Meinung, aber Sie sollten zumindest wissen, dass Koffeinkonsum eine der besten Methoden ist, Ihren Stoffwechsel total aus dem Gleis zu bringen.

Und wenn Sie mich tatsächlich ärgern wollen, indem Sie auf Ihrem Morgenkaffee bestehen, müssen Sie unbedingt erst einmal frühstücken, bevor Sie ihn trinken. Denn wenn Sie auf leeren Magen Kaffee trinken, fängt Ihr Körper damit an,

HIER EIN PAAR KLEINE TRICKS, UM SICH DEN KOFFEINENTZUG ZU ERLEICHTERN:

- Verfeinern Sie Ihren morgendlichen Smoothie mit ein wenig Zimtpulver.
- Mutterkraut-Tee hilft gegen Entzugskopfschmerzen.
- Ginkgo biloba erweitert die Gefäße und ist ebenfalls ein gutes Mittel gegen solche Kopfschmerzen.
- Haben Sie Geduld! Denken Sie einfach daran, dass Sie sich in ein paar Tagen pudelwohl fühlen werden.

Ihrer Muskulatur Zucker zu entziehen, um die Nebennierenhormone bilden zu können, deren Produktion das Koffein anregt. Koffein vor dem Frühstück ruiniert Ihren Stoffwechsel! Das gilt übrigens auch für andere koffeinhaltige Getränke wie schwarzer, grüner oder weißer Tee.

Ich weiß, dass Ihnen dieser Verzicht schwerfallen wird. **Denn Koffein macht körperlich und emotional abhängig, und der Entzug kann schon ziemlich hart sein.** Aber es gibt auch eine gute Nachricht: Nach drei oder vier Tagen heftiger Entzugssymptome ist alles vorbei! Dann gibt es kein Nachmittagstief mehr. Und auch keinen unwiderstehlichen Kaffeeschmacht. Es ist ein wunderbares Gefühl, der Koffeinsucht entronnen zu sein!

Regel Nr. 7:
Kein Alkohol

Ich weiß, ich weiß … Sie gönnen sich gerne ab und zu mal ein Glas Wein, einen Margherita oder einen anderen alkoholischen Drink. Und ich meine damit auch nicht, dass Sie nie wieder Alkohol trinken dürfen. Aber dieser wird nun einmal in der Leber abgebaut. Er belastet also eines der wichtigsten Organe, die wir mit unserer Fast-Metabolism-Diät wieder in Schwung bringen möchten. Wenn ich Ihnen empfehle, darauf zu verzichten, will ich Alkohol damit keineswegs verdammen. Es geht mir dabei auch nicht um die leeren Kalorien, die in ihm stecken, sondern nur um Ihren Stoffwechsel.

Abgesehen davon, dass Alkohol Ihre Leber in Mitleidenschaft zieht, gibt es auch noch andere Gründe dafür, in den nächsten 28 Tagen auf dieses Genussgift zu verzichten: **Alkohol wird schnell zu Zucker abgebaut und ins Blut aufgenommen, und genau das wollen wir ja vermeiden.** Ab Seite 202 verrate ich Ihnen, wie Sie den Genuss von Alkohol problemlos in Ihr neues Leben mit schnellem Stoffwechsel einbauen können.

Doch in den nächsten vier Wochen werden Sie deutlich schneller abnehmen, und Ihr Stoffwechselfeuer kommt viel rascher in Gang, wenn Sie stattdessen bei ein paar Gläschen Wasser mit Zitronen- oder Limettenschnitzen bleiben.

Regel Nr. 8:
Kein Trockenobst und auch keine Fruchtsäfte

Rosinen, Trockenpflaumen oder getrocknete Aprikosen – ab und zu eignet sich Trockenobst sehr gut als Snack für zwischendurch. Aber nicht bei dieser Diät. Dafür enthält es zu viel Zucker, und seine Ballaststoffe lassen sich zu leicht abbauen. Wenn Sie Trockenobst naschen oder Fruchtsäfte trinken, passiert in Ihrem Körper das Gleiche wie beim Verzehr von raffiniertem Zucker: Der Zucker wird zu schnell ins Blut aufgenommen. Das zwingt Ihren Körper dazu, Überschüsse in Fettzellen zu verstauen. Vor allem Säfte erhöhen den Blutzuckerspiegel. Zwar enthält eine Orange etwa die gleiche Menge Zucker wie ein Glas Orangensaft; aber die Ballaststoffe in der Frucht verlangsamen die Aufnahme des Zuckers ins Blut. Keine Sorge: Später können Sie ruhig wieder Rosinen in Ihr Müsli mischen und auch ab und zu ein Gläschen Orangensaft trinken. Nur nicht in den nächsten vier Wochen.

DAS GEHEIME LEBEN DER NAHRUNGSMITTEL-ALLERGIEN

Paradoxerweise haben wir oft das größte Verlangen nach Lebensmitteln, die unser Körper am schlechtesten verträgt. Ich beispielsweise hatte als Kind einen unstillbaren Appetit auf Butter und aß sie am liebsten ohne Brot. Klingt eklig, stimmt's? Aber ich konnte einfach nicht anders. Damals litt ich auch unter unangenehmen Hautausschlägen. Mir war gar nicht bewusst, dass ich schlicht und einfach deshalb so großes Verlangen nach Fett hatte, weil mein Körper es brauchte. Inzwischen weiß ich, dass ich gesunde Fette brauche, aber gegen Milchprodukte bin ich allergisch. Sobald ich diese Produkte von meinem Speiseplan strich, bekam ich sofort eine gesündere Haut.

Welche heimlichen Gelüste haben Sie? Manchmal frage ich meine Klienten: »Angenommen, ich hätte einen Zauberstab und könnte Ihr Lieblingsessen oder das, worauf Sie am meisten Appetit haben, in das gesündeste Produkt der Welt verwandeln. Welches Lebensmittel sollte ich dann für Sie verzaubern?« Daraufhin geben sie meistens zu, dass sie Kohlenhydrat-Junkies sind oder Heißhunger auf Zucker, Schokolade oder Käse haben und ich weise sie dann vorsichtig darauf hin, dass das vielleicht genau die Lebensmittel sind, von denen sie weniger essen oder die sie womöglich sogar ganz von ihrem Speisezettel streichen sollten – zumindest für eine gewisse Zeit.

DIE 20 REGELN AUF EINEN BLICK

DOS

1 Sie müssen fünfmal am Tag etwas essen. Das sind drei Haupt- und zwei Zwischenmahlzeiten pro Tag. Lassen Sie keine davon weg.

2 Sie müssen tagsüber alle drei bis vier Stunden etwas essen.

3 Sie müssen innerhalb von 30 Minuten nach dem Aufwachen etwas essen. Und zwar jeden Tag.

4 Sie müssen diesen Diätplan die ganzen 28 Tage lang durchhalten.

5 Sie müssen sich an die Lebensmittel halten, die in der jeweiligen Phase erlaubt sind. Und zwar ganz genau. Ich kann es gar nicht oft genug wiederholen: Essen Sie nur Lebensmittel von der Liste für Ihre Phase.

6 Sie müssen die drei Diätphasen unbedingt in der richtigen Reihenfolge durchführen.

7 Sie müssen viel Wasser trinken.

8 Essen Sie wenn möglich nur Bio-Lebensmittel.

9 Essen Sie nur ungepökelte Fleisch- und Wurstwaren ohne Nitrate.

10 Trainieren und entspannen Sie dreimal pro Woche nach den jeweiligen Empfehlungen für Ihre Diätphase.

DON'TS

1 Kein Weizen

2 Kein Mais

3 Keine Milchprodukte

4 Kein Soja

5 Kein raffinierter Zucker

6 Kein Koffein

7 Kein Alkohol

8 Kein Trockenobst und keine Fruchtsäfte

9 Kein künstlicher Süßstoff

10 Keine fettfreien »Diätprodukte«

Und vor allem, vergessen Sie nicht die Frage: »Habe ich heute schon gegessen?«

Regel Nr. 9:
Kein Süßstoff, und Regel Nr. 10:
Keine fettfreien »Diätprodukte«
Ich schärfe meinen Klienten immer ein: »Künstlich ist für Ihren Stoffwechsel nicht günstig« und »Finger weg von allem, wo nichts drin ist!« Wenn auf der Verpackung „Diät- …« oder »kalorienfreies …« oder »fettfreies…« steht, legen Sie das Produkt wieder zurück und gehen Sie weiter!

Fertiggerichte müssen nicht unbedingt schlecht sein. Mittlerweile entwickeln viele Lebensmittelhersteller gesunde Alternativen. Doch bei dieser Diät bereiten Sie sich Ihre Tiefkühlsnacks und -gerichte selbst zu. Keine Sorge, Sie schaffen das schon. Das geht schnell, macht nicht viel Mühe und schmeckt köstlich.

Und bitte werfen Sie die bunten kleinen Süßstofftütchen weg. Sie sind Gift für Ihren Körper und Ihren Stoffwechsel! Wenn Sie Süßmittel verwenden möchten, dann nehmen sie natürliche Produkte wie Stevia oder Xylitol.

DIE REGELN
Diese Regeln sind einfach und leichter zu befolgen, als Sie vielleicht denken.
Und wenn Sie noch eine extra Motivation brauchen, denken Sie daran, wie fantastisch Sie sich fühlen werden, wenn Sie sich ehrlich daran halten!

Viele meiner Klienten genossen dieses Gefühl so sehr, dass sie meine Diätregeln ihr ganzes Leben lang befolgt haben, und sie haben es nie bereut.

NOCH EINMAL IN KÜRZE: ESSEN SIE FÜNFMAL AM TAG, UND ZWAR NUR DIE LEBENSMITTEL, DIE IN DER JEWEILIGEN DIÄTPHASE AN DER REIHE SIND.

Im Fokus: Ihr Alltag

SO LASSEN SIE DIE DIÄT FÜR SICH ARBEITEN

In den bisherigen Kapiteln habe ich Sie ganz schön herumkommandiert – stimmt's? So etwa in dem Stil: »Entweder Sie halten sich an meine Diätvorschriften, oder Sie lassen es eben!« Sollte Sie nun allmählich der Eindruck beschleichen, dass Sie bei dieser Diät gar kein Mitspracherecht haben, wird dieses Kapitel Sie vom Gegenteil überzeugen: Ich möchte sogar, **dass Sie die Fast-Metabolism-Diät nach Ihren individuellen Bedürfnissen gestalten.** Schließlich soll sie in Ihr Leben passen, denn es ist Ihr Körper, Ihr Essen, Ihre Gesundheit und Ihre Diät. Sie müssen sich an meine Spielregeln halten (in dieser Hinsicht gebe ich um keinen Zentimeter nach). Aber Sie können die Fast-Metabolism-Diät trotzdem an Ihre persönlichen Lebensumstände anpassen, damit sie sich in Ihrem Alltag auch machen lässt. Die Spielregeln sind auch ganz einfach und leicht zu merken. Es ist gar nichts Unheimliches an der ganzen Sache: Um abzunehmen, müssen Sie Ihrem Stoffwechsel einfach immer wieder neue Rätsel aufgeben.

Einmal kam ein Klient in meine Praxis, und noch ehe er sich gesetzt hatte, sprudelte es aus ihm heraus: »Also gut, ich mache diese Diät. Und ich bin auch bereit, mir alles anzuhören, was Sie mir jetzt gleich erzählen werden, aber eines sage ich Ihnen gleich: Ich kann dies nicht essen …

Ich kann das nicht essen … Und ich kann jenes nicht essen …«

»Halt, immer mit der Ruhe!«, warf ich ein und hob beschwichtigend die Hand. »Nehmen Sie doch erst mal Platz. Lassen Sie uns in Ruhe über alles reden. Gemeinsam werden wir schon herausfinden, was Sie essen können und was nicht und zu welchen Veränderungen Sie bereit sind und zu welchen nicht. Und dann finden wir einen Kompromiss, mit dem wir beide leben können. Okay?«

Eine erfolgreiche Gewichtsabnahme hängt von sehr vielen verschiedenen Faktoren ab, und wenn man diese Einflussfaktoren nicht berücksichtigt, ist die Sache von vornherein zum Scheitern verurteilt.

> Deshalb möchte ich, dass *mein* Diätplan zu *unserem* Diätplan wird. Ich will ihn gemeinsam mit Ihnen an Ihre persönlichen Lebensumstände anpassen. Lassen Sie uns einen Kompromiss aushandeln, der Ihren Bedürfnissen gerecht wird und Ihnen trotzdem eine erfolgreiche Gewichtsabnahme ermöglicht.

Viele meiner Klienten stehen kurz vor einer Panikattacke, sobald sie meine Praxis betreten. Sie wissen, dass sie jetzt gleich »eine Diät machen«, und haben diesbezüglich wahre Horrorvorstellungen. Manchmal beglücken sie mich sogar mit Sätzen wie: »Ich weiß, dass das die Hölle sein wird« oder »Ich weiß, dass ich mich dabei furchtbar fühlen werde« oder »Mir ist klar, dass diese Diät das Schwierigste sein wird, was ich je gemacht habe.« Oder sie haben sich bereits in ihr Schicksal ergeben und sagen: »Eigentlich kann ich ja nicht abnehmen – aber ich will es wenigstens versuchen« oder »Bestimmt bin ich die Einzige, bei der diese Diät nicht funktioniert« oder »Ich wäre ja schon froh, wenn ich wenigstens irgendwann einmal zweieinhalb Kilo abnehme.«

ALLES WIRD ANDERS

Das bricht mir immer wieder das Herz. Aus meiner langjährigen Erfahrung mit abnehmwilligen Menschen weiß ich, wie schwierig das ist, was für eine Qual es sein kann – und wie schnell die mühsam abgenommenen Pfunde oft wieder auf den Hüften und am Bauch landen.

Aber ich verspreche Ihnen, dass diesmal alles anders sein wird. Mein Diätprogramm läuft zwar schon nach ziemlich strengen Regeln ab, die Sie befolgen müssen. Über bestimmte Aspekte der Fast-Metabolism-Diät lasse ich einfach nicht mit mir reden. Aber eine Qual ist diese Diät trotzdem nicht, und vieles daran kann man sehr individuell und flexibel gestalten. **Sie können diese Diät problemlos in Ihr Leben einbauen,** schließlich ist sie keine Gefängnisstrafe, die Ihnen irgendjemand zu Ihrem vermeintlichen Wohl auferlegt hat.

Mir sind Ihre persönlichen Wünsche und Vorlieben sehr wichtig. Ich will wissen, welche Lebensmittel Ihnen schmecken. **Ich möchte die positiven, aber auch die negativen und schlechten Seiten Ihres bisherigen Essverhaltens kennenlernen, und keine Angst:** Ich werde Sie deshalb nicht verurteilen. Welche Laster machen Ihnen das Abnehmen schwer? Meine Ernährungssünden sind Sauerrahm, Butter, Eis, Avocados und Mayonnaise (Sie sehen: Ich mag kalorienreiche, cremige Lebensmittel!). Ich hasse Bonbons, dafür liebe ich Chiligerichte und Suppen. Ananas kann ich essen bis zum Abwinken, aber aus Äpfeln mache ich mir nicht besonders viel.

Außerdem bin ich eine unverbesserliche Idealistin. Jeden Montagmorgen wache ich mit den besten Vorsätzen auf, aber irgendwann bricht garantiert in einer meiner Kliniken oder an der Schule eines meiner Kinder die Hölle los. Oder ich muss ins nächste Flugzeug steigen, um ein Interview zu geben. Oder ein Einstellungsgespräch mit einem neuen Klinikkoch führen und dabei tonnenweise Essen verkosten. Also bin ich immer auf das Schlimmste vorbereitet und deponiere in jedem meiner Autos und Büros (sogar im Seitenfach meines Koffers) einen schnellen, gesunden Snack für zwischendurch. Und diese Vorräte fülle ich immer wieder auf, wenn ich nach Hause zurückkomme. Mein Berufsleben stellt mich vor viele anspruchsvolle organisatorische Herausforderungen – also achte ich wenigstens darauf, meine Ernährung so unkompliziert wie möglich zu halten.

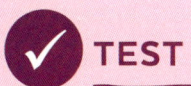 **TEST**

Zeit für den Check-in

Bevor Sie die Fast-Metabolism-Diät sinnvoll in Ihr tägliches Leben einbauen können, müssen Sie sich erst einmal darüber klarwerden, was für ein Typ Sie eigentlich sind, wie Ihr Alltag aussieht, welche Gewohnheiten Sie haben, was Sie mögen, und zu welchen Opfern Sie eher nicht bereit sind.

- Wie viel wollen Sie abnehmen?

- Wann stehen Sie morgens auf?

- Frühstücken Sie lieber gleich nach dem Aufstehen oder erst im Büro?

- Müssen Sie für eine ganze Familie kochen oder nur für sich selbst sorgen, sodass Sie essen können, wann und was Sie möchten?

- Verbringen Sie am liebsten möglichst wenig Zeit in der Küche, oder denken Sie ständig darüber nach, was Sie als Nächstes kochen könnten?

- Sind Sie Vegetarier?

- Müssen Sie sich glutenfrei ernähren?

- Sind Sie sportbegeistert, oder ist es schon eine ganze Weile her, seit Sie zum letzten Mal ein Fitnessstudio von innen gesehen haben?

- Jetzt ist es an der Zeit, über sich und Ihr Leben nachzudenken. Machen Sie sich Gedanken über Ihre Lebensgewohnheiten: Wie ist es früher gelaufen, wenn Sie eine Diät gemacht haben?

- Mögen Sie Routine, oder ist sie Ihnen eher verhasst?

- Müssen Sie in Ihrem Beruf oft zu ungewöhnlichen Zeiten (z. B. Schichtdienst) arbeiten (und essen)?

- Lieben Sie Kohlenhydrate, oder sind Sie eher ein Fleischesser?

- Wann haben Sie am meisten Hunger: nachmittags oder abends?

- Halten Sie sich normalerweise an planmäßige Mahlzeiten, oder passiert es Ihnen immer wieder, dass Sie etwas essen, obwohl Sie es eigentlich gar nicht vorhatten?

WO STEHEN SIE?

Und wie steht es mit Ihnen? Welchen Lebensmitteln können Sie nicht widerstehen? Welche mögen Sie nicht so gerne? Sind Sie wählerisch oder essen Sie mehr oder weniger alles? Wie verläuft Ihre Arbeitswoche normalerweise? Wann gelingt es Ihnen, Ihren guten Abnehmvorsätzen einigermaßen treu zu bleiben, und wann »sündigen« Sie?

> In diesem Kapitel sollen Sie über Ihr Leben nachdenken und einen »Vertrag« mit mir schließen.

Ich will Ihnen dabei helfen, herauszufinden, in welchen Bereichen Ihre Lebensweise nicht unbedingt den Grundprinzipien meiner Diät entspricht. Und ich werde Ihnen auch helfen, diese Diät an Ihre individuellen Bedürfnisse und Lebensumstände anzupassen, so wie ich es schon bei Hunderten von Menschen vor Ihnen getan habe. Abgemacht?

Ein Ernährungstagebuch führen

Viele dieser Fragen lassen sich ganz leicht beantworten. Sie brauchen dazu nur eine ganz einfache Übung zu machen: Führen Sie in den nächsten drei Tagen ein Ernährungstagebuch, um Klarheit über Ihr Leben und Ihren Tagesablauf zu gewinnen. Dann wird es Ihnen noch viel leichter fallen, die Fast-Metabolism-Diät in Ihren Alltag einzubauen.

Auf der nächsten Seite finden Sie ein Beispiel dafür, wie so ein Ernährungstagebuch aussehen könnte. Beantworten Sie zunächst einmal die Fragen, die ich Ihnen oben gestellt habe, und dann tragen Sie alles, was Sie in den nächsten drei Tagen essen, in Ihr Tagebuch ein. Auch die kleinste Kleinigkeit! Denken Sie darüber nach, ob diese Mahlzeit oder dieser Snack eingeplant war oder ob Sie einfach nur so »nebenbei« gefuttert haben. Denken Sie daran: Mit Ehrlichkeit kommen Sie am weitesten! Schließlich nehmen wir Ihr ganz normales Alltagsleben unter die Lupe, um herauszufinden, ob es irgendwelche Stolpersteine gibt, und um drohende Katastrophen zu vermeiden. **Sie führen dieses Tagebuch, damit unsere Diät auch garantiert funktioniert.** Also unterschlagen Sie nichts!

Danach vergleichen Sie Ihr Ernährungstagebuch mit den Diätregeln auf Seite 116 und überlegen Sie sich, welche dieser Regeln für Sie vielleicht schwer zu befolgen sein werden. Womit können Sie einigermaßen gut leben, was muss abgeändert werden? Bei welchen Lebensmitteln müssen Sie Kompromisse schließen – beim Käse? Oder beim Zucker? Und bei welchen Bestandteilen meiner Diät haben Sie das Gefühl, das große Los gezogen zu haben – bei den Avocados? Oder der Nussbutter?

Nun wollen wir meine Diät Schritt für Schritt durchgehen, um zu sehen, wie sie in Ihr Leben hineinpasst.

IHR TAGESABLAUF

Zunächst einmal müssen wir über Ihren Tagesablauf nachdenken. Wenn Sie nicht zu Hause arbeiten und sich dabei an eine

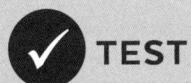 TEST

Ernährungsprotokoll für einen Tag

Uhrzeit	Was habe ich gegessen?	Mahlzeit oder Snack?	Geplant oder nicht?	Wie habe ich mich davor gefühlt?	Wie habe ich mich danach gefühlt?

Nachdem Sie drei Tage lang diese wertvollen Informationen gesammelt haben, schauen Sie sich die Daten einmal genau an und analysieren Sie sie ehrlich.

- Essen Sie normalerweise jeden Tag zur selben Zeit oder eher nicht?
- Stehen Sie morgens zeitig auf oder sind Sie ein Langschläfer?
- Haben Sie es morgens immer eilig zur Arbeit zu kommen?
- War es schwer, innerhalb der ersten 30 Minuten nach dem Aufwachen zu frühstücken?
- Gehen Sie abends spät ins Bett oder essen Sie spät zu Abend? Gibt es Lebensmittel, die Sie oft essen, bei der Fast-Metabolism-Diät aber verboten sind?
- Gibt es bei dieser Diät Nahrungsmittel, die Sie mögen, aber nicht sehr oft essen und die Sie in Zukunft gerne öfter in Ihren Speiseplan einbauen würden?

genaue Zeitvorgabe halten müssen, hängt der Zeitpunkt für Ihre Mahlzeiten wahrscheinlich von diesem Plan ab. **Vielleicht können Sie dann nicht gleich in den ersten 30 Minuten nach dem Aufwachen ein richtiges Frühstück zu sich nehmen, weil Sie schnell ins Büro müssen und** **normalerweise erst dort etwas essen.** Kein Problem! Solange Sie in der ersten halben Stunde nach dem Aufwachen überhaupt etwas essen, sind Sie immer noch im grünen Bereich. **Tauschen Sie Ihren Vormittags-Snack und Ihr Frühstück einfach gegeneinander aus!** Essen

Sie einen Apfel, während Sie sich fürs Büro fertig machen, oder packen Sie sich ein hartgekochtes Ei als Proviant für die Zugfahrt ein. Und sobald Sie am Arbeitsplatz angekommen sind, genehmigen Sie sich Ihr diätphasenspezifisches Frühstück: Müsli oder Toast, Eier oder Puten-Wrap, Stangensellerie mit Nussbutter. Sie sollten auch darüber nachdenken, wie Sie Ihre Mahlzeiten am besten gestalten können, wenn Sie nicht zu Hause sind. Wenn es in Ihrem Büro eine Küche gibt – fantastisch! Falls nicht, müssen Sie Ihr Frühstück vielleicht schon am Vorabend zubereiten und mitnehmen.

Zeitliche Varianten

Wenn Sie im Schichtdienst arbeiten, haben Sie wieder eine ganz andere Zeitvorgabe. Aber solange Sie innerhalb von 30 Minuten nach dem Aufwachen etwas essen und auch danach alle drei bis vier Stunden etwas in den Magen bekommen, spielt es gar keine Rolle, um welche Uhrzeit Ihr Tag beginnt – ob das nun sechs Uhr morgens oder sechs Uhr abends ist.

Ihre Arbeitszeiten und andere Lebensumstände haben möglicherweise auch Einfluss auf den Zeitpunkt Ihres Abendessens. Wenn Sie normalerweise sehr spät zu Abend essen, müssen Sie davor vielleicht einen Nachmittags- und einen Abendsnack einschieben, um sicherzugehen, dass Ihr Körper alle drei bis vier Stunden etwas zu essen bekommt.

Und vielleicht hängt es auch von Ihrem Tagesablauf ab, wann Sie mit dieser Diät anfangen. Normalerweise

empfehle ich, damit an einem Montag zu beginnen, sodass Phase 3, in der Sie eine etwas größere Auswahl an leckeren Lebensmitteln haben, auf das Wochenende fällt. Aber das funktioniert nicht bei jedem. Eine meiner Klientinnen geht mit ihrem Mann jeden Mittwochabend essen, also ist es für sie am besten, an einem Samstag mit der Diät zu beginnen. Samstag und Sonntag sind ihre kohlenhydratreichen, zuckerreichen Phase-1-Tage. Denn Diätphase 1 passt am besten zu den Mahlzeiten, die sie am Wochenende für die ganze Familie zubereitet. Montags und dienstags nimmt sie nur das Abendessen mit ihrer Familie ein, dann kocht sie für alle Fleisch und Gemüse – ideal für Phase 2. An ihrem Ausgeh-Abend ist sie dann in Phase 3. Also kann sie mexikanisch essen gehen und sich Guacamole gönnen oder sich in einem orientalischen Restaurant Hummus bestellen, oder sie kann in einem Sushi-Restaurant Lachs-Sashimi essen. Anschließend bleiben ihr als Phase-3-Tage, an denen sie so richtig in kulinarischen Genüssen schwelgen kann, noch Donnerstag und Freitag, und am Samstag fängt sie wieder mit Phase 1 an.

Die Diätregeln lassen sich in jeden Zeitplan einbauen – vor allem, wenn Sie immer schnelle, gesunde Snacks für zwischendurch (siehe ab Seite 209) in Ihrer Handtasche oder Ihrem Schreibtisch parat haben. Das ist das Allerwichtigste: Sie können die Fast-Metabolism-Diät in Ihr Leben integrieren, dazu müssen Sie nur ein bisschen vorausplanen.

NIEMAND KENNT IHR WUNSCHGEWICHT SO GUT WIE SIE!

Wie viel möchten Sie wiegen? Ich nenne Ihnen hier bewusst nicht Ihr Wunschgewicht, sondern frage Sie danach – denn Sie kennen es bereits. Das Wunschgewicht ist etwas sehr Individuelles: Es ist das Körpergewicht, das Sie glücklich macht, und hat nichts mit dem Gewicht zu tun, das jemand anderen glücklich macht.

Ich hatte schon Klienten, die 120 Kilo wogen und wussten, dass sie mit 90 Kilo glücklich sein und sich wohl in ihrer Haut fühlen würden. Andere Menschen fühlen sich mit 60, 70 oder 80 Kilo am wohlsten. Ihr Ziel ist es, sich so zu fühlen und so essen zu können »wie ein normaler Mensch«. Dieses Wunschgewicht kann Ihnen keine Tabelle verraten! Deshalb rate ich meinen Klienten auch immer ab, sich an Gewichtstabellen oder am BMI (Body-Mass-Index) zu orientieren. Ich hasse den BMI! Ich kann mich einfach nicht dazu überwinden, ihn meinen Klienten als Kriterium zu empfehlen. Und ich drucke in diesem Buch auch keine Gewichtstabellen ab, weil die meisten von Ihnen wahrscheinlich schon ein paar Diäten hinter sich haben, und dann kennen Sie Ihr Wunschgewicht sowieso. Wenn Sie es erreicht haben, können Sie sich ja wieder ein neues Ziel setzen. Aber vorläufig brauchen Sie nur zu entscheiden, wie viel Sie zurzeit gerne wiegen würden, und diese Zahl hier einzutragen.

Mein jetziges Wunschgewicht ist: _____ kg

Gehen Sie den Ablauf Ihrer Woche nach den gleichen Kriterien durch: Gibt es Wochentage, an denen es für Sie leichter wäre, in einer bestimmten Diätphase zu sein? Dann planen Sie den Start Ihrer Diät dementsprechend!

IHRE ESSENSPORTIONEN

Bei allen Rezepten in diesem Buch sind Portionsgrößen angegeben, aber die Portionen, die Sie zu sich nehmen dürfen, hängen auch davon ab, wie viel Sie abnehmen möchten. Wenn Sie sehr übergewichtig sind, brauchen Sie mehr (nicht weniger!) Essen, um Ihren Stoffwechsel in Gang zu halten.

Um sich über Ihre Portionsgrößen klarzuwerden, müssen Sie also erst einmal Ihr Wunschgewicht festlegen. Dazu werde ich Ihnen nichts sagen. Sie wissen selbst genau, wie viel Sie wiegen möchten und mit welchem Gewicht Sie sich wohlfühlen. Vergleichen Sie diese Zahl mit Ihrem aktuellen Gewicht und schauen Sie auf die

FETTFREI KOCHEN

In Phase 1 und 2, in denen ich nicht mit Öl kochen darf, verwende ich zum Andünsten von Gemüse und für die Zubereitung von Eierspeisen gerne Bio-Gemüsebrühe. Zum Backen und Grillen nehme ich statt Öl einfach Zitronen- oder Limettensaft.

Liste ab Seite 126. Dann wissen Sie, wie groß Ihre Essensportionen während der Fast-Metabolism-Diät sein sollen.

- Wenn Sie maximal 10 Kilo abnehmen möchten: Halten Sie sich an die Basisportionen und an die Portionsangaben im Rezeptteil dieses Buches ab Seite 208.
- Für alle weiteren 10 Kilo, die Sie abnehmen möchten: Rechnen Sie eine halbe Portion dazu. Wenn eine Portion Chili mit zwei Tassen (1 Tasse = ca. 240 ml Fassungsvermögen) angegeben ist und Sie gerne zehn Kilo abnehmen würden, dann essen Sie zwei Tassen von dem Chiligericht. Wenn Sie 15 oder 20 Kilo abnehmen möchten, sollten Sie drei Tassen davon essen. Und wenn Sie 25 oder 30 Kilo abspecken wollen, dann umfasst Ihre Portion vier Tassen. Ja, Sie haben richtig gehört: vier ganze Tassen!

Wenn Sie viel abnehmen müssen, ist Hungern so ziemlich das Allerletzte, was Sie tun sollten. Sie brauchen Essen, um Ihren Stoffwechsel auf Touren zu bringen.

Ohne Essen werden Sie es nie schaffen, so viel Gewicht zu verlieren. Je mehr Sie wiegen, umso größere Portionen brauchen Sie, um Ihren Stoffwechsel in Gang zu bringen. Sobald Sie Ihrem Wunschgewicht näherkommen, reduzieren Sie die Portionen dann eben einfach nach derselben Formel.

Wenn ich meinen Klienten sage, welche Portionen sie sich bei der Fast-Metabolism-Diät gönnen dürfen, werden sie normalerweise ziemlich nervös. Diese Leute muss ich immer wieder daran erinnern, dass man zum Abnehmen Energie braucht, und diese Energie kann man sich nur durch Essen beschaffen. Also haben Sie keine Angst vor diesen Portionen! **Essen ist Ihre Medizin. Ihr Brennstoff.** Solange Sie sich bei der Wahl Ihrer Lebensmittel an die Diätphasen und Speisepläne halten, bringen Sie Ihren Stoffwechsel damit so auf Hochtouren, dass Ihr Körper dieses Essen (und sogar noch mehr) mühelos verbrennt. Denken Sie daran: Mit Hungerkuren konserviert man Fett. Mit Diäten, bei denen man genügend essen darf – und zwar richtiges Essen –, verbrennt man Fett.

DIE BASISPORTIONEN FÜR IHRE DIÄT

Sie gelten für alle, die maximal zehn Kilogramm abnehmen wollen. Orientieren Sie sich an diesen Portionsgrößen, wenn Sie kein Rezept mit Portionsangaben haben, an die Sie sich halten können:

Eiweiß

- 120 Gramm Fleisch, 180 Gramm Fisch oder ½ Tasse gekochte Hülsenfrüchte (zum Beispiel Linsen oder Bohnen) in allen Diätphasen.
- Wenn Sie mehr als zehn Kilo abnehmen möchten: 180 Gramm Fleisch, 270 Gramm Fisch oder eine ¾ Tasse gekochte Hülsenfrüchte.
- Wenn Sie noch mehr abnehmen wollen, vergrößern Sie die Portionen einfach anhand der Formel.
- Bei Fleisch- und Wurstwaren als Zwischenmahlzeit wiegt eine Portion etwa 60 Gramm (3–4 dünne Scheiben).
- 3 Eiweiß (Phase 1 und 2) oder 1 ganzes Ei (Phase 3).

Getreideprodukte

- **Phase 1:** 1 Tasse gekochtes Getreide oder etwa ¼ Tasse (28 bis 30 Gramm) Kräcker oder Salzbrezeln.
- **Phase 2:** Keine.
- In **Phase 3** sind die Getreideportionen kleiner: ½ Tasse gekochte Körner oder 15 Gramm Kräcker oder Salzbrezeln.
- Hier gilt auch: Zählen Sie für jede weiteren zehn Kilo, die Sie abnehmen möchten, eine halbe Portion dazu.

Obst

- **In allen Phasen:** 1 Stück (oder 1 Tasse) Ihrer Diätphase entsprechendes Obst
- Wobei Sie auch hier wieder für alle weiteren zehn Kilo, die Sie abnehmen wollen, eine halbe Portion dazurechnen müssen. (Denken Sie daran: In Phase 2 sind als Obst nur Zitronen und Limetten erlaubt.)

Fette

- **Phase 1:** Beim Kochen und als Zusatz zum Essen werden keine Fette verwendet (weil es sich um eine fettarme Diätphase handelt).
- **Phase 2:** Beim Kochen und als Zusatz zum Essen werden keine Fette verwendet (weil es sich um eine fettarme Diätphase handelt).
- **Phase 3:** ½ Avocado, ¼ Tasse rohe Nüsse, ¼ Tasse Hummus oder Guacamole, 2 Esslöffel Butter aus Nüssen oder Samen (zum Beispiel Mandel- oder Sonnenblumenkernbutter), 2 bis 4 Esslöffel Salatdressing.
- Rechnen Sie auch hier wieder für alle weiteren zehn Kilo, die Sie abnehmen möchten, eine halbe Portion dazu.

Gemüse

Hier gibt es keine Einschränkungen! Je mehr sie davon essen, umso besser. Denn Gemüse enthält alle wichtigen Enzyme und sekundären Pflanzenstoffe, die den Fettstoffwechsel anregen.

1 TASSE
entspricht etwa 240 ml Fassungsvermögen.

WO STEHEN SIE?

Viele meiner Klienten wissen über ihr Wunschgewicht besser Bescheid als über ihre Körpergröße. Aber ich informiere mich gern über ein paar wichtige Körpermaße, ehe sie mit der Fast-Metabolism-Diät beginnen. Denn Maße sind nicht einfach nur Zahlen auf einer Skala, sondern verraten eine Menge über Ihre Körperzusammensetzung.

Genau aus diesem Grund halte ich auch nicht viel von der Gewichtskontrolle nach BMI-Kriterien. Sie können zum Beispiel »Normalgewicht«, aber trotzdem eine ungesunde Körperzusammensetzung haben: Vielleicht haben Sie zu viel Bauchfett, auch wenn Sie an und für sich schlank sind. Andererseits können die Pfunde ausgewogen an Ihrem Körper verteilt sein, selbst wenn Sie laut BMI »Übergewicht« haben.

Deshalb sollten Sie jetzt das Maßband zur Hand nehmen und Ihre Körpermaße hier eintragen. Auf vier Maße kommt es mir ganz besonders an:

- Ihre Hüften an der breitesten Stelle:

  _____ cm

- Ihre Taille auf Nabelhöhe:

  _____ cm

- Ein Oberschenkel an der breitesten Stelle: _____ cm

- Ein Oberarm an der breitesten Stelle:

  _____ cm

Prüfen Sie während Ihrer 28-tägigen Fast-Metabolism-Diät regelmäßig nach, ob sich an diesen Maßen etwas verändert! Das finde ich viel aussagekräftiger als den Zeiger an Ihrer Waage.

PERSÖNLICHE ERNÄHRUNGS-BESONDERHEITEN

Wenn Sie sich an bestimmte Diätvorschriften halten müssen oder wollen, wird Ihnen die Fast-Metabolism-Diät vielleicht ein bisschen schwierig erscheinen. Was tun Sie zum Beispiel, wenn Sie Vegetarier oder Veganer sind oder sich glutenfrei ernähren müssen? Kein Problem! Diese Diät bietet so viele Variationsmöglichkeiten, dass sie sich an jede Ernährungsweise anpassen lässt. Wir wollen die verschiedenen Kostformen nun einmal der Reihe nach miteinander durchgehen.

Vegetarische Ernährung

Alle drei Diätphasen lassen sich problemlos an eine vegetarische Kost anpassen, vor allem, wenn Sie bereit sind, während der Fast-Metabolism-Diät auch Eier und Fisch zu essen. Ich weiß, dass Fisch strenggenommen kein vegetarisches Lebensmittel ist, aber manche Vegetarier machen hierbei eine Ausnahme – und vielleicht gehören Sie ja dazu. Falls ja, können Sie alle Fleischrezepte in Phase 1 und 3 durch eine Ihrer Diätphase entsprechende Fischsorte ersetzen. Falls nicht, ersetzen Sie das Fleisch oder den Fisch in den Rezepten einfach durch ½ Tasse gekochte Hülsenfrüchte (zum Beispiel Linsen, schwarze Bohnen, weiße Bohnen oder sonstige diätphasenspezifische Bohnensorten).

Für Vegetarier ist Phase 2 am schwierigsten, denn das sind die kohlenhydratarmen Tage, und Soja oder Sojaprodukte sind bei dieser Diät nicht erlaubt. Aber solange Sie bereit sind, Eier und Fisch zu essen, dürften Sie mit diesen beiden Phase-2-Tagen keine Probleme haben. Sie haben dann zwar keine ganz so große Lebensmittelauswahl, aber es sind ja nur zwei Tage. Wenn Sie keinen Fisch und keine Eier essen möchten, lesen Sie bitte den nächsten Abschnitt, in dem es um vegane Kost geht.

Vegane Ernährung

Phase 1 und 3 sind für Veganer kein Problem, weil man das Fleisch in allen Rezepten durch Hülsenfrüchte ersetzen kann. Bei Phase 2 wird es schon ein bisschen schwieriger, denn eiweißreiche Hülsenfrüchte und Getreideprodukte enthalten für diese Phase zu viele Kohlenhydrate. **Deshalb dürfen Sie als Veganer in dieser Phase gegen eine Regel meiner Diät verstoßen – aber nur eine einzige: nämlich das Soja-Verbot.**

Normalerweise sind Sojaprodukte während der Fast-Metabolism-Diät wegen ihrer pflanzlichen Östrogene und aufgrund der Art, wie sie in der Regel verarbeitet und genetisch verändert werden, nicht erlaubt. Aber ich möchte Veganer nicht von meiner Diät ausschließen! Deshalb dürfen Sie in Phase 2 alle Fleischsorten durch eines der folgenden Lebensmittel ersetzen (andere Sojaprodukte sind aber nicht erlaubt):

- gentechnisch unveränderter Bio-Tofu
- gentechnisch unverändertes Bio-Tempeh
- gentechnisch unverändertes Bio-Edamame

Bereiten Sie den Tofu ohne Fett zu und grillen oder backen Sie ihn lieber selbst, statt vorgebackenen Tofu zu kaufen, der stärker verarbeitet ist. Dadurch wird sich Ihre Gewichtsabnahme vielleicht ein bisschen verlangsamen, doch wenn Sie sich an diese drei Optionen halten, können Sie während der beiden Phase-2-Tage immer noch kohlenhydratarm essen. Aber denken Sie daran:

> **In Phase 1 und 3 gelten für Sie genau die gleichen Regeln wie für alle anderen – und das bedeutet: Kein Soja.**

Glutenfreie Ernährung

Sich während der Fast-Metabolism-Diät glutenfrei zu ernähren, ist nicht schwierig, denn Weizen (die Hauptglutenquelle in der Ernährung der meisten Menschen) ist bei dieser Diät sowieso tabu. Die Rezepte und Einkaufslisten enthalten allerdings schon ein paar glutenhaltige Produkte. Lassen Sie diese Lebensmittel einfach weg! Getreidekeimbrote und Produkte mit Dinkel, Gerste, Kamut, Emmer, Hartweizen, Bulgur, Reis oder Grieß enthalten alle Gluten, also verwenden Sie sie nicht. Auch normale Haferflocken sind glutenhaltig. Verwenden Sie stattdessen glutenfreie Varianten oder Getreidesorten, zum Beispiel:

- Amaranth
- Buchweizen
- Hirse
- Naturreis
- Quinoa
- Teff
- Wildreis

Wenn ein Rezept beispielsweise Gerste enthält, ersetzen Sie diese durch Naturreis oder Quinoa. Alle obengenannten glutenfreien Getreidesorten stehen auf der Lebensmittelliste für Phase 1.

PERSÖNLICHE VORLIEBEN

Wählerische Esser werden vielleicht nicht alle Rezepte in diesem Buch und auch nicht alle Lebensmittel mögen, die auf den Einkaufslisten stehen. Doch solange Sie sich an die Speisepläne und Lebensmittellisten für Ihre jeweilige Diätphase halten (selbst wenn Sie nur ein paar Gerichte und Lebensmittel davon mögen), ist alles völlig in Ordnung.

Achten Sie einfach nur darauf, in jeder Phase die vorgeschriebenen Getreide-, Eiweiß-, Obst-, Gemüse- und Fettportionen zu essen, und lassen Sie niemals eine Haupt- oder Zwischenmahlzeit aus.

Abgesehen von diesen Einschränkungen bleibt die Lebensmittelwahl Ihnen und Ihren Vorlieben überlassen.

Vielleicht essen Sie gerne jeden Tag das Gleiche? Kein Problem! Selbst wenn Sie in Phase 1 jeden Tag das gleiche Frühstück zu sich nehmen, sind das pro Monat trotzdem nur acht gleiche Frühstücksmahlzeiten. Ihre Ernährung ist also immer noch abwechslungsreich genug. Oder langweilen Sie sich sehr schnell und brauchen viel Abwechslung? Auch kein Problem: Dann bereiten Sie sich einfach jeden Tag aus dem Rezeptepool etwas Neues zu!

Oder schmeckt Ihnen keines meiner Gerichte? (Das glaube ich allerdings nicht, denn ich finde sie fantastisch.) Dann verwenden Sie eigene Rezepte. Ich verspreche Ihnen, dass ich deshalb nicht böse auf Sie bin! **Solange Sie sich an die Speisepläne und Lebensmittellisten für die jeweilige Diätphase halten, funktioniert die Fast-Metabolism-Diät trotzdem.**

IHRE FAMILIE

Manche meiner Klienten haben Familie und müssen für einen Ehemann, Partner und/oder Kinder mitkochen. Einer der großen Vorteile der Fast-Metabolism-Diät ist, dass man dabei »richtige« Lebensmittel zu sich nehmen darf, die den meisten schmecken, also wird Ihre Familie wahrscheinlich gerne die gleichen Gerichte essen wie Sie. Viele Rezepte in diesem Buch sind für vier oder sechs Portionen berechnet. Wenn Sie also eine Familie zu versorgen haben, lassen Sie ruhig alle Ihre Lieben an Ihrer köstlichen Diät teilhaben!

Diese Ernährung ist für alle Menschen gesund: Männer, Frauen und Kinder. Meine Kinder sind ganz begeistert von den Gerichten und Snacks in diesem Buch und haben sich immer gerne als Vorkoster zur Verfügung gestellt.

Doch selbst wenn Sie wissen, dass Ihre Familie die Lebensmittel, die Sie während dieser Diät essen dürfen, nicht mag, müssen Sie deshalb nicht jeden Tag vier oder fünf verschiedene Mahlzeiten zubereiten. Machen Sie es einfach genauso wie viele meiner Klienten (und auch ich selbst): Ich stelle mich einen Tag lang in die Küche und bereite dann gleich alle Gerichte für die kommenden Wochen zu. **Und meine Diät ist so aufgebaut, dass es einfach ist, gleich für vier Wochen vorzukochen.** Füllen Sie Chilis, Eintöpfe, Reisgerichte und Müslis portionsweise in Gefrierbehälter, beschriften Sie sie mit der jeweiligen Diätphase und stellen Sie sie in Ihre Gefriertruhe oder ins Gefrierfach. Dann können Sie getrost das Abendessen für Ihre Familie zubereiten. Und wenn dieses gerade nicht zu Ihrer Diätphase passt, brauchen Sie für sich selber nur ein geeignetes Gericht aufzutauen.

> **Richtiges Essen ist für den Regenerationsprozess Ihres Stoffwechsels ungeheuer wichtig. Also springen Sie über Ihren Schatten und versuchen Sie es einmal mit dem Kochen!**

IHR KOCHSTIL

Manche Menschen sind begeisterte Köche, andere machen am liebsten einen großen Bogen um ihre Küche. Die Fast-Metabolism-Diät eignet sich hervorragend für Gourmets und Hobbyköche, denn die Rezepte sind spannend und lecker – und es ist trotzdem einfach und macht Spaß,

sie zuzubereiten. Wenn Sie nicht gerne kochen, das Kochen vielleicht sogar hassen und jede Diät fürchten, für die Sie länger als ein paar Minuten in der Küche stehen müssen, sollten wir an dieser Stelle mal ein ernstes Wort miteinander reden.

Eine der wichtigsten Methoden, Ihren Stoffwechsel wieder ins Gleis zu bringen, damit er Fett verbrennen kann, ist die Rückkehr zu richtigem Essen. Wissen Sie überhaupt noch, was das ist? – Ja, richtig: dieses komische Zeug im Geschäft, das weder portioniert noch abgepackt noch tiefgekühlt ist.

Die gute Nachricht lautet, dass Sie nicht sehr viel zu kochen brauchen. Die Rezepte in diesem Buch sind sehr ergiebig und so konzipiert, dass man sie in größeren Mengen zubereiten und einfrieren kann (schreiben Sie einfach die jeweilige Diätphase drauf und stellen Sie sie ins Gefrierfach). Und wenn diese Phase dann wieder an der Reihe ist, brauchen Sie nur die richtige Gefrierbox herauszunehmen, aufzutauen, und schon haben Sie ein hausgemachtes Fertiggericht voller wertvoller Nährstoffe, die Ihnen beim Abnehmen helfen.

Ob Sie nun Feinschmecker oder Hobbyköchin sind oder nicht – wenn Sie Ihre Diätgerichte auf diese Weise vorkochen, sparen Sie sich viel Zeit und Mühe. Ich selber friere auch viele Gerichte ein, oder ich bereite sie im Schnellkochtopf zu und koche Suppen und Eintöpfe gleich für mehrere Tage vor. Manchmal brutzeln auf meinen Herdplatten vier verschiedene Gerichte gleichzeitig – eine wunderschöne

Art, den Sonntag zu verbringen, wenn Sie auch so eine begeisterte Köchin sind wie ich! Aber selbst wenn nicht, verspreche ich Ihnen an dieser Stelle nochmals hoch und heilig, **dass meine Rezepte leicht zuzubereiten sind.** Dazu braucht man keine ausgefallenen Techniken. Sie müssen einfach nur verschiedene Sachen klein schneiden, alles in einen Topf geben

und das ist auch gar nicht so schwierig. Oder Sie kochen einfach immer dann, wenn Sie Zeit haben, ein bisschen mehr und frieren den Rest ein. Dann brauchen Sie nur noch zu jeder Mahlzeit eine Gefrierbox aus der Tiefkühltruhe zu holen (es sei denn, Ihre Familienmitglieder klauen Ihre tiefgekühlten Diätgerichte heimlich, weil sie so gut schmecken – das passiert mir ständig).

ZEITSPAR-TIPP

Sie können sich das Kochen noch mehr erleichtern, wenn Sie in Woche 1 und 3 und Woche 2 und 4 das Gleiche essen. Dann ist Ihre Diät immer noch abwechslungsreich genug, aber extrem zeitsparend in der Zubereitung.
- Kochen Sie an einem Tag alle Gerichte für Woche 1 in der doppelten Menge. Frieren Sie die zweite Hälfte ein und heben diese für Woche 3 auf.
- An einem anderen Tag kochen Sie alle Gerichte für Woche 2 in doppel-

ter Menge und frieren den Rest in Gefrierbehältern für Woche 4 ein.

Auf diese Weise haben Sie garantiert immer etwas Gutes zu essen. (Und spätestens in Woche 3 werden Sie genau wissen, warum das so eine gute Idee war: Denn dann sehen Sie schon richtig gut aus und geraten vielleicht in Versuchung, von meinem Diätplan abzuweichen. Vorgekochte Mahlzeiten helfen Ihnen, auf dem Pfad der Tugend zu bleiben!)

und so lange kochen, bis es gar ist. Und dabei können Sie sich mit der Gewissheit trösten, dass Sie in den nächsten Wochen nicht mehr in der Küche stehen müssen.

Woche 1 ist am kochintensivsten aber dafür können Sie in diesem ersten Diätdurchgang so viel Essen zubereiten, dass es für mehrere Wochen reicht. Einige meiner Klienten bereiten sich in dieser Woche gleich alle Gerichte für alle 28 Diättage zu

Natürlich brauchen Sie nicht unbedingt vorzukochen, wenn Sie das nicht möchten. Wenn Sie gerne kochen und genügend Zeit haben, alle Ihre Mahlzeiten frisch zuzubereiten, tun Sie es ruhig! Aber Zeitmangel kann natürlich schon ein Problem sein – selbst für begeisterte Hobbyköche. Und da hilft einem das Vorkochen schon sehr weiter. Aber **halten Sie es mit dem Kochen ruhig ganz nach Ihren per-**

sönlichen Vorlieben und Bedürfnissen.
Sie brauchen nicht mehrere Mahlzeiten
im Voraus zuzubereiten, wenn Sie keine
Lust dazu haben. Wenn Sie irgendwann
einmal Zeit zum Kochen haben, machen
Sie sich eine Hühnersuppe, kochen Sie
die doppelte Menge, genießen Sie Ihre
Suppenportion und frieren Sie den Rest
ein. Überlegen Sie immer, wie Sie sich
Ihre künftigen Mahlzeiten erleichtern
können. Gestalten Sie diese Diät so, wie
sie am besten in Ihren Alltag hineinpasst.
Aber haben Sie bitte keine Angst vor dem
Kochen, denn das ist wichtig für Ihre
Gesundheit und für die Stoffwechselveränderungen, die Sie mit dieser Diät gezielt
in Gang bringen wollen. Keine Sorge – Sie
schaffen das schon!

Das Kochen ist ein sehr geringer Preis,
den Sie für die Wiedergewinnung Ihrer
Gesundheit und Ihrer Traumfigur zahlen
müssen. Selbstgekochtes Essen enthält am
meisten wertvolle Nährstoffe. Damit geben
Sie Ihrem Körper genau das, was er braucht,
um in Zukunft noch besser zu funktionieren. Außerdem fühlen Sie und Ihre Familie
sich durch das Bekochtwerden umsorgt
und glücklich. Also überwinden Sie Ihren
inneren Schweinehund und machen Sie
sich ans Kochen, Schmoren, Köcheln oder
Backen – oder wie auch immer Sie Ihr
Essen am liebsten zubereiten!

IHR BEWEGUNGSLEVEL

Zum Schluss wollen wir noch ein paar
Worte über das Thema Bewegung verlieren.
Während der Fast-Metabolism-Diät sollten
Sie an drei Tagen pro Woche Sport treiben.

Jede Diätwoche umfasst:
- **an einem Tag ein Herz-Kreislauf-Training in Phase 1**
- **an einem Tag ein Krafttraining im Fitnesstudio oder zu Hause in Phase 2**
- **einen Tag Yoga, Dehnübungen oder Atemübungen in Phase 3**

Training für Einsteiger

Das bedeutet, dass Sie in Phase 1 auf dem
Laufband trainieren oder einen Spinning-
Kurs machen, in Phase 2 einen Body-
Pump-Kurs belegen und in Phase 3 zu
einem Vinyasa- oder Bikram-Yoga-Abend
gehen können. Wenn Sie kein Mitglied in
einem Fitnessstudio sind, machen Sie in
Phase 1 einen flotten Spaziergang, Nordic
Walking oder joggen Sie einmal rund
um den Häuserblock oder den Park. In
Phase 2 können Sie ebenso gut zu Hause
Gewichte heben. Dazu brauchen Sie nur
zwei Hanteln. Und in Phase 3 schauen Sie
sich eine DVD mit Yoga- oder Dehnübungen oder eine der hervorragenden
Tiefenatemübungen auf YouTube an und
folgen den Anweisungen. Und vergessen
Sie nicht: Sie sollen diese Übungen nicht
durcheinandermischen und auch nichts
an dem Übungsprogramm verändern.
**Denn das Training ist genau auf Ihre
jeweilige Diätphase abgestimmt,** genau
wie die Lebensmittellisten.

Wenn Sie bisher gar keinen Sport
getrieben haben, ist das Trainingsprogramm an diesen drei Tagen das Einzige,
woran Sie sich konsequent halten müssen.

Und was ist, wenn Sie ein absoluter Fan einer ganz bestimmten Sportart sind? Manche Klienten halten mir entrüstet entgegen: »Aber ich gehe jeden Tag zum Spinning!« oder »Ich mache an fünf Tagen pro Woche mein Boot Camp!«

»Aber nicht in den nächsten 28 Tagen«, entgegne ich dann immer kategorisch. **Wir sind darauf konditioniert, zu glauben, dass wir umso schneller abnehmen, je mehr wir uns bewegen.** Aber beim **Stoffwechsel zu aktivieren.** Bei dieser Neuprogrammierung Ihres Stoffwechsels wird Ihnen auch die Energie helfen, die Ihr Körper aus dem Essen gewinnt.

Training für Sportler

Wenn Sie zu den Leuten gehören, die jeden Tag Sport treiben und sich einfach unwohl fühlen, wenn sie einmal darauf verzichten müssen, können Sie natürlich auch dieses tägliche Training in Ihren

BUDGETFREUNDLICH

Man kann viel Geld sparen, wenn man seine Gerichte gleich in größeren Mengen vorkocht und einfriert. Aber es gibt auch noch andere Möglichkeiten, bei der Fast-Metabolism-Diät Ihr Haushaltsbudget zu schonen. Statt sich immer wieder neue Haupt- und Zwischenmahlzeiten zuzubereiten (wofür man viele verschiedene Lebensmittel kaufen muss, von denen man immer nur einen Teil verwerten kann), beschränken sich viele meiner Klienten während ihrer 28 Diättage auf ein oder zwei Mahlzeiten und Snacks. Kaufen Sie Nüsse, Samen oder Dinkelbrezeln en gros für die ganze Diät im Voraus! Kochen Sie einen großen Topf Chili und bestreiten Sie davon gleich mehrere Mahlzeiten. Wenn es Ihnen nichts ausmacht, mit einigen wenigen Mahlzeiten und Snacks auszukommen, sparen Sie eine Menge Geld und müssen keine Lebensmittel wegwerfen.

Sport wird die Muskulatur strapaziert, und um sie anschließend wieder zu reparieren, brauchen Sie körperliche Ressourcen. Ich gehe zurzeit sehr sparsam mit Ihren Ressourcen um, denn ich möchte, dass Sie Ihre ganze Energie darauf konzentrieren, Ihren Stoffwechsel wieder in Schwung zu bringen, statt ramponierte Muskeln auszubessern. **Sie müssen nur an drei Tagen pro Woche trainieren, um Ihren** Diätplan einbauen. Aber Sie müssen sich dabei an Ihre jeweilige Diätphase halten. Sie können Herz-Kreislauf-Training machen – aber nur in Phase 1. Das sind dann zwei Herz-Kreislauf-Trainingstage pro Woche: Dazu gehören unter anderem Spinning, Aerobic, Tanzen wie beispielsweise Jazzercise oder Zumba, Joggen, Laufen oder Training an den Cardio-Geräten im Fitnessstudio, vielleicht auf dem

Crosstrainer oder Laufband. Es sind ja nur 28 Diättage, und zwei Cardio-Tage pro Woche reichen völlig aus, um Ihr Fitnessniveau aufrechtzuerhalten, wenn Sie so kohlenhydrat- und zuckerreiche Lebensmittel zu sich nehmen.

Und Sie dürfen auch an zwei Tagen pro Woche Gewichte heben – aber nur in Phase 2. Konzentrieren Sie sich an einem Tag auf das Training Ihres Oberkörpers (Rücken und Bauch) und trainieren Sie am nächsten Tag Rumpf und Beine.

Aber vergessen Sie nicht: Sport ist Stress für den Körper. Also achten Sie darauf, wie Sie sich beim Trainieren fühlen, und übertreiben Sie es nicht! Treiben Sie nur so viel Sport, wie für Ihren Körper gut ist.

In Phase 3 können Sie an allen drei Tagen Yoga-Übungen machen, wenn Sie möchten. Wie gesagt: Ein einziger Tag würde für diesen Diätplan auch ausreichen. Wenn Sie lieber an mehreren Tagen trainieren wollen – kein Problem: Aber dann dürfen es nur Yoga- oder Dehnübungen sein. Und beenden Sie Ihre Übungssitzung mit einer schönen, langen Entspannungsphase, in der Sie tief durchatmen, damit Ihr Körper wieder richtig zur Ruhe kommt! **Nach der Diät können Sie wieder mit Ihrem normalen Trainingsprogramm beginnen.**

ENTWICKELN SIE IHRE PERSÖNLICHEN SPEISEPLÄNE

Manche Klienten wollen von mir einen festen Speiseplan haben, an den sie sich dann nur noch zu halten brauchen, und damit basta. Deshalb liefere ich Ihnen auf den nächsten Seiten Muster-Speisepläne für jede Woche der Fast-Metabolism-Diät. Manche Klienten kommen jedoch besser mit einem individuellen, auf ihre persönlichen Bedürfnisse zugeschnittenen Plan zurecht. Dieser Abschnitt ist für diejenigen bestimmt, die ihre Speisepläne für die nächsten vier Wochen lieber selbst zusammenstellen möchten.

Die Kopiervorlagen auf den nächsten Seiten helfen Ihnen bei der Planung Ihres Tagesablaufs und Ihrer Mahlzeiten: zum Beispiel, wann Sie morgens aufstehen, in welcher Diätphase Sie gerade stecken und was Sie essen sollen. In Ihren persönlichen Speiseplan können Sie alle Lebensmittel eintragen, die Sie gerne mögen, solange Sie sich dabei an Ihre jeweilige Diätphase halten. Orientieren Sie sich an den Diätphasen-Lebensmittellisten aus dem letzten Kapitel oder an den Listen im Anhang dieses Buches. So können Sie Ihre Mahlzeiten wunderbar vorausplanen. Und wenn Ihre Diätwoche beginnt, haben Sie alles, was Sie dafür brauchen, wissen genau, was Sie essen sollen – und können sicher sein, dass das auch wirklich nur die Lebensmittel sind, die Sie gerne mögen.

Genau dabei helfe ich meinen Klienten während unserer Coaching-Sitzungen. Wir nehmen uns sehr viel Zeit für das Ausfüllen der Speisepläne nach ihren persönlichen Bedürfnissen und Vorlieben. Dazu frage ich erst einmal: **»Was essen Sie denn gerne?«** Ich bitte sie, mit einem Marker auf den folgenden

Lebensmittellisten alle Nahrungsmittel anzuzeichnen, die sie bereits kennen und mögen. Als Nächstes sollen sie die Lebensmittel umkringeln, die sie gerne einmal ausprobieren würden. Und zum Schluss sollen Sie alles durchstreichen, was ihnen nicht schmeckt.

Als Nächstes füllen wir die Speisepläne aus – und zwar am liebsten erst einmal mit Bleistift. Zuerst kommen die Zwischen-

Geflügelaufschnitt vom Frühstück klein schneiden und über Ihren Mittagssalat streuen oder zum Abendessen ein Rinderfiletstak essen und davon noch so viel übrig behalten, dass es für einen Steak-Salat-Wrap am nächsten Tag reicht.

Mit den Kopiervorlagen für Speisepläne auf den nächsten Seiten können Sie Ihren **persönlichen Fast-Metabolism-Diätplan aufstellen.**

EIN MUSS: STRATEGISCHE ZWISCHENMAHLZEITEN

Die Zwischenmahlzeiten werden bei meiner Diät am häufigsten weggelassen oder vergessen, dabei sind sie für den Erfolg dieses Programms unverzichtbar. Denn kleine Snacks zwischendurch tragen dazu bei, Ihr Stoffwechselfeuer in Gang zu halten, damit Ihr Körper die Mahlzeiten besser verdauen und verstoffwechseln kann. Die Zeiten, zu denen Sie Ihre Snacks zu sich nehmen sollen, folgen einer ausgeklügelten Diätstrategie, und auch die Zusammensetzung dieser Zwischenmahlzeiten ist so gewählt, dass sie ganz bestimmte neurochemische, biochemische, physiologische und metabolische Reaktionen in Ihrem Körper hervorrufen. Deshalb dürfen Sie diese Snacks auf gar keinen Fall weglassen und müssen sich dabei auch immer genau an Ihre jeweilige Diätphase halten.

mahlzeiten dran: Anhand der Lebensmittellisten für die drei Diätphasen planen wir schon einmal alle Snacks ein, die Ihnen garantiert schmecken werden. Dann geht es mit Frühstück und Abendessen weiter, und ganz zum Schluss sind die Mittagsmahlzeiten an der Reihe, denn sie eignen sich gut für die Resteverwertung vom Frühstück oder Abendessen vom Vortag. Zum Beispiel können Sie die Reste vom

So geht's

Tun Sie zu Beginn jeder Fast-Metabolism-Woche Folgendes:

1. Tragen Sie zuerst für die ganze Woche die Zwischenmahlzeiten ein, die Sie am liebsten mögen.
2. Als Nächstes tragen Sie Ihre Lieblings-Frühstücksmahlzeiten ein.
3. Dann tragen Sie für die ganze Woche die Abendessen ein, die Sie mögen.

WOCHEN-ZEITPLAN AUF EINEN BLICK

	Phase 1		Phase 2		Phase 3		
	Montag	Dienstag	Mittwoch	Donnerstag	Freitag	Samstag	Sonntag
Aufwach-zeit	__:__	__:__	__:__	__:__	__:__	__:__	__:__
Gewicht	__:__	__:__	__:__	__:__	__:__	__:__	__:__
Frühstück	__:__	__:__	__:__	__:__	__:__	__:__	__:__
Snack	__:__	__:__	__:__	__:__	__:__	__:__	__:__
Mittag-essen	__:__	__:__	__:__	__:__	__:__	__:__	__:__
Snack	__:__	__:__	__:__	__:__	__:__	__:__	__:__
Abend-essen	__:__	__:__	__:__	__:__	__:__	__:__	__:__
Training	____	____	____	____	____	____	____
Wasser-menge	____	____	____	____	____	____	____

KOPIERVORLAGE: SPEISEPLAN
PHASE 1: ENTLASTEN – STRESS ABBAUEN

	Montag	Dienstag
Aufwachzeit	__:__	__:__
Gewicht	_____ kg	_____ kg
Frühstück	__:__ P1-Getreide _____ P1-Obst _____	__:__ P1-Getreide _____ P1-Obst _____
Snack	__:__ P1-Obst _____	__:__ P1-Obst _____
Mittagessen	__:__ P1-Getreide _____ P1-Eiweiß _____ P1-Obst _____ P1-Gemüse_____	__:__ P1-Getreide _____ P1-Eiweiß _____ P1-Obst _____ P1-Gemüse_____
Snack	__:__ P1-Obst _____	__:__ P1-Obst _____
Abendessen	__:__ P1-Getreide _____ P1-Gemüse_____ P1-Eiweiß _____	__:__ P1-Getreide _____ P1-Gemüse_____ P1-Eiweiß _____
Training	_____	_____
Wassermenge	_____ l	_____ l

P1: Phase 1

KOPIERVORLAGE: SPEISEPLAN
PHASE 2: SPEICHERFETT FREISETZEN

	Mittwoch	Donnerstag
Aufwachzeit	___:___	___:___
Gewicht	_____ kg	_____ kg
Frühstück	___:___ P2-Eiweiß _____ P2-Gemüse _____	___:___ P2-Eiweiß _____ P2-Gemüse _____
Snack	___:___ P2-Eiweiß _____	___:___ P2-Eiweiß _____
Mittagessen	___:___ P2-Eiweiß _____ P2-Gemüse _____	___:___ P2-Eiweiß _____ P2-Gemüse _____
Snack	___:___ P2-Eiweiß _____	___:___ P2-Eiweiß _____
Abendessen	___:___ P2-Eiweiß _____ P2-Gemüse _____	___:___ P2-Eiweiß _____ P2-Gemüse _____
Training	_____	_____
Wassermenge	_____ l	_____ l

P2: Phase 2

KOPIERVORLAGE: SPEISEPLAN
PHASE 3: DAS STOFFWECHSELFEUER ENTFACHEN

	Freitag	Samstag	Sonntag
Aufwachzeit	___:___	___:___	___:___
Gewicht	_____ kg	_____ kg	_____ kg
Frühstück	___:___ P3-Obst _____ P3-Fette/ -Eiweiß_____ P3-Getreide _____ P3-Gemüse _____	___:___ P3-Obst _____ P3-Fette/ -Eiweiß_____ P3-Getreide _____ P3-Gemüse _____	___:___ P3-Obst _____ P3-Fette/ -Eiweiß_____ P3-Getreide _____ P3-Gemüse _____
Snack	___:___ P3-Gemüse _____ P3-Fette/ -Eiweiß_____	___:___ P3-Gemüse _____ P3-Fette/ -Eiweiß_____	___:___ P3-Gemüse _____ P3-Fette/ -Eiweiß_____
Mittagessen	___:___ P3-Fette/ -Eiweiß_____ P3-Gemüse _____ P3-Obst _____	___:___ P3-Fette/ -Eiweiß_____ P3-Gemüse _____ P3-Obst _____	___:___ P3-Fette/ -Eiweiß_____ P3-Gemüse _____ P3-Obst _____
Snack	___:___ P3-Gemüse _____ P3-Fette/ -Eiweiß_____	___:___ P3-Gemüse _____ P3-Fette/ -Eiweiß_____	___:___ P3-Gemüse _____ P3-Fette/ -Eiweiß_____
Abendessen	___:___ P3-Fette/ -Eiweiß_____ P3-Gemüse _____ P3-Getreide (wahlweise) _____	___:___ P3-Fette/ -Eiweiß_____ P3-Gemüse _____ P3-Getreide (wahlweise) _____	___:___ P3-Fette/ -Eiweiß_____ P3-Gemüse _____ P3-Getreide (wahlweise) _____
Training	_____	_____	_____
Wassermenge	_____ l	_____ l	_____ l

P3: Phase 3

4. Und zum Schluss schreiben Sie die Mittagsmahlzeiten in Ihren Plan, die Sie gerne essen. Verwerten Sie dabei möglichst viele Reste von den Vortagen, die Ihrer Diätphase entsprechen.

Das war es schon! Hat es nicht Spaß gemacht? So einfach ist es, Ihren persönlichen Diätplan zu erstellen, der genau auf Ihre Lebensweise und die Lebensmittel abgestimmt ist, die Sie gerne mögen.

Nehmen Sie sich Zeit fürs Vorkochen, stocken Sie Ihren Vorrat an Gefrierbehältern auf und nehmen Sie sich fest vor, sich an die Regeln zu halten. Gestalten Sie die Diät so, dass sie in Ihren Tagesablauf und zu dem Menschen passt, der Sie sind – und machen Sie sich darauf gefasst, dass Sie sich bald wohler fühlen als je zuvor!

BEVOR SIE WEITERLESEN

Die nächsten vier Kapitel sollen Ihnen helfen, ein paar der emotionalen Stolpersteine und Fallgruben zu überwinden, mit denen Sie in den nächsten vier Wochen vielleicht zu kämpfen haben. Außerdem enthalten diese Kapitel erprobte und bewährte Speisepläne für alle, die ihren Diätplan nicht selbst aufstellen möchten. Ich begleite meine Klienten nun schon seit Jahren durch die Fast-Metabolism-Diät und habe festgestellt, dass man dabei normalerweise in jeder Woche andere Gefühle durchlebt. Wir wollen diese emotionale Diätlandschaft nun einmal genauer unter die Lupe nehmen und uns überlegen, wie Sie sich so gut ernähren können, dass Ihr Stoffwechselfeuer während dieses ganzen Abnehmprozesses in Gang bleibt.

DER SCHLÜSSEL ZUM ERFOLG DER FAST-METABOLISM-DIÄT BESTEHT DARIN, DIE DIÄTREGELN ZU WISSEN, SICH SELBST ZU KENNEN UND VORAUSZUPLANEN.

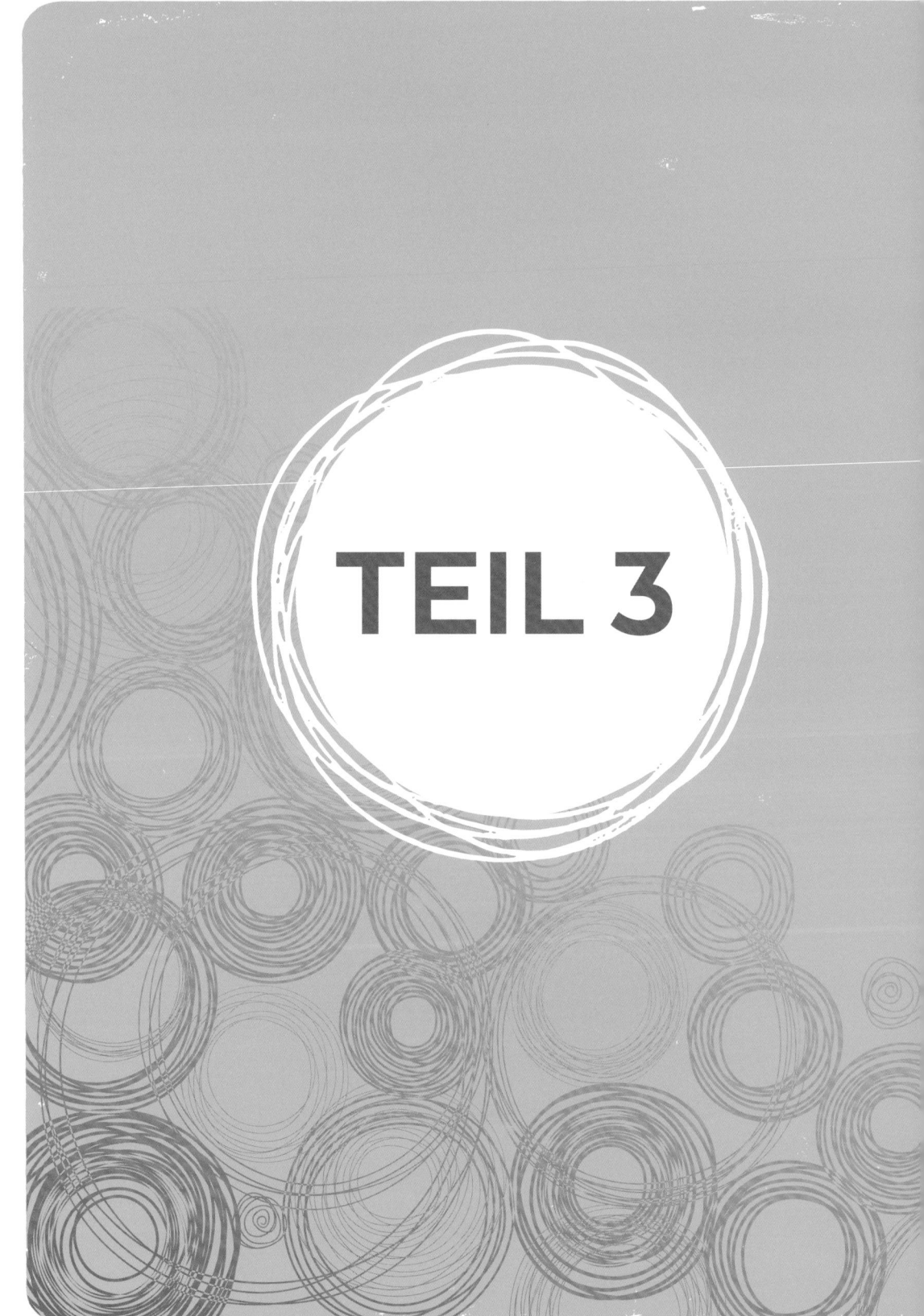

TEIL 3

Sie schaffen das!
Ich bin so stolz auf Sie,
weil Sie jetzt endlich
etwas für Ihren
Stoffwechsel tun.
Und das ist erst der Anfang.
Durch diese Diät wird sich
Ihr ganzes Leben ändern!

In einem Monat zum zum Traumgewicht: Woche 1

FREIER FALL

Willkommen in Woche 1! In dieser Woche durchlaufen Sie alle drei Phasen der Fast-Metabolism-Diät: **zwei Tage in Phase 1, zwei Tage in Phase 2 und drei Tage in Phase 3.** Bei dieser Diät werden Sie viel essen, und bei einigen Nahrungsmitteln, die dabei erlaubt sind, denken Sie vielleicht: »Zu schön, um wahr zu sein!« Vielleicht wird Ihnen nicht alles an diesem Programm gefallen. Aber zumindest erfahren Sie in dieser Woche, welche guten und welche schlechten Seiten die jeweiligen Diätphasen für Sie bereithalten. Dabei werden Sie eine Menge lernen!

Ich weiß, dass Sie es kaum mehr erwarten können, endlich anzufangen, und deshalb gehe ich die einzelnen Schritte jetzt mit Ihnen durch.

In diesem Kapitel werden Sie Ihren ersten richtigen Speiseplan ausfüllen, und zwar mit allen Mahlzeiten und Zwischenmahlzeiten, die in dieser Woche auf Ihrem Programm stehen. Stattdessen können Sie natürlich auch den vorgefertigten Speiseplan für Woche 1 benutzen, den ich für Sie vorbereitet habe (siehe Seite 150 f.). Manche Klienten möchten, dass ich ihnen genau vorgebe, was sie essen sollen, während andere lieber alles selbst in die Hand nehmen. Ganz gleich, zu welcher Kategorie Sie gehören – in diesem Kapitel bekommen Sie alles, was Sie für Ihre Fast-Metabolism-Diät brauchen.

Und nun wollen wir uns Woche 1 zuwenden, die ich gerne als »Freefall-Woche« (deutsch: freier Fall) bezeichne.

WIE SICH DIESE WOCHE ANFÜHLEN WIRD

Die erste Woche einer Diät ist natürlich immer spannend, aber weil die Fast-Metabolism-Diät so völlig anders ist als alle anderen Abnehmprogramme, kann sie auch verwirrend und ein wenig einschüchternd sein. Denken Sie daran: Mit dieser Diät möchte ich zwar Ihren Stoffwechsel aus seinem Trott bringen, aber nicht Sie. Trotzdem werden Sie eine Menge Veränderungen durchleben, wenn Sie mit diesem Diätprogramm loslegen. Am Anfang werden Sie sich vielleicht erst einmal an diese neue Ernährungsweise gewöhnen müssen.

Außerdem müssen Sie mit Ihren alten Essensdämonen Frieden schließen, die vielleicht ihre grauenhaften Medusenhäupter erheben, während Sie sich auf dieses Programm vorbereiten. Die Zwanghaftigkeit, mit der Sie früher Kalorien oder Kohlenhydrate gezählt haben, Ihre Angst vor Obst, Fleisch oder Fett, Ihre früheren Misserfolge beim Abnehmen – all das wird Sie jetzt wohl wieder beschäftigen.

GLAUBEN SIE DARAN!

Ich glaube fest an die Macht positiver Affirmationen. Also visualisieren Sie in dieser Woche, noch ehe Sie mit meiner Diät beginnen, wie Sie abnehmen. Setzen Sie sich Ziele, aber versteifen Sie sich nicht allzu sehr auf eine bestimmte Zahl auf Ihrer Waage. Konzentrieren Sie sich lieber auf die Aktivierung Ihres Stoffwechsels und auf die Veränderungen, die Sie an Ihrem Körper feststellen werden. Jetzt wird Ihr Organismus aus seinem Winterschlaf geweckt. Das ist nicht nur ein psychischer und emotionaler Wechsel von Gewohnheiten, sondern auch eine enorme Veränderung für Ihren Stoffwechsel, und deshalb haben Ihre früheren Erfolge und Misserfolge beim Abnehmen mit dem hier jetzt nichts zu tun. Das hier ist etwas ganz anderes!

Aber ich sage Ihnen: Bei unserem Festmahl sind diese Gäste unerwünscht! Also springen Sie mit mir an Ihrer Seite los und weisen Sie den alten Dämonen die Tür. Ich möchte, dass Sie auf die alten Gespenster gefasst sind und verstehen, was da passiert – und dass Sie wissen: **Sie sind auf diesem Weg nicht allein.**

Folgende Dinge und Zweifel höre ich häufig von meinen Klienten, bevor sie mit Woche 1 loslegen:

- »Bei so vielen Kohlenhydraten kann ich doch nicht abnehmen!«
- »Mit der Diät XYZ habe ich abgenommen, aber Ihre Diät hört sich ganz anders an.«
- »Ich kann keine Diät halten. Dazu fehlt mir die Willenskraft.«
- »Ich habe Sorge, dass mir das Essen nicht schmeckt!«

- »Und wenn ich dabei zu viel esse, sodass die Diät nicht funktioniert?«
- »Und wenn ich in der ersten Woche nicht abnehme?«

Und wenn? Und wenn? Und wenn???!

Am Anfang sind viele meiner Klienten skeptisch, deshalb ist das Wichtigste, was ich allen für Woche 1 mit auf den Weg gebe, Vertrauen. **Lösen Sie sich von Ihren Vorurteilen und Ihren Erfahrungen bei früheren Diäten.** Versteifen Sie sich nicht so sehr auf Ihre Vorstellung davon, wie Ihr Körper auf diese Diät reagieren oder auch nicht reagieren wird. Sie wissen nicht, was dabei passieren wird. Sie haben ja noch nicht einmal damit angefangen. Lassen Sie sich in dieser Woche einfach auf einen freien Fall ein – seien Sie ganz locker und wagen Sie den Sprung ins kalte Wasser. Machen Sie sich klar, wie viel Sie Ihrem Körper bei dieser Diät abverlangen.

Nehmen Sie den Paradigmenwechsel wahr, aber regen Sie sich nicht darüber auf. Nehmen Sie die Sache leicht. Es ist natürlich schon eine etwas unheimliche Vorstellung, so zu essen wie in meiner Diät, aber gehen Sie es einfach locker an, **haben Sie Vertrauen und nehmen Sie sich vor, die Sache durchzuziehen,** auch wenn Sie nicht genau wissen, was Sie dabei erwartet. Auch wenn Sie nervös sind oder sich ein wenig fürchten.

GREIFEN SIE ZU!

Ich bereite meine Klienten darauf vor, dass sie sich in Woche 1 (also in dieser Woche) daran gewöhnen müssen, viel zu essen – und zwar immer wieder etwas anderes. Damit meine ich, dass Sie an manchen Tagen viel Obst essen werden, an manchen Tagen viel Eiweiß, an manchen Tagen viel Gemüse und wieder an anderen Tagen eine Menge Fette. Damit liefern Sie Ihrem Körper die Nährstoffe, die er braucht, damit er Körperstrukturen wie Muskeln, Knochen, Haare, Haut und Nägel aufbauen kann. Denken Sie daran, worin unser Hauptziel bei dieser Diät besteht:

> **Ihren Stoffwechsel umzuprogrammieren, damit Sie aus Ihrem Essen wieder Nährstoffe beziehen und diese für einen gesunden Körper und einen ausgewogenen Hormonhaushalt nutzen können.**

Trotzdem werden Sie in dieser Woche eine Menge abnehmen. Die meisten meiner Klienten verlieren dabei ein halbes Pfund oder ein Pfund pro Tag, manchmal sogar noch ein bisschen mehr. Auch das kann ein unheimliches Gefühl sein. Manche Leute fragen sich, ob das nicht zu schnell geht – ob sie nicht vielleicht doch Muskeln statt Fett verbrennen. Wieder andere sind ungeduldig und haben das Gefühl, dass es Ihnen mit dem Abnehmen nicht schnell genug geht oder auch, dass es ihnen nicht gut genug gelingt.

Es ist völlig in Ordnung und vielleicht sogar gut, diese Woche ein bisschen passiv angehen zu lassen. Interpretieren Sie nicht zu viel in die Veränderungen hinein, die Sie jetzt an Ihrem Körper beobachten. Machen Sie sich auch nicht zu viele Gedanken darüber, was die Waage anzeigt.

- Konzentrieren Sie Ihre Energie und Ihre Gedanken lieber darauf, **in den Rhythmus der Diätphasen hineinzukommen** und sich mit Ihren Lebensmittellisten vertraut zu machen.

- Achten Sie genau auf die Unterschiede zwischen den verschiedenen Lebensmitteln, die Sie während der verschiedenen Diät-Phasen essen.

- Welche schmecken Ihnen am besten? Streichen Sie sie auf Ihrer Lebensmittelliste an! Machen Sie sich Notizen.

- Kümmern Sie sich aktiv um die Wiederherstellung Ihrer Gesundheit. Sie sind gerade erst dabei, sich in diese Diät hineinzudenken, also seien Sie offen und interessiert, aber nicht besorgt. Wenn Sie sich auf meine Spielregeln verlassen und Vertrauen in das Programm haben, geht alles wie von selbst.

Nach den ersten Diättagen höre ich dann auch schon viele positive Kommentare von meinen Klienten, vor allem über das Essen. Zum Beispiel:

- »Ich hatte schon ganz vergessen, wie gerne ich Mangos esse!«
- »Nehmen Sie mir bloß meine Reis-cracker nicht wieder weg. Ich hätte ja nie gedacht, dass ich die bei einer Diät essen darf!«
- »Diese Filet-Mignon-Diätphase finde ich fantastisch!«
- »Am besten hat mir das Kokos-Curry-Hähnchen geschmeckt.«

Wenn Ihnen etwas nicht schmeckt, machen Sie sich deshalb keine Sorgen: Sie brauchen es nicht noch ein zweites Mal zu essen. Lassen Sie sich wegen der Dinge, die Sie an meinem Programm nicht mögen, keine grauen Haare wachsen! Sie haben sich ein Glas Mandelbutter gekauft, die Ihnen nicht schmeckt, und jetzt ärgern Sie sich darüber, wie viel Geld Sie dafür zum Fenster hinausgeworfen haben? Von dieser Denkweise sollten Sie sich befreien. Sie befinden sich ja gerade erst in der Lernphase. Es gibt viele Leute, die gern Mandelbutter essen. Also schenken Sie die Butter einer Freundin, die so etwas mag. **Keine Sorge – es wird alles gut.** Denken Sie daran: Stresshormone fördern die Fett-speicherung. Also bleiben Sie ganz locker und entspannt …

Konzentrieren Sie sich lieber auf die Dinge, die Sie lecker finden: zum Bei-spiel, wie gut das Obst schmeckt und wie prima Sie sich fühlen, wenn Sie es gegessen haben – ganz anders als früher nach Ihren Snacks, die viel Stärke oder raffinierten Zucker enthielten. Genie-ßen Sie den Luxus eines hochwertigen, mageren Fleischstücks – oder freuen Sie sich darüber, dass Sie alles, was auf Ihrem Teller liegt, mit Avocadostückchen bestreuen dürfen. Denken Sie daran: Ihre fünf wichtigsten Stoffwechselfaktoren brauchen diese Nahrungsmittel, um sich

DENKEN SIE AN IHR TRAINING!

- Mindestens an einem Tag von Phase 1 ein leichtes bis moderates Herz-Kreislauf-Training,
- mindestens an einem Tag von Phase 2 ein intensives Krafttraining, am besten mit Gewichten,
- mindestens an einem Tag von Phase 3 eine super-entspannende Aktivität, zum Beispiel Yoga, ein Spaziergang in der freien Natur bei schönem Wetter oder eine Massage. Ich empfehle Ihnen sogar dringend, gerade in Phase 3 von Woche 1 eine Massage einzuplanen, um Ihrem Körper einen möglichst sanften Einstieg in dieses Diätprogramm zu ermöglichen.

NICHT VERGESSEN!

Dieser Speiseplan ist für alle die bestimmt, die höchstens zehn Kilo abnehmen möchten. Für alle weiteren zehn Kilo, die Sie abnehmen wollen, müssen Sie eine halbe Portion dazurechnen. (Wenn Sie zehn Kilo abnehmen möchten, besteht eine Portion Chili beispielsweise aus zwei Tassen. Wenn Sie dagegen 20 Kilo abnehmen wollen, müssen Sie für eine Portion Chili drei Tassen veranschlagen.)

1 TASSE

entspricht etwa 240 ml Fassungsvermögen.

wieder zu regenerieren. Sie schaffen das schon! Ich bin wirklich stolz auf Sie, weil sie sich dazu durchgerungen haben, endlich etwas für Ihren Stoffwechsel zu tun.

Das ist erst der Anfang. Durch diese Diät wird sich Ihr ganzes Leben nachhaltig verändern!

WAS IN DIESER WOCHE AUF DEN TISCH KOMMT

Wenn meine Klienten zu mir in die Praxis kommen, stellen wir gemeinsam Speisepläne für die erste Woche auf, damit sie genau wissen, was sie wann essen sollen. Dank dieser Vorausplanung ist es ein Kinderspiel, sich an mein Programm zu halten. Auf den nächsten Seiten habe ich einen Speiseplan für Sie vorbereitet und auch bereits alle Mahlzeiten eingetragen.

Ihr täglicher Speiseplan für Woche 1

Innerhalb der einzelnen Phasen können Sie Mahlzeiten gegeneinander austauschen oder sich nur auf bestimmte Gerichte beschränken. Solange Sie sich an die phasenspezifischen Lebensmittel, die Mahlzeitenkategorien und Portionsgrößen halten, können Sie diese Diät ruhig an Ihre persönlichen Bedürfnisse anpassen

(Schritt-für-Schritt-Anleitungen dazu finden Sie auf Seite 127).

Achten Sie auf die großgeschriebenen Phasenbezeichnungen über der Tabelle. In der linken Spalte stehen die Haupt- und Zwischenmahlzeiten, daneben habe ich die dazu passenden Lebensmittel oder Rezepte eingetragen. (Die Rezepte finden Sie ab Seite 208.)

Denken Sie daran: Bei dieser Diät werden Sie schon ein bisschen kochen müssen, aber haben Sie keine Angst davor! Kochen Sie einfach von jedem Gericht etwas mehr, füllen Sie die übrigen Portionen in Gefrierbehälter, schreiben Sie die Diätphase darauf und frieren Sie sie ein. Ich habe diese Speisepläne bewusst so aufgebaut, dass viele Rezepte aus der ersten Woche im Speiseplan für Woche 3 wieder auftauchen. Dann brauchen Sie sich dafür nicht noch einmal in die Küche zu stellen! Nutzen Sie Ihre Begeisterung und Ihren Schwung in dieser Woche, um möglichst viele Gerichte vorzukochen, denn vielleicht wird der Reiz des Neuen in ein bis zwei Wochen schon wieder verflogen sein.

SPEISEPLAN FÜR WOCHE 1
PHASE 1: ENTLASTEN – STRESS ABBAUEN

	Montag	Dienstag
Aufwachzeit	___:___	___:___
Gewicht	_____ kg	_____ kg
Frühstück	Frucht-Smoothie mit Haferflocken (Seite 210)	Arme Ritter mit Erdbeeren (Seite 211)
Snack	1 Nashi-Birne	1 Apfel
Mittagessen	Roggenbrot mit Geflügelaufschnitt (Seite 212)	2 Tassen Hühnersuppe mit Gerste, Kürbis und Pilzen (Seite 217), 1 Kiwi in Scheiben
Snack	2 Kiwis	1 Tasse Wassermelonenwürfel
Abendessen	2 Tassen Hühnersuppe mit Gerste, Kürbis und Pilzen (Seite 217)	2 Tassen Gemüsesuppe mit Hackfleisch (Seite 218)
Training	_____	_____
Wassermenge	_____ l	_____ l

1 TASSE

entspricht etwa 240 ml Fassungsvermögen.

SPEISEPLAN FÜR WOCHE 1
PHASE 2: SPEICHERFETT FREISETZEN

	Mittwoch	Donnerstag
Aufwachzeit	___:___	___:___
Gewicht	_____ kg	_____ kg
Frühstück	Spanisches Eiweiß-Rührei (Seite 226)	Putenaufschnitt mit Stangensellerie (Seite 226)
Snack	Räucherlachs mit Gurke (Seite 238)	Gefüllte Champignons (Seite 238)
Mittagessen	Gurken-Thunfisch-Salat (Seite 229)	Rumpsteak auf Blattspinat (Seite 229) und P2-Obst
Snack	30 bis 60 Gramm gewürzte und getrocknete Fleischstreifen (Seite 239)	3 hartgekochte Eiweiße mit Meersalz und Pfeffer
Abendessen	Spargel-Steak-Wrap (Seite 230)	Schweinelende mit Peperoni (Seite 236), 2 Tassen Brokkoli
Training	_____	_____
Wassermenge	_____ l	_____ l

SPEISEPLAN FÜR WOCHE 1
PHASE 3: ANFEUERN – DAS STOFFWECHSELFEUER ENTFACHEN

	Freitag	Samstag	Sonntag
Aufwachzeit	___:___	___:___	___:___
Gewicht	_____ kg	_____ kg	_____ kg
Frühstück	Müsli mit Beeren und Nüssen (Seite 243)	3B-Toast (Seite 241), Beeren, Nussbutter, Salatgurken	Spiegelei-Toast mit Tomate (Seite 243) und ½ Avocado
Snack	⅓ Tasse Hummus mit Gurke	¼ Tasse rohe Pistazien	⅓ Tasse Hummus mit Gurke
Mittagessen	Eiersalat mit Oliven (Seite 246) auf 2 Tassen Blattspinat	Gemüse-Shrimps-Pfanne (Seite 254) ohne Quinoa oder Wildreis	Thunfischsalat auf Chicorée (Seite 247)
Snack	¼ Tasse rohe Mandeln	½ Avocado in Scheiben mit Meersalz	Stangensellerie und 2 EL Mandel-butter
Abendessen	2 Tassen Gemüse-Shrimps-Pfanne (Seite 254) mit ½ Tasse Quinoa oder Wildreis	Gesunde Fette/Eiweiß P3-Gemüse, P3-Getreide Avocado-Geflügel-Wrap (Seite 249)	Kokos-Curry-Hähnchen (Seite 251)
Training	_____	_____	_____
Wassermenge	_____ l	_____ l	_____ l

DENKEN SIE DARAN:

Dies ist unser gemeinsamer Plan. Meine Spielregeln – Ihre persönlichen Vorlieben. Im Rahmen der vorgegebenen Diätregeln dürfen Sie so kreativ sein, wie Sie möchten. Halten Sie sich entweder an einen meiner Speisepläne oder an einen Plan, den Sie selbst aufgestellt haben. Sie nehmen Ihre Gesundheit jetzt selbst in die Hand – also legen Sie los! Betrachten Sie diese Diät als Herausforderung, und vor allem: Haben Sie einfach Vertrauen! Stürzen Sie sich einfach hinein. Keine Sorge: Die Fast-Metabolism-Diät sichert Sie ab.

2

Noch drei Wochen zum Traumgewicht: Woche 2

OH, MEIN GOTT!

Nun haben Sie schon eine Fast-Metabolism-Diätwoche hinter sich! Sie haben inzwischen also alle drei Diätphasen einmal durchlaufen, und ich weiß, dass Sie sich jetzt anders fühlen als noch vor einer Woche. Nun heißt es: Willkommen in Woche 2!

In dieser Woche werden Sie wieder alle drei Phasen der Fast-Metabolism-Diät absolvieren, aber es wird trotzdem ganz anders sein als vorher, denn jetzt befinden Sie sich in einer anderen Woche Ihres individuellen Vier-Wochen-Zyklus (und das gilt für Männer ebenso wie für Frauen). Das heißt, **Sie gehen in dieser zweiten Woche mit einem anderen Körper in die drei Diätphasen hinein** – und jetzt wird es richtig spannend! Denn nun bringen Sie einen Körper mit beruhigter Nebennieren- und angeregter Leberfunktion mit. Einen Körper mit vermehrter Ausschüttung von Schilddrüsen- und anderen Fettverbrennungshormonen – einen Körper, dessen Zusammensetzung sich zu verändern beginnt, weil er jetzt Fett in Brennstoff und Brennstoff in Muskelmasse umwandelt. Und Ihre Hypophyse ist nun rund um die Uhr damit beschäftigt, all diese wunderbaren Prozesse zu koordinieren!

Inzwischen haben Sie schon ein bisschen abgenommen und vielleicht auch Hoffnung geschöpft. Vielleicht verstummt Ihr innerer Skeptiker allmählich.

In diesem Kapitel werde ich Sie durch Ihre nächste Diätwoche führen, und natürlich bekommen Sie wieder einen neuen Speiseplan (ob Sie sich an meinen Mahlzeitenplan halten oder Ihren eigenen zusammenstellen, das bleibt, wie gesagt, ganz Ihnen überlassen). Ich möchte mit Ihnen auch noch ein Wörtchen darüber reden, was in dieser Woche los sein wird. Letzte Woche haben Sie sich in den freien Fall gestürzt. Sie mussten über Ihren Schatten springen und einfach auf meine Diät vertrauen. Und jetzt geht es richtig los. Ich bezeichne diese Diätwoche insgeheim als die »Oh, Sch …«-Woche, aber manch einer schätzt dieses Wort vielleicht nicht so sehr, weshalb ich mich lieber ein wenig eleganter ausdrücken will …

WIE SIE SICH IN DIESER WOCHE FÜHLEN WERDEN

Die zweite Diätwoche ist sehr interessant. Viele Leute sind jetzt ein bisschen von den Socken angesichts dessen, was sie gerade hinter sich haben und was wohl als Nächstes ansteht. Woche 2 kann tatsächlich eine Art Achterbahnfahrt für Sie sein – nicht nur in emotionaler, sondern auch in organisatorischer Hinsicht. Jetzt machen Sie dieses Diätprogramm schon so lange, dass es Ihnen in Fleisch und Blut übergegangen ist und Sie den Rhythmus der drei Diätphasen perfekt im Griff haben, und trotzdem finden Sie alles immer noch ungeheuer spannend!

Dranbleiben ist alles

Außerdem wird es Sie vielleicht auch faszinieren, verwirren oder vielleicht sogar in Bestürzung versetzen, wie Ihr Körper auf dieses Programm reagiert. Haben Sie schon genug abgenommen? Oder vielleicht sogar zu viel? Haben Sie den Kaffee- und Zucker-Entzug endlich hinter sich, um festzustellen, dass Sie sich gar nicht mehr so richtig an Woche 1 erinnern können? Dann lassen Sie uns jetzt gemeinsam tief durchatmen und weitermachen, denn **dieses Programm erfordert Kontinuität und Konsequenz.** In dieser Woche bringen wir Ihren Stoffwechsel und Ihre Gewichtsabnahme noch mehr in Schwung. Kämpfen Sie nicht dagegen an und werden Sie auch nicht zu kreativ – lassen Sie sich einfach von dieser Dynamik mittragen. Die meisten reagieren auf dieses unheimliche Gefühl auf zwei Arten: Entweder sie haben Angst, nicht mehr weiter abzunehmen, wenn sie ihre Portionen jetzt nicht verkleinern, oder sie verdoppeln ihre Portionen, weil sie glauben, trotzdem weiter im selben Tempo abnehmen zu können, auch wenn sie sich nicht an die Spielregeln halten.

Viele meiner Klienten nehmen in Woche 1 tatsächlich eine Menge ab und haben irgendwie die Sorge, dass das auf gar keinen Fall so weitergehen kann.

Vielleicht halten sie diesen Abnehmerfolg nur für Zufall oder Glück und können sich nicht vorstellen, dass er weiterhin anhält. Deshalb verkleinern sie jetzt häufig ihre Portionen: Sie reduzieren beispielsweise ihre Eiweißrationen auf 90 Gramm und gönnen sich nur noch eine halbe Tasse Gemüse zum Abendessen, oder sie essen in Phase 1 nur Eiweiß und Gemüse und lassen das hier überaus wichtige Getreide weg. Oder sie verzichten auf das Obst beim Frühstück in Phase 3, weil sie sich einbilden, mit weniger Essen noch mehr abzunehmen. Doch das ist genau der falsche Weg, wenn man seinen Stoffwechsel in Gang bringen möchte.

Sich an die Regeln halten

Manche Leute reagieren aber auch ganz anders und sagen sich: »Oh je, jetzt habe ich so viel abgenommen – das kann ja nicht gesund sein. Ich glaube, ich sollte lieber wieder ein bisschen mehr essen« oder »Wenn ich mit Haylies Regeln so viel abnehme, dann kann ich doch eigentlich auch mehr essen. Es schadet ja nichts, wenn ich in der zweiten Woche langsamer abnehme!« Dann fangen sie an zu schummeln, essen zusätzliche Kohlenhydrate oder Fette zur falschen Uhrzeit oder in der falschen Diätphase – und im Nu sind sie wieder in alte Ernährungsgewohnheiten zurückgefallen.

Beide Strategien sind kontraproduktiv und werden Ihre Gewichtsabnahme zum Stillstand bringen.

Eine meiner Klientinnen nahm in der ersten Diätwoche sehr viel ab. Sie hatte sich geradezu mustergültig an die Spielregeln gehalten und damit einen Riesenerfolg gehabt. Doch in Woche 2 entnahm ich ihrem Ernährungstagebuch, dass sie bei ihrem Speiseplan in Phase 1 viele Getreideportionen wegglassen und ihren Toast in Phase 3 nicht mit Avocadoscheiben belegt hatte. Sie hatte sogar auf eine ihrer Drei-Uhr-Zwischenmahlzeiten verzichtet, weil sie nicht hungrig war. Wahrscheinlich hatte sie gedacht: »Wenn ich mich genau an die Diätvorschriften halte und dabei so satt werde und mich so wohl fühle – wie viel mehr könnte ich dann abnehmen, wenn ich noch weniger esse!« Außerdem beschloss sie, innerhalb von fünf Tagen viermal zum Spinning-Training ins Fitnessstudio zu gehen und eine lange Joggingrunde zu machen. Als wir uns am Ende von Woche 2 wieder trafen, hatte sie nur ein Pfund abgenommen und fühlte sich ziemlich ausgepowert. Also überredete ich sie dazu, wieder mit dem Programm zu beginnen, und das fiel mir auch gar nicht schwer – ja, Sie haben richtig gehört: Wir haben wieder ganz von vorn angefangen! Diesmal zog meine Klientin die ganzen vier Diätwochen vorschriftsmäßig durch, alles lief fantastisch, und sie fühlte sich pudelwohl. Übrigens ging sie jetzt auch öfter zu ihrem Masseur und dafür seltener zu ihrem Spinning-Trainer.

Kein Stress!
Da diese Klientin ihre Essensrationen so sehr verkleinert und so intensiv trainiert

hatte, befürchtete ich, dass ihr Körper jetzt jede Menge Hungersnotmodus-Hormone produzierte. Denn wenn der Körper in den Hungersnotmodus geht, schüttet er mehr Stresshormone aus. Und was bewirken Stresshormone? Sie signalisieren dem Körper, dass er Fett speichern soll, statt es zu verbrennen.

> **Achten Sie in dieser Woche auf sich und hüten Sie sich vor Stress! Denn dieser kann in Woche 2 ein nicht zu unterschätzender Störfaktor sein. Deshalb nenne ich sie ja auch die Oh-mein-Gott-Woche!**

Die meisten Leute machen sich jetzt zu viele Gedanken um ihre Gewichtsabnahme: Sie schielen ängstlich auf die Anzeige auf der Waage und fragen sich, ob sie schnell genug oder womöglich gar zu schnell abgenommen haben. Oder sie werden leichtsinnig und glauben, sich nun vielleicht nicht mehr so genau an die Spielregeln halten zu müssen, weil sie schon so viel Gewicht verloren haben.

Ein schlechtes Gewissen macht dick, und Stress auch. Aber ein schlechtes Gewissen zu haben, weil man sich gestresst fühlt, macht noch viel dicker! Also lassen Sie sich in dieser Woche mit Massagen verwöhnen, nehmen Sie ein heißes Bad mit Lavendelöl, versuchen Sie Ihr Herz-Kreislauf-Training ins Grüne zu verlegen und denken Sie an Ihre Essensregeln und -portionen, denn nur so kommen Sie mühelos und erfolgreich durch diese Diät. Einer meiner Klienten erzählte mir mit Sorgenfalten auf der Stirn, dass er einmal zwischendurch Hunger bekommen und zu einer Birne gegriffen habe. Als er die Birne schon fast aufgegessen hatte, fiel ihm ein, dass er ja in Phase 2 war. »Da habe ich richtig Panik bekommen!«, sagte er. Geraten Sie nicht in Panik, denken Sie einfach nur an Ihre Diätregeln.

Schuldgefühle verboten!

In Woche 2 sollten Sie bewusst versuchen, sich von Stress und Schuldgefühlen freizumachen. Denn Stress bewirkt hormonelle Reaktionen in Ihrem Körper, die wir jetzt ganz und gar nicht brauchen können. Also geraten Sie nicht in Stress, nur weil Sie einmal eine Ernährungssünde begangen oder Ihre Diätphasen durcheinandergebracht haben. Machen Sie einfach weiter und passen Sie von nun an besser auf. Sie sollen sich während dieser Diät fantastisch fühlen! Das ist das Beste, was Sie für sich tun können (außer sich an Ihren Diätplan zu halten). Fühlen Sie sich stark, denken Sie daran, dass Sie alles im Griff haben – und wenn Ihnen einmal ein Fehler unterläuft, verzeihen Sie ihn sich und machen Sie einfach weiter. Denn durch Schuldgefühle wird jeder Ausrutscher nur noch schlimmer.

Diese in Phase 2 sehr häufig auftretenden Gefühle erwachsen normalerweise aus der Angst vor den Geschehnissen der Vorwoche und dem Zweifel daran, dass man tatsächlich genussvoll essen und trotzdem abnehmen kann – oder aus dem Gedanken, dass Ihr Abnehmerfolg in der letzten Woche reiner Zufall war und dass so ein Wunder ganz bestimmt nicht in zwei Wochen hintereinander passieren wird. Bei manchen meiner Klienten schleicht sich diese Denkweise sogar schon gegen Ende der ersten Diätwoche ein. Merken Sie sich folgenden wichtigen Satz:

> **Man kann seinen Stoffwechsel nur dann in Ordnung bringen, wenn man bei diesem Heilungsprozess konsequent bleibt.**

Alle Phasen dieser Diät sind sehr intensiv und fokussiert, deshalb verlangen sie dem Körper eine Menge Energie ab, und man kann jede Phase immer nur für kurze Zeit durchhalten. Würde man die einzelnen Diätphasen zu lange ausdehnen, so würden sie den Körper so sehr erschöpfen, dass er die notwendige Arbeit nicht mehr vollbringen kann. Deshalb folgen die Phasen so schnell aufeinander. Aber Sie dürfen sie weder abändern noch improvisieren, sonst funktioniert dieser Prozess nicht!

Einfach im Diät-Takt bleiben

Woche 2 ist Ihre Chance, sich immer mehr in diesen Drei-Phasen-Rhythmus hineinzufinden, mit dem Sie in Woche 1 begonnen haben. Jetzt ist absolut nicht der richtige Zeitpunkt, um irgendetwas daran zu verändern. Stabilität und Konsequenz wirken in allen Lebensbereichen stresslindernd – körperlich ebenso wie seelisch. So bekommt Ihr Körper das Gefühl, dass er sein Fett ruhig verbrennen darf, weil er es nicht mehr zu horten und zu speichern braucht. **Halten Sie sich einfach an das Programm.** Sie werden schon sehen: Es klappt alles ganz prima!

In Woche 2 werden Sie also vielleicht denken: »Oh Gott, ich muss unbedingt etwas an diesem Programm verändern, damit es weiterhin so gut läuft« oder »Oh Gott, ich muss unbedingt etwas an diesem Programm ändern, damit ich nicht weiter so schnell abnehme«. Stopp! Sie brauchen gar nichts zu ändern. Atmen Sie einfach tief durch und beruhigen Sie sich. In Woche 2 stehen keine drastischen Veränderungen an.

JEDES TRAINING HAT EIN ANDERES ZIEL

Und vergessen Sie Ihr phasenspezifisches Training nicht!

1 Absolvieren Sie an einem Tag von Phase 1 ein leichtes bis mittelschweres Herz-Kreislauf-Training, aber versuchen Sie in dieser Woche zur Abwechslung einmal draußen im Freien zu trainieren oder gehen Sie zu einem Tanzkurs mit Musik, die Sie gerne mögen.

2 An einem Tag von Phase 2 sollten Sie Gewichte heben und sich dabei richtig ins Zeug legen. Setzen Sie sich dazu ruhig einen Kopfhörer mit lauter Rockmusik auf und kommen Sie gehörig ins Schwitzen! Reagieren Sie den ganzen Frust und Stress, den Sie in dieser Woche vielleicht erlebt haben, im Fitnessstudio ab.

3 Und vergessen Sie auch nicht, sich in Diätphase 3 mindestens an einem Tag eine extrem entspannende Aktivität zu gönnen – zum Beispiel sanfte Yoga-Übungen oder eine Massage. Ich habe gesehen, dass viele Massageschulen kostenlose oder zumindest stark preisreduzierte Massagen anbieten, und die Schüler dort machen ihre Sache normalerweise sehr gut, weil sie ihre Lehrer beeindrucken wollen.

Wenn Ihnen diese körperlichen Aktivitäten guttun und Sie sich gerne mehr davon gönnen würden, dann nur zu! Sie müssen lediglich darauf achten, dass sie zu Ihrer Diätphase passen. Sie können Ihr Herz-Kreislauf-Training also gerne auch an beiden Phase-1-Tagen machen – aber nicht in Phase 2 oder 3. Halten Sie sich in Phase 2 ans Gewichtheben und in Phase 3 an stressabbauende Aktivitäten. Denn bei körperlicher Aktivität schüttet Ihr Gehirn Endorphine (Wohlfühlhormone) aus, und Ihr Speiseplan in dieser Woche ist auch wieder ein gutes Crosstraining für Ihren Stoffwechsel. Damit regen Sie Ihre fünf wichtigsten Abnehmfaktoren an, geben ihnen neue Nahrung – und bringen dabei gleichzeitig Ihr System aus Gehirn-, Körpersubstanzen und Hormonsystem ins Gleichgewicht.

Stattdessen sollen Sie sich jetzt einfach weiter an den Aspekten meiner Diät freuen, die Ihnen in der letzten Woche so gut gefallen haben. Vielleicht haben Sie jetzt Lust, ein paar neue Lebensmittel auszuprobieren, an die Sie sich letzte Woche noch nicht herangewagt haben? Außerdem sollten Sie sich in dieser zweiten Woche ruhig ein bisschen dafür interessieren, was in Ihrem Körper jetzt so alles passiert. Aber gehen Sie sorgenfrei und mit freudigem Staunen an diese Veränderungen heran! **In der ersten Woche ging es vor allem darum, Vertrauen aufzubauen. In der zweiten Woche sollen Sie offen bleiben und neugierig sein.**

Also versuchen Sie, nicht unüberlegt auf die Veränderungen in Woche 1 zu reagieren. Was Sie jetzt erleben, ist eine Reaktion Ihres Körpers auf ein paar ziemlich tiefgreifende Stoffwechselveränderungen, also müssen Sie Überzeugungsarbeit leisten. Sagen Sie Ihrem Körper: »Ja, wir werden das jetzt wirklich durchziehen, und ja, wir haben alles, was wir brauchen. Wir haben genügend Obst, Fette, Kohlenhydrate und Eiweiß. Keine Angst: Ich werde dich nicht überfüttern, aber auch nicht aushungern. Es wird immer genug zu essen geben.« Denn genau dieses Gefühl braucht Ihr Körper; und diese Botschaft können Sie am besten von Ihrem Gehirn an Ihren Stoffwechsel übermitteln, indem Sie sich beruhigen, genau auf die Vorgänge in Ihrem Körper achten und sich weiterhin an die Diätvorgaben halten.

Rechts finden Sie wieder ein Beispiel für Ihren Speiseplan in Woche 2.

Kreativität ist erlaubt

Denken Sie daran: Im Rahmen der Regeln dürfen Sie so kreativ sein, wie Sie möchten. Und kochen Sie weiter fleißig Diätgerichte vor! Wenn Sie in Woche 1 genügend Gerichte vorbereitet und eingefroren haben, werden Sie nächste Woche kaum mehr etwas kochen müssen – es sei denn, Sie haben Lust darauf. Machen Sie, ehe Sie für Ihren Speiseplan in Woche 3 einkaufen gehen, lieber erst einmal eine Bestandsaufnahme Ihrer Vorräte und gestalten Sie die Mahlzeiten dementsprechend: Haben Sie vielleicht noch ein paar Abendessen in Ihrer Gefriertruhe, die Ihnen besonders gut geschmeckt haben? Sind noch rohe Mandeln oder eingefrorene Mangos übrig? Überlegen Sie sich, was alles noch verbraucht werden muss, und tragen Sie es in Ihren Speiseplan für nächste Woche ein. Allmählich purzeln Ihre Pfunde, und Sie sehen wirklich toll aus und fühlen sich auch so. Wahrscheinlich spüren Sie den Verbrennungsprozess in Ihrem Körper – all das Fett, das jetzt wegschmilzt wie Butter an der Sonne, weil Sie Ihr Stoffwechselfeuer in Gang gebracht haben. Also freuen Sie sich am Knistern im Kamin! Dabei vergeht Woche 2 garantiert wie im Flug.

SPEISEPLAN FÜR WOCHE 2
PHASE 1: ENTLASTEN – STRESS ABBAUEN

	Montag	Dienstag
Aufwachzeit	___:___	___:___
Gewicht	_____ kg	_____ kg
Frühstück	Arme Ritter mit Erdbeeren (Seite 211)	Frucht-Smoothie mit Haferflocken (Seite 210)
Snack	2 Aprikosen	1 Tasse Mangoscheiben
Mittagessen	Apfel-Gemüsesalat mit Thunfisch (Seite 212)	2 Tassen Reis mit Gemüse und Schinken (Seite 218)
Snack	1 Tasse-Cantaloupe-Melonenwürfel	1 Orange
Abendessen	2 Tassen Reis mit Gemüse und Schinken (Seite 218)	Schweinelende mit Ananas (Seite 220)
Training	_____	_____
Wassermenge	_____ l	_____ l

1 TASSE

entspricht etwa 240 ml Fassungsvermögen.

SPEISEPLAN FÜR WOCHE 2
PHASE 2: SPEICHERFETT FREISETZEN

	Mittwoch	Donnerstag
Aufwachzeit	___:___	___:___
Gewicht	_____ kg	_____ kg
Frühstück	Spanisches Eiweiß-Rührei (Seite 226)	Eiweiß-Pilz-Omelett (Seite 225)
Snack	Roastbeef-Gurken-Wrap (Seite 231)	Räucherlachs mit Gurke (Seite 238)
Mittagessen	Gefüllte Paprika mit Thunfischsalat (Seite 228)	Rumpsteak auf Blattspinat (Seite 229; verwenden Sie dazu Reste vom letzten Abendessen)
Snack	30 bis 60 Gramm gewürzte und getrocknete Fleischstreifen (Seite 239)	3 hartgekochte Eiweiße mit Meersalz und Pfeffer
Abendessen	Rumpsteak mit Brokkoli (Seite 237)	2 Tassen Pikante Kohlsuppe mit Rindfleisch (Seite 233)
Training	_____	_____
Wassermenge	_____ l	_____ l

1 TASSE
entspricht etwa 240 ml Fassungsvermögen.

SPEISEPLAN FÜR WOCHE 2
PHASE 3: ANFEUERN – DAS STOFFWECHSELFEUER ENTFACHEN

	Freitag	Samstag	Sonntag
Aufwachzeit	___:___	___:___	___:___
Gewicht	_____ kg	_____ kg	_____ kg
Frühstück	Gurken-Hummus-Toast (Seite 241)	Beeren-Haferflocken-Smoothie (Seite 241)	Spiegelei-Toast mit Tomate (Seite 243)
Snack	¼ Tasse rohe Nüsse mit Nashi-Birne, Limettensaft und Meersalz	¼ Tasse rohe Mandeln	Stangensellerie und 2 EL Mandelbutter
Mittagessen	Thunfischsalat auf Chicorée (Seite 247)	Tomaten-Basilikum-Salat (Seite 245)	Spinat-Salat mit Shrimps (Seite 244)
Snack	¼ Tasse rohe Pistazien	½ Avocado in Scheiben mit Meersalz	Süßkartoffel-Hummus mit Gurke (Seite 259)
Abendessen	Rosmarin-Schweinelende mit Süßkartoffeln (Seite 253)	Ofenlachs mit Süßkartoffel (Seite 254)	Heilbutt mit Kokos-Pekannuss-Kruste (Seite 256)
Training	_____	_____	_____
Wassermenge	_____ l	_____ l	_____ l

3

Halbzeit: Woche 3

»WENN DU MICH JETZT SCHON SO SCHÖN FINDEST ...«

Nach zwei Fast-Metabolism-Diätwochen fällt wahrscheinlich jedem auf, wie viel Sie inzwischen abgenommen haben. In Woche 3 berichten mir meine Klienten, dass jetzt endlich das eintrifft, was ich ihnen die ganze Zeit über prophezeit habe: Sie begreifen, **dass dieses Programm tatsächlich funktioniert.** Sie lassen ihre Befürchtungen los und glauben daran, dass man ohne Hungern abnehmen kann.

Jetzt geht es Ihnen gut mit dem Programm. Sie wissen, was Sie tun. Sie machen Riesenschritte und stellen fest, wie Ihr Körper darauf antwortet. In dieser Woche läuft tatsächlich eine tiefgreifende Veränderung in Ihnen ab: Jetzt glauben Sie an sich selbst und sind überzeugt davon, dass Sie Ihren Stoffwechsel wieder in Schwung bringen können.

In dieser Woche berichten mir meine Klienten normalerweise auch immer wieder, wie viele Komplimente sie jetzt bekommen. Woche 3 ist die, in der sich alle Leute nach Ihnen umdrehen! Sie haben neue Energie und neues Selbstbewusstsein und sehen wirklich großartig aus. In Woche 3 wird vielen meiner Klienten endlich klar, wie mühelos das Abnehmen mit der Fast-Metabolism-Diät ist. Sie können ein Sozialleben führen, mit anderen zusammen essen und müssen sich nicht isoliert fühlen. Es gibt so viele großartige Essensmöglichkeiten, dass sich die Fast-Metabolism-Diät leichter ins Alltagsleben einbauen lässt, als sie es je für möglich gehalten hätten.

Dennoch ... **auch diese Woche hält eine besondere Herausforderung für Sie bereit.** Deshalb bezeichne ich sie gerne als die Woche, in der man leicht übermütig wird, oder die »Wenn du findest, dass ich jetzt schon so gut aussehe, dann warte ab, bis du mich mit einem Drink in der Hand siehst«-Woche.

Sie haben inzwischen fünf, vielleicht sogar sechs oder sieben Kilo abgenommen und denken: »Hey, es ist ja gar nicht so schwer. Das ist mein Ass im Ärmel. Wenn ich jetzt ein bisschen schummle, schadet das überhaupt nichts. Ich kann jederzeit wieder von vorn anfangen und noch mehr abnehmen.« Also lassen Sie immer öfter mal fünfe gerade sein. »Warum soll ich mir auf dieser Party nicht ein paar Gläschen Wein gönnen?«, denken Sie. Oder: »Nur ein kleines Stück Kuchen, das kann doch nichts schaden«, oder Sie fangen morgens wieder an, Ihren Latte macchiato zu trinken und so weiter. Allmählich fallen Sie immer mehr in die alten Gewohnheiten zurück, durch die Ihr Stoffwechsel einst so sehr aus dem Gleis geraten ist.

Denken Sie daran: Sie sollen sich nicht für den Rest Ihres Lebens an meine Diät halten. Mein Ziel ist es, Ihren Stoffwechsel so auf Vordermann zu bringen, dass Sie bei Familien- oder Grillfesten und Geburtstagsfeiern wieder ganz normal essen können, ohne dass es dabei gleich zu dieser aggressiven Gewichtszunahme kommt, die so typisch für einen langsamen Stoffwechsel ist.

Ich möchte, dass Sie Ihr Leben genießen können und nur vor oder nach einem größeren Event ein paar Sicherheitsvorkehrungen treffen. Und Sie sollen auch weiterhin bei Ihrem Training bleiben und ansonsten ein normales Leben führen – mit Partys und Restaurantbesuchen.

Aber es dauert 28 Tage, bis Sie dieses Ziel erreicht haben. Das ist und bleibt so und ist nicht verhandelbar. Also bleiben Sie dran – auch wenn Sie sich jetzt pudelwohl fühlen, Ihr Leben genießen und jede Menge Zuversicht haben. Woche 3 ist eine gefährliche Woche.

WIE SIE SICH IN DIESER WOCHE FÜHLEN WERDEN

Natürlich wollen Sie abnehmen. Und mit der Fast-Metabolism-Diät werden Sie dieses Ziel auch erreichen. Doch jetzt – in Woche 3 – sollte Ihnen endgültig klar sein, dass diese Gewichtsabnahme nicht mein Hauptziel für Sie ist.

Ich will Sie an einen Punkt bringen, an dem Sie nicht mehr ständig Diät halten müssen, sondern ein erfülltes, beglückendes Leben führen können. Wenn Sie bis jetzt bereits viel abgenommen haben, ist das natürlich sehr schön – aber das bedeutet noch lange nicht, dass Ihr Stoffwechsel tatsächlich schon in Topform ist. Ich bin noch lange nicht fertig mit Ihnen!

Alles braucht seine Zeit

Bei der Fast-Metabolism-Diät passieren zwei Dinge: Wir machen Ihren Stoffwechsel gesund und kurbeln ihn gleichzeitig an, sodass er wieder schneller arbeitet. Beides kann sehr rasch gehen, es kann aber auch sein, dass dieser Prozess etwas länger dauert.

Oft tritt erst in Woche 3 eine durchschlagende Wirkung ein: Jetzt kommt Ihr Stoffwechsel so richtig in Schwung. Meiner Erfahrung nach dauert dieser Prozess vor allem bei Klienten, die sich lange Zeit mit Low-Carb-Diäten herumgequält haben, etwas länger. Eine meiner Klientinnen hatte jahrelang weder Obst noch Getreideprodukte gegessen. Sie hatte nicht einmal Naturreis angerührt, sondern sich nur noch von Fleisch, Fisch und Gemüse ernährt. Als diese Frau zum ersten Mal in meine Praxis kam, war sie voller Befürchtungen. Sie erklärte mir, dass sie die Lebensmittel auf meinen Listen beim besten Willen nicht essen könne. »Ich nehme ja schon eineinhalb Kilo zu, wenn ich eine Scheibe Toast nur anschaue«, sagte sie. Das passiert tatsächlich vielen Leuten, die zu lange nach einer Low-Carb-Diät gelebt haben: Sie werden kohlenhydratintolerant und nehmen schon von der kleinsten Menge Kohlenhydrate zu.

Im Reparaturstadium

In den ersten zwei Wochen nahm diese Klientin kaum ab und machte sich daher natürlich große Sorgen. Doch ich machte sie darauf aufmerksam, dass sie jetzt zumindest viele hundert Gramm Kohlenhydrate essen konnte und trotzdem nicht zunahm. Das war das Reparaturstadium: **Ihr Körper musste erst wieder lernen, wie man die Nährstoffe in kohlenhydratreichen Lebensmitteln richtig verwertet.** Erst nachdem er das gelernt hatte, konnte es mit der Gewichtsabnahme losgehen: Ehe ihr Stoffwechsel beginnen konnte, die aufgenommene Nahrung schnell zu verbrennen, mussten die Schäden, die sie mit ihrer jahrelangen kohlenhydratarmen Ernährung angerichtet hatte, erst einmal behoben werden.

Wenn Sie in den ersten zwei Wochen dieser Diät nicht so viel abgenommen haben, wie Sie gehofft hatten, denken Sie also einfach daran, wie viele wunderbare nährstoffdichte Kohlenhydratprodukte und wie viel gesunde Fette Sie inzwischen zu sich genommen haben. Auch wenn Sie nicht abnehmen, sondern Ihr Gewicht einfach nur halten, laufen in Ihrem Körper jetzt trotzdem wichtige Stoffwechselreparaturvorgänge ab. Und wenn es dann endlich mit der Gewichtsabnahme losgeht? Dann haben Sie Ihren Stoffwechsel nicht nur in Ordnung gebracht, sondern gleichzeitig auch drastisch beschleunigt. Sie haben nicht nur gelernt, Ihr Essen zu verbrennen, sondern auch, Ihre Fettspeicher zum Schmelzen zu bringen. Haben Sie bei den Reparaturarbeiten also Geduld.

> Mir ist es viel wichtiger, Ihnen wieder zu einem schnellen, gesunden, optimal funktionierenden Stoffwechsel zu verhelfen. Sie sollen zu Ihrem Wohlfühlgewicht und zu einer gesunden Ernährungs- und Lebensweise finden.

Denken Sie daran: **Bei der Wiederherstellung Ihres Stoffwechsels geht es nicht nur ums Abnehmen** – obwohl auch das ab einem bestimmten Zeitpunkt automatisch passieren wird, wenn Sie zu viel unliebsames Gewicht mit sich herumschleppen. Es geht vielmehr darum, dass Ihr Körper wieder lernt, Ihrem Essen die wichtigen Nährstoffe zu entziehen und zu normalen, zu ihm passenden biochemischen und physiologischen Reaktionen fähig ist. Dazu gehören so wichtige Dinge wie eine ausbalancierte Ausschüttung von Geschlechtshormonen, eine gute, reine Haut, gesunde Haare und Nägel und messerscharfe Gehirnfunktionen sowie die Vorbeugung von Diabetes, Herz-Kreislauf-Beschwerden, Schlaganfall und Brustkrebs durch ein starkes Immunsystem. Die Gewichtsabnahme ist nur ein erfreulicher Nebeneffekt des schnellen, aktiven Stoffwechsels, den Sie im Lauf dieser Diät entwickeln werden.

In Wirklichkeit geht es um etwas weit Größeres. Feiern Sie Ihren Erfolg, aber klopfen Sie sich in Ihrer Begeisterung nicht so fest auf die Schultern, dass Sie das Gleichgewicht verlieren! Feiern Sie nicht, indem Sie von dem Programm abweichen, bevor Sie den gesamten Heilungszyklus abgeschlossen haben. Es gibt viele andere Möglichkeiten, Ihren Erfolg zu feiern, die nichts mit Essen zu tun haben: Nehmen Sie schon mal ein paar neue Kleidungsstücke in Augenschein. Gönnen Sie sich ein Körperpeeling, einen Besuch bei der Kosmetikerin oder eine Pediküre oder nehmen Sie sich vielleicht sogar vor, sich mit einem Yoga-Retreat oder einem Gesundheits- und Wellnessurlaub zu belohnen, wenn Sie diese 28 Tage wirklich erfolgreich hinter sich haben.

Nicht schummeln!

Das ist sehr wichtig, und ich kann es gar nicht oft genug betonen: Wenn Sie jetzt schummeln oder aufgeben, wiederholen Sie damit uralte, kontraproduktive Denk- und Verhaltensmuster. Sicherlich erinnern Sie sich noch an das Prinzip, nach dem Sie bisher gelebt haben – dieses Gefängnis, aus dem ich Sie rauszuholen versuche. Es ist der Gedanke: »Ich werde immer Diät halten müssen« oder »Ich muss erst mal eine Diät machen, um in diese Kleider zu passen oder zu dieser Party gehen zu können«. Das uralte Muster: »Mein Gewicht ist so außer Kontrolle geraten, und ich bin so unzufrieden mit meinem Körper, dass ich zu jedem Opfer bereit wäre, um etwas daran zu ändern.« Erinnern Sie sich noch daran?

Ich will, dass Sie sich nie wieder so fühlen. Genau darum geht es bei dieser Aktivierung Ihres Stoffwechsels. Wenn Ihr Stoffwechselfeuer fleißig brennt, werden Sie immer in diese Kleidungsstücke hineinpassen oder zu dieser Party gehen

können. Sie sollen nie wieder das Gefühl haben, dass Ihr Gewicht außer Kontrolle geraten ist. **Sie sollen nie wieder unzufrieden mit Ihrem Körper sein.** Sie sollen ganz normal essen. Denn bei dieser Diät geht es nicht einfach nur um eine vorübergehende Gewichtsabnahme.

> Bei dieser Diät lernen Sie, Ihren Stoffwechsel durch Essen neu zu programmieren, statt ihn durch Diäten zu verlangsamen. Inzwischen ist dieser Prozess bei Ihnen in vollem Gang – Sie stecken mitten in einem biochemischen, neurochemischen und physiologischen Wandlungsprozess, der Ihnen einen Super-Stoffwechsel bescheren wird.

Manchmal fühlen sich meine Klienten versucht, ihre Diät in dieser Woche zu beenden. Tun Sie das nicht! **Beim ersten Mal müssen Sie unbedingt die ganzen 28 Tage durchhalten.** Später können Sie diese Diät immer wieder machen, um noch ein bisschen mehr abzunehmen oder Ihr Gewicht zu halten, und dann können Sie ruhig nur eine oder zwei Diätwochen hintereinander absolvieren. Das ist überhaupt kein Problem. Viele meiner Klienten wiederholen die Fast-Metabolism-Diät alle drei Monate, um ihren Körper immer wieder aufs Neue zu aktivieren, damit ihr Stoffwechsel auch weiterhin so perfekt funktioniert. Dieses regelmäßige Schüren Ihres Stoffwechselfeuers ist gut für Ihren Organismus. Es regt die Nährstoffaufnahme an und erinnert Ihren Körper immer wieder daran, dass er diese Nährstoffe in die richtigen Substanzen und Strukturen umwandeln soll, zum Beispiel in Muskelmasse, Knochen, Hormone und Neurobotenstoffe, die dafür sorgen, dass Sie sich so richtig wohl in Ihrer Haut fühlen. Manche meiner Klienten machen diese Diät auch nur ein- oder zweimal pro Jahr, um sich immer wieder vor Augen zu halten, wie ein gesundes, ausgewogenes Ernährungsprogramm aussieht. Das sind wirklich ausgezeichnete und sehr wirksame Strategien, auf die sie dabei im Lauf der Zeit gekommen sind, aber Sie stecken momentan noch mitten im ersten, 28-tägigen Diätprogramm, und davon dürfen Sie auf gar keinen Fall abweichen!

Einige meiner Klienten sind Basketballer oder Schauspieler oder Sänger, die sich für NBA-Playoff-Spiele in Form bringen oder auf dem roten Teppich eine gute Figur machen oder anstrengende Konzerttourneen durchstehen müssen. Bei diesen Menschen bestehe ich auch immer unerbittlich darauf, dass sie sich so lange an meinen Plan halten, bis ihre große Show beginnt.

LASSEN SIE IHR TRAINING JETZT NICHT SCHLEIFEN!

Bitte vergessen Sie nicht, Ihr phasenspezifisches Training fortzuführen: ein bis zwei Tage mittelschweres Herz-Kreislauf-Training in Phase 1, ein bis zwei Tage intensives Gewichtheben in Phase 2 und eine super-entspannende Aktivität an einem bis drei Tagen von Phase 3. Jetzt ist nicht der richtige Zeitpunkt, Ihr Training schleifen zu lassen! Denn inzwischen setzt Ihr Körper sein Speicherfett sehr schnell frei und ist fleißig damit beschäftigt, dieses Fett in Brennstoff umzuwandeln. Schließlich wollen Sie nicht, dass es an einer anderen Stelle Ihres Körpers wieder ansetzt, sondern Sie wollen es durch Bewegung verbrennen oder in Muskelmasse umwandeln! Denken Sie daran, sich bei Ihrem Training in den nächsten 28 Tagen immer ganz genau an Ihre jeweilige Diätphase zu halten. Sonst kann dieser Umwandlungsprozess nicht richtig ablaufen.

Um Muskeln aufzubauen, müssen Sie sich bewegen. Nutzen Sie Ihre neue Energie und Ihr neu gewonnenes Selbstvertrauen, um Ihr Training von Woche zu Woche in jeder Phase ein bisschen zu steigern. Sie werden jetzt immer schneller und stärker und können sich auch immer besser entspannen, also nutzen und genießen Sie diese Fähigkeiten! Ihr Körper verändert sich jetzt so schnell, dass Sie förmlich dabei zusehen können.

Es sind nur 28 Tage

Nun, da Ihr Stoffwechsel sich mitten in seinem Reparaturprozess befindet, ist es wichtiger denn je, die Diätregeln gewissenhaft zu befolgen. Nein, ich lasse Sie jetzt noch nicht von der Leine – Ihre große Show wartet noch auf Sie! Die beginnt erst 28 Tage, nachdem Sie mit der Fast-Metabolism-Diät angefangen haben. Dann können Sie nach Herzenslust mit Ihrer schönen, neuen Figur angeben. Diese restlichen zwei Diätwochen sind nicht nur wichtig für die Genesung und Aktivierung Ihres Stoffwechsels, sie sind auch **der letzte Anstoß, den Ihr Körper braucht, um Kalorien wirklich blitzschnell verbrennen** zu können. Wenn Sie dieses Programm vorzeitig abbrechen, hat Ihr Körper die drei Diätphasen nur zweimal durchlaufen. Er hat seinen Reparaturzyklus also noch nicht abgeschlossen. Nehmen Sie Ihre Wäsche etwa schon vor dem Spülvorgang aus der Waschmaschine? Fahren Sie während des Ölwechsels von der Tankstelle weg? Oder setzen Sie sich mitten in einer Notoperation auf und sagen dem Arzt: »Ich glaube, das reicht für heute, Herr Doktor«?

Als ich noch jünger war, hatte ich einmal einen schweren, lebensgefährlichen Autounfall. Danach brauchte ich jahrelang Physiotherapie, Ergotherapie und Logopädie. Das war eine schwere, erschöpfende Zeit für mich, aber zum Glück hatte ich einen sehr guten Chirurgen, dem es wirklich wichtig war, dass ich die Zusammenhänge meiner Therapie verstand. Diesem Mann waren wegen seiner hervorragenden Leistungen bei der Rehabilitation von NFL-Spielern, Golf- und Hockey-Profis schon mehrere Super-Bowl-Ehrenringe verliehen worden, und er sagte immer zu mir: »Ob wir mit unseren Rehabilitationsmaßnahmen erfolgreich gewesen sind, wissen wir erst, wenn Sie wieder auf dem Spielfeld stehen.« Das war seine Devise. Also visualisierte ich mich als Sportlerin, die wieder an den Wettkämpfen teilnehmen wollte. Bei der Physiotherapie ging es nicht nur darum, meinen Bewegungsradius zu erweitern. Ich wollte wieder zu Spitzenleistungen fähig sein.

Mit der Fast-Metabolism-Diät ist es genauso. Dabei geht es nicht einfach nur ums Abnehmen, sondern darum, wieder richtig essen zu können und den Stoffwechsel eines Profisportlers zu entwickeln. Sie sollen die soziale Isolation durch ständige einsame Diäten endlich hinter sich lassen und wieder mit Spaß am Spiel des Lebens teilnehmen können.

Mein Arzt war genauso unerbittlich wie ich. Er erklärte mir, dass ich seine Anweisungen bedingungslos befolgen müsse. Ich musste konsequent sein. Ich durfte nicht in meinen Bemühungen nachlassen. Und ich musste mich genau an die Spielregeln halten. Wenn ich nicht regelmäßig zu meinen Terminen kam, behandelte er mich nicht, und ich musste erst sein ganzes Programm absolvieren, ehe er bereit war, mich aus seiner Obhut zu entlassen.

Auch ich bin jetzt noch nicht bereit, Sie zu entlassen. Das tue ich erst nach vier Wochen und keinen Tag eher. Egal, wie

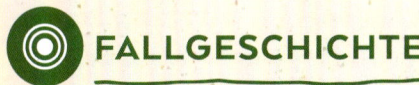

FALLGESCHICHTE

Porträt einer Schummlerin

Eine Klientin namens Layla nahm mit der Fast-Metabolism-Diät viel ab – aber nicht in Woche 3. In dieser Woche legte sie sogar wieder zu und zwar genau aus dem Grund, vor dem ich Sie gerade gewarnt habe: Sie sah jetzt schon toll aus, und das wusste sie auch ganz genau! Also hatte sie das Gefühl, aus dem Schneider zu sein. Außerdem war sie immer furchtbar beschäftigt. Also fing Layla an, hier und da ein bisschen zu schummeln, trank weniger Wasser, aber dafür Wein und gönnte sich auch ab und zu ein kleines Dessert. Außerdem ließ sie am Montag das Mittagessen ausfallen und aß abends Käsekuchen. Um diese Sünden wiedergutzumachen, verkleinerte sie ihre Obstportionen bei den Mittagsmahlzeiten in Phase 1 (was nicht funktioniert). Dann aß sie in Phase 2 auch noch Lamm, obwohl es das nur in Phase 3 gibt. So kam ihre Gewichtsabnahme zum Stillstand, und an einem Tag nahm sie sogar ein Pfund zu.

Layla war einfach noch nicht so weit, sich diese Freiheiten leisten zu können. Ihr Stoffwechsel funktionierte zwar immer besser, aber ganz in Ordnung war er noch lange nicht. Und obwohl sie in dieser Woche ganz besonders viel zu tun hatte, war es ein großer Fehler, zu wenig Wasser zu trinken. Wasser ist wichtig, um die Giftstoffe, die aus dem vielen verbrannten Fett freigesetzt werden, aus Ihrem Körper herauszuspülen. Wenn Sie in dieser Woche zu wenig Wasser trinken, werden Ihre Nebennierenhormone Ihrem Körper das Signal geben, seine Gewichtsabnahme zu verlangsamen, weil er ja erst einmal mit der Ausscheidung der vielen Toxine nachkommen muss, die jetzt freigesetzt werden. Außerdem müssen Sie sich bis zum Ende der 28 Tage an Ihre Diätphasen halten und dürfen nicht mehr, aber auch nicht weniger essen. Lassen Sie keine Haupt- oder Zwischenmahlzeit weg! Essen Sie auch nichts, was nicht Ihrer Diätphase entspricht, solange Ihr Körper noch nicht bereit dafür ist – und vorläufig ist er das noch nicht.

Aber keine Sorge: Layla kam wieder auf den richtigen Kurs, warf ihr schlechtes Gewissen mitsamt ihren überflüssigen Pfunden über Bord – und jetzt sieht sie wirklich toll aus! Sie hat nur etwas länger gebraucht.

gut Sie jetzt aussehen (und egal, ob Sie mit einem Drink in der Hand noch besser aussehen würden) – warten Sie noch ein bisschen mit diesem Drink! Checken Sie noch nicht aus, denn wir sind noch nicht fertig.

Dieses Diätprogramm ist keine schnelle Lösung. Und Woche 3 ist ganz besonders wichtig.

Also bleiben Sie konsequent, behalten Sie Ihr Ziel im Auge und denken Sie daran, was Sie dadurch gewinnen werden: einen schnellen Stoffwechsel und die Aussicht, nie wieder auf »richtiges« Essen verzichten zu müssen!

IHR SPEISEPLAN FÜR WOCHE 3

Ich habe auch diesmal wieder einen Speiseplan für Sie vorbereitet, dem Sie genau entnehmen können, was in dieser Woche auf Ihrem Speisezettel steht. Denken Sie daran: Innerhalb einer Diätphase können Sie die Mahlzeiten ruhig austauschen oder sich nur auf bestimmte Gerichte beschränken. Wenn Sie in dieser Woche gar nicht kochen, sondern nur Reste von Woche 1 verwerten möchten, ist das auch in Ordnung. Oder vielleicht haben Sie jetzt Lust, zur Abwechslung einmal nur die neuen Gerichte auszuprobieren? Auch das ist eine prima Idee! Solange Sie sich bei Ihren Haupt- und Zwischenmahlzeiten an die jeweilige Diätphase und an die richtigen Portionsgrößen halten, können Sie diesen Plan ruhig nach

und nach an Ihre persönlichen Bedürfnisse anpassen.

Vielleicht sollten Sie sich jetzt auch noch einmal die Spielregeln für einen schnellen Stoffwechsel (siehe Seite 116) durchlesen. Fangen Sie bloß nicht damit an, jetzt zu improvisieren oder etwas an Ihren Diätphasen zu verändern! Sie sehen inzwischen zwar schon sehr gut aus, dürfen aber trotzdem noch nicht so essen, als hätten Sie bereits einen schnellen Stoffwechsel.

Bleiben Sie stark, denn jetzt sehen Sie großartig aus – und Sie wollen doch sicherlich, dass das so bleibt! Jetzt haben Sie nur noch zwei Diätwochen vor sich, und die letzte Woche ist kinderleicht, denn bis dahin sind Sie längst zum Fast-Metabolism-Diätprofi geworden. Ihre Pfunde purzeln immer weiter – also halten Sie sich an meinen Plan und ziehen Sie die Sache durch bis zum Schluss.

SPEISEPLAN FÜR WOCHE 3
PHASE 1: ENTLASTEN – STRESS ABBAUEN

	Montag	Dienstag
Aufwachzeit	__:__	__:__
Gewicht	_____ kg	_____ kg
Frühstück	Mango-Fatburner-Smoothie (Seite 210)	Beeren-Müsli (Seite 210)
Snack	1 Orange	1 Tasse TK-Ananaswürfel
Mittagessen	Apfel-Gemüsesalat mit Thunfisch (Seite 212), 15 Reiscracker	Mediterranes Hähnchen mit Wildreis (Seite 220)
Snack	1 Tasse Granatapfelkerne	1 Orange
Abendessen	Mediterranes Hähnchen mit Wildreis (Seite 220)	Pikantes Putenchili (Seite 216)
Training	_____	_____
Wassermenge	_____ l	_____ l

1 TASSE

entspricht etwa 240 ml Fassungsvermögen.

SPEISEPLAN FÜR WOCHE 3
PHASE 2: SPEICHERFETT FREISETZEN

	Mittwoch	Donnerstag
Aufwachzeit	—:—	—:—
Gewicht	_____ kg	_____ kg
Frühstück	Spanisches Eiweiß-Rührei (Seite 226)	Eiweiß-Pilz-Omelett (Seite 225)
Snack	Gewürzte und getrocknete Fleischstreifen (Seite 239)	½ Portion Gurken-Thunfisch-Salat (Seite 229)
Mittagessen	Roastbeef-Salat-Wrap (Seite 231)	Blattspinatsalat und Heilbutt vom Grill mit Brokkoli (Seite 235)
Snack	½ Portion Gurken-Thunfisch-Salat (Seite 229)	Roastbeefaufschnitt und Gurkenscheiben
Abendessen	Heilbutt vom Grill mit Brokkoli (Seite 235)	Schweinelende mit Peperoni (Seite 236)
Training	_____	_____
Wassermenge	_____ l	_____ l

1 TASSE entspricht etwa 240 ml Fassungsvermögen.

SPEISEPLAN FÜR WOCHE 3
PHASE 3: ANFEUERN – DAS STOFFWECHSELFEUER ENTFACHEN

	Freitag	Samstag	Sonntag
Aufwachzeit	___:___	___:___	___:___
Gewicht	_____ kg	_____ kg	_____ kg
Frühstück	3B-Toast (Seite 241)	Beeren-Haferflocken-Smoothie (Seite 241)	Stangensellerie mit Mandelbutter mit Kokos- oder Bitterschokoladenchips
Snack	60 g Shrimps mit Zitronenschnitzen	½ Avocado mit Meersalz	Eiersalat mit Oliven (Seite 246)
Mittagessen	Eiersalat mit Oliven (Seite 246) und Tomaten	Thunfischsalat auf Chicorée (Seite 247)	Kokos-Curry-Hähnchen (Seite 251)
Snack	¼ Tasse rohe Mandeln	Eiersalat mit Oliven (Seite 246)	¼ Tasse rohe Mandeln
Abendessen	Gemüse-Shrimps-Pfanne (Seite 254)	Kokos-Curry-Hähnchen (Seite 251)	Gemüse-Hähnchenpfanne mit Sesam (Seite 250)
Training	_____	_____	_____
Wassermenge	_____ l	_____ l	_____ l

175

Fast am Ziel: Woche 4

ENDSPURT

Ich bin so stolz auf Sie. Nun haben Sie es bis Woche 4 geschafft! Inzwischen haben Sie sich wahrscheinlich nicht nur ein neues Essverhalten, sondern auch eine andere Einstellung zum Essen angewöhnt. Für viele von Ihnen war das sicher eine große Umstellung. **Aber Sie haben es geschafft!** Jetzt steht Ihnen also nur noch eine letzte Diätwoche bevor.

Und dann geben Sie zum Schluss noch einmal richtig Gas.

Seien Sie stark. Seien Sie perfekt. Machen Sie Ihre Sache noch besser als je zuvor. Halten Sie sich ganz genau an die Vorschriften für die drei Diätphasen und vergessen Sie auch Ihr phasenspezifisches Training nicht. Schließen Sie Ihren Gesundungsprozess ab und entfachen Sie Ihr Stoffwechselfeuer so, dass es für den Rest Ihres Lebens lichterloh brennt.

In dieser Woche sollten Sie übrigens auch alles erledigen, was Sie in diesen vier Wochen unbedingt machen wollten und wozu Sie vielleicht noch nicht gekommen sind. Blättern Sie den Rezeptteil dieses Buches durch: Gibt es Rezepte, die Sie noch nicht ausprobiert haben? Dann nichts wie los! (Falls es für Sie einfacher ist, können Sie

WIE GING ES IHNEN BISHER?

Nun sollten Sie darauf zurückblicken, wie es Ihnen in den letzten 21 Tagen ergangen ist. Egal, ob Sie sich an meine Speisepläne gehalten oder eigene aufgestellt haben – schauen Sie sie jetzt noch einmal an und ziehen Sie Bilanz:

- Womit haben Sie bei dieser Diät besonders großen Erfolg gehabt und womit nicht? Haben Sie Ihre Spinat- und Brokkoli-Portionen in Phase 2 vergrößert, und glauben Sie, dass Sie dadurch besser satt geworden sind und noch mehr abgenommen haben? Haben die Armen Ritter in Phase 1 Sie mehr gesättigt, als einfach nur ein Toast mit Obst zum Frühstück?

- Haben Ihnen die Müslis oder Chiligerichte ein angenehmes Gefühl von Wärme und Zufriedenheit geschenkt?

- Worin lagen die bisherigen Schlüssel zu Ihrem Abnehmerfolg? In dieser Woche sollten Sie darüber nachdenken, was Ihnen an unserer Diät besonders gut gefallen hat.

- Was hat Ihren Stresshormonspiegel gesenkt und dafür gesorgt, dass Sie sich pudelwohl fühlten?

natürlich auch bei Ihren Lieblingsrezepten oder den Resten aus den letzten Wochen bleiben.) Wenn es phasenspezifische Übungen gibt, die Sie noch nicht gemacht haben (vielleicht ein Meditationskurs oder ein Atemübungsseminar, entweder bei einem Lehrer oder online?), dann wird es jetzt höchste Zeit, diese Dinge auszuprobieren! Den meisten meiner Klienten fällt diese letzte Woche ziemlich leicht. Sie wissen, dass sie jetzt allmählich am Ende ihrer Diät angelangt sind, freuen sich über ihren Abnehmerfolg und setzen ihren ganzen Ehrgeiz in einen starken Endspurt.

Genauso sollten Sie es auch machen! In den letzten drei Wochen haben Sie Ihre Nahrung als Medizin genutzt, um wirkungsvoll etwas für Ihre Gesundheit und Ihr Wohlbefinden zu tun. Also müssten Sie sich jetzt eigentlich richtig wohl fühlen – stabil und ausgeglichen, kräftiger, schlanker und viel, viel besser als noch vor vier Wochen. Und Sie haben jetzt auch Ihre Essens- und Koffeingelüste gut im Griff.

Also sorgen Sie dafür, dass diese letzte Woche die beste Ihrer ersten Fast-Metabolism-Diät wird, und seien Sie stolz auf Ihre großartige Leistung!

LEGEN SIE SICH ZUM SCHLUSS NOCH EINMAL RICHTIG INS ZEUG!

Körperliches Training wirkt wie ein Grillanzünder für Ihr Stoffwechselfeuer. Es ist schon ein Unterschied, ob Sie ein Feuer nur mit einem Streichholz oder mit einem Streichholz und Flüssiganzünder entfachen! Sie haben inzwischen erlebt, was für enorme Wirkungen Sie mit diesem zusätzlichen Auftrieb erzielen können, den das Training Ihrem Stoffwechsel verleiht. Also legen Sie sich zum Schluss noch einmal richtig ins Zeug: Gönnen Sie sich ein bis zwei Tage mittelschweres Herz-Kreislauf-Training in Phase 1, ein bis zwei Tage intensives Gewichtheben in Phase 2 und geben Sie sich an einem bis drei Tagen von Phase 3 einer super-entspannenden Aktivität wie beispielsweise Yoga, einem Spaziergang im Freien bei schönem Wetter oder einer Massage hin. Denken Sie darüber nach, ob Sie diesen Trainingsplan nicht vielleicht auch nach der Fast-Metabolism-Diät weiter fortführen möchten. Jede Woche etwas Herz-Kreislauf-Training, etwas Gewichtheben und etwas aktives Stressmanagement zu betreiben, ist so ziemlich das Beste, was Sie für Ihre Gesundheit tun können! Ich sage meinen Klienten immer: Wenn ich ein Produkt in Flaschen abfüllen könnte, das Ihnen gesundheitlich genauso viel bringen würde wie moderates Training und Stressreduktion, wäre ich schon längst Milliardärin und könnte Sie alle zum Relaxen auf meine Jacht einladen.

WIE SIE SICH IN DIESER WOCHE FÜHLEN WERDEN

Sie treten nun in die letzte Woche Ihres persönlichen 28-Tage-Zyklus und in die letzte Woche der Fast-Metabolism-Diät ein. Denken Sie daran, dass Ihr Körper diese Diät in diesem besonderen Teil seines Vier-Wochen-Zyklus noch nie erlebt hat. Für Ihren Körper ist jede dieser vier Wochen eine neue Erfahrung, weil Ihre Stoffwechselsituation sich von Mal zu Mal zum Positiven hin verändert. Sie befinden sich immer wieder in einem anderen Stadium der Reparatur und Regeneration, und jedes Mal, wenn Sie die drei Diätphasen erneut durchlaufen, bringen Sie einen gesünderen Körper mit.

Aber auch wenn Sie jetzt mit Ihrem Gewicht zufrieden sind, ist der Gesundungsprozess Ihres Körpers und Ihres Stoffwechsels trotzdem noch nicht völlig abgeschlossen. Sie haben jetzt fast alles erreicht, aber Sie werden doch nicht so kurz vor der Ziellinie aufgeben wollen!

Das Feuer in Gang halten

Prägen Sie sich die Diätprinzipien in dieser Woche noch einmal ganz besonders gut ein. Lesen Sie dazu zur Sicherheit in den entsprechenden Kapiteln nach. Halten Sie sich genau an Ihren Speiseplan und Ihre Lebensmittelliste – auch wenn Sie davon träumen, sich endlich einmal wieder ein Glas Wein oder ein Dessert zu gönnen. Dies ist die letzte Woche, in der Sie Ihr Stoffwechselfeuer schüren müssen. Also werfen Sie keine feuchten Holzscheite hinein!

IHR SPEISEPLAN FÜR WOCHE 4

Nach diesen vier Wochen wird es Ihnen richtig fehlen, dass Ihnen jemand genau vorschreibt, was Sie tun sollen, stimmt's? Deshalb will ich Ihnen nun noch ein letztes Mal sagen, was es in dieser Woche zu essen gibt. Denken Sie daran: Innerhalb einer Diätphase können Sie ruhig Mahlzeiten gegeneinander austauschen oder sich nur auf bestimmte Gerichte beschränken und die anderen weglassen. Vergessen Sie auch nicht: Sie sind auf der Zielgeraden!

Also fangen Sie jetzt nicht an, allzu kreativ zu werden oder die Phasen durcheinanderzubringen. Klar habe ich mir auch schon mal eine Woche zu früh einen Gips vom Fuß gesägt, aber da musste ich zu einem wichtigen Reitturnier. Außerdem war ich damals noch jung, und meine Mutter war an diesem Abend bei der Arbeit, konnte mir also nicht sagen, dass ich das lieber bleiben lassen sollte. Wir sind uns doch sicher darüber einig, dass wir jetzt nicht mehr ganz so jung und dumm sind wie früher. Außerdem bin ich da und kann es Ihnen ausreden, falls Sie tatsächlich vorhaben sollten, in der letzten Woche tatsächlich noch von Ihrem Plan abzuweichen.

Wir beide wissen, dass Sie dieses Diätprogramm wollen und brauchen und dass Sie es verdient haben. Also halten Sie sich an meine Spielregeln. Strengen Sie sich beim Endspurt gebührend an und **bringen Sie Ihre Diät zu einem krönenden Abschluss.** Außerdem sollten Sie in dieser letzten Woche auch schon mal ein bisschen darüber nachdenken, wie es nach dieser Diät weitergehen soll. Auf dieses Thema werde ich ab Seite 188 noch genauer eingehen, aber vielleicht werden Sie spätestens am Mittwoch dieser letzten Diätwoche denken: »Was soll ich denn nächste Woche tun? Dann ist meine Diät vorbei!« Das kann schon eine ganz schöne Umstellung sein. Deshalb sollten Sie, während Sie sich mit Woche 4 herumschlagen, ruhig schon mal für die Zukunft vorausplanen.

Besser leben lernen

Unser Stoffwechsel ist zwar teilweise genetisch bestimmt. **Doch ein zu langsamer Stoffwechsel rührt meistens von einer ungünstigen Lebensweise her.**

- Wie haben Sie bisher gelebt?
- Inwiefern haben sich diese Lebensgewohnheiten von Ihrem Lebensstil in den letzten 28 Tagen unterschieden?
- Was haben Sie in den letzten vier Wochen darüber gelernt, wie Ihr Körper wirklich leben möchte?
- Welche Lebensbedingungen sind für Ihren Körper, Ihren Stoffwechsel und Ihr Wohlbefinden optimal?
- Wenn Sie sich ohne Koffein wohler fühlen, einen klaren Kopf und mehr Energie haben, wollen Sie dann wirklich wieder rückfällig werden?
- Wenn Sie sich ohne raffinierten Zucker, Gluten oder Mais glücklicher, ruhiger und innerlich reiner fühlen, wollen Sie diese Dinge dann in Zukunft wirklich wieder essen?

Wenn Sie das tun, wird Ihr Stoffwechsel damit in Zukunft besser umgehen können – aber nur, wenn Sie sie gelegentlich und in Maßen zu sich nehmen. Aber überlegen Sie sich doch einmal, wie gut es Ihnen ohne diese Ernährungssünden geht! Manche Leute verfallen nach dieser Diät tatsächlich wieder in ungesunde, alte Lebensgewohnheiten und ein schneller Stoffwechsel kann das auch bis zu einem gewissen Grad ausgleichen. Aber wenn Sie wirklich wieder anfangen, Ihren Körper mit Lebensmitteln zu belasten, die ihm nicht die richtige Nahrung bieten, oder wenn Sie Nahrungsmittel mit Giftstoffen essen, die Ihrer Leber schaden und die Fettspeicherung fördern, ohne dass Ihr Körper sie wirklich braucht – raten Sie mal, was dann passieren wird? Dann stehen Sie vielleicht irgendwann wieder am gleichen Punkt wie vor dieser Diät.

Ein schneller Stoffwechsel soll Sie in einer gesunden Lebensweise unterstützen. Einen kontraproduktiven Lebensstil kann er aber nicht ausgleichen.

Wenn Sie in dieser Woche also noch einmal richtig Gas geben, um Ihr Diätprogramm zu einem guten Abschluss zu bringen, denken Sie darüber nach, wie Sie sich in Zukunft dauerhaft dazu motivieren könnten, besser und gesünder zu leben! Und damit meine ich ein sinnvolles, bewusstes Leben. Geben Sie Acht auf Ihren Körper. Schließlich haben Sie ihn gerade erst gesund gemacht. Wollen Sie ihn wirklich gleich wieder ruinieren?

Wenn Sie in Zukunft wieder ein »norma-les« Leben führen und »normal« essen möchten, müssen Sie sich erst einmal klar-machen, was das bedeutet. Falls Sie sich immer noch nicht sicher sind, werfen Sie noch einmal einen Blick darauf, was Sie in den letzten vier Wochen gegessen haben: Sie haben sich ausgewogen ernährt und keine Lebensmittelgruppe ausgelassen. Sie haben Eiweiß, Obst, Gemüse und Getrei-deprodukte zu sich genommen und dabei kontinuierlich abgenommen. Außerdem haben Sie etwas für Ihren Körper getan und seinen Chemiehaushalt ins Gleichge-wicht gebracht. Sie sehen besser aus. Sie haben moderat trainiert. Ihre Stimmung hat sich gebessert. **Würden Sie nicht gerne immer so leben?**

Das neue Leben genießen

Ich möchte, dass Sie lernen, ein ausgewo-genes Leben zu führen und dieses Leben auch zu genießen – aber nicht auf Kosten Ihrer Gesundheit. Gewichtszunahme und Übergewicht erhöhen das Risiko für Diabetes, Brustkrebs, Depressionen, Herz-Kreislauf-Probleme und viele andere chronische Erkrankungen. Sie sind jetzt auf dem richtigen Weg, und Sie haben gelernt, wie Sie etwas für Ihre Gesund-heit tun können. Sie haben einen aktiven, erfolgreichen Beitrag zu Ihrem Heilungs-prozess geleistet, bringen weniger Pfunde auf die Waage und Ihr ganzes Leben hat sich verändert.

Vor Kurzem traf ich eine Klientin wieder, die ich jahrelang nicht gesehen hatte. Diese Frau steckte jetzt mitten in den Wechseljahren und war auf der Suche nach natürlichen Behandlungsmethoden, die ihr die Hormonumstellung erleichtern sollten. Deshalb hatte sie noch einmal die Fast-Metabolism-Diät gemacht, gerade das ganze 28-tägige Programm hinter sich und wieder ihr Wunschgewicht erreicht. Sechs Jahre zuvor hatte die Frau mit meiner Hilfe schon einmal eine Version dieses Diätpro-gramms durchgezogen, und ich staunte darüber, dass sie nach all der langen Zeit nichts vom Rhythmus der drei Phasen und keine meiner Essensregeln vergessen hatte. Wie sie mir erklärte, hatte sie inzwischen viele Lebensstiländerungen aus dem Pro-gramm dauerhaft übernommen. Trotzdem hatte sie das Gefühl, wieder einmal eine Auffrischung zu brauchen – nicht nur, um wieder ihr Idealgewicht zu erreichen, son-dern auch, um sich daran zu erinnern, wie pudelwohl sie sich damals in ihrer Haut gefühlt hatte. Diese Frau konnte immer noch alle meine »Haylie-ismen« – wie sie sie nannte – auswendig: »Treiben Sie nicht mit leerem Magen Sport!« (vor dem Training sollte man erst mal frühstücken), »Künstlich ist nicht günstig!« (keine künstlichen Süßstoffe) und »Finger weg von allem, wo nichts drin ist!« (keine fett- oder zuckerfreie Diätprodukte). Ich war richtig stolz! Erstens, weil sich diese Frau um einen präventiven Lebensstil bemühte, zweitens, weil sie von selbst wieder mit einem Programm begonnen hatte, das ihr gut getan hat und durch das sie ihr Ideal-gewicht wieder erreicht hatte, und drittens, weil sie mich und meine Sprüche ernst genug genommen hatte, um sich in den letzten Jahren ihres Lebens konsequent und mit Erfolg daran zu halten.

Nun, da wir die letzte Woche dieses kurzen 28-Tage-Programms miteinander erleben, überlegen Sie sich, ob Sie mich nicht auch weiterhin als Ihren Ernährungscoach behalten möchten! Ich bin für Sie da bis ans Ende Ihrer Tage! Sie können von nun an für immer gesünder und ausgewogener leben und Ihr optimales Gewicht halten. Also denken Sie daran, sich von jetzt an gesund und ausgewogen zu ernähren. Denken Sie daran, hauptsächlich nährstoffdichte und keine nährstoffarmen Lebensmittel zu kaufen. Denken Sie daran, sich weiterhin regelmäßig zu bewegen, etwas gegen Stress zu tun und tonnenweise Gemüse zu essen. Denken Sie an alles, was Sie gelernt haben, und überlegen Sie sich, wie Sie es umsetzen können – diese Woche, nächste Woche, für den ganzen Rest Ihres Lebens. Nehmen Sie alles, was diese Diät Ihnen gebracht hat, auf Ihren Lebensweg mit. Sie wissen jetzt, was Sie tun müssen, um Ihre fünf wichtigsten Hauptakteure im Stoffwechsel anzuregen.

Sie wissen jetzt, wie es läuft

Sie haben alles gelernt, was Sie brauchen, um Ihr Stoffwechselfeuer zu entfachen, zu schüren und in Gang zu halten. Also machen Sie sich in dieser letzten Woche bewusst, was sich in Ihrem Leben inzwischen alles verändert hat, und überlegen Sie, wie Sie aus einigen dieser Veränderungen wirklich dauerhafte Lebensgewohnheiten machen.

Vielleicht sollten Sie noch einmal eine Bestandsaufnahme der Vorräte in Ihrem Kühlschrank, Ihrer Tiefkühltruhe und Ihrem Vorratsschrank machen und statt meiner Vorschläge lieber Gerichte mit Lebensmitteln, die Sie bereits zu Hause haben, in diesen Speiseplan eintragen. Die übrigen Mahlzeiten bestreiten Sie entweder mit Ihren Lieblingsgerichten oder Gerichten aus dem Rezeptteil, die Sie schon einmal ausprobieren wollten. Machen Sie sich keine Sorgen, wenn Sie noch nicht alle meine Rezepte probiert haben, schließlich können Sie sie auch nach der Fast-Metabolism-Diät immer wieder genießen. Auch meine Kinder haben ihre Lieblingsgerichte im Rezeptteil dieses Buches, und ich koche auch viele dieser Gerichte für Gäste – es handelt sich dabei also keineswegs nur um »Diätmahlzeiten«. Diese Rezepte können Sie ein Leben lang immer wieder verwenden.

SPEISEPLAN FÜR WOCHE 4
PHASE 1: ENTLASTEN – STRESS ABBAUEN

	Montag	Dienstag
Aufwachzeit	__:__	__:__
Gewicht	_____ kg	_____ kg
Frühstück	Mango-Fatburner-Smoothie (Seite 210)	Arme Ritter mit Erdbeeren (Seite 211)
Snack	1 Apfel	1 Orange
Mittagessen	Roggenbrot mit Geflügelaufschnitt (Seite 212)	2 Tassen Pikantes Putenchili (Seite 216)
Snack	1 Tasse TK-Ananaswürfel	1 Nashi-Birne
Abendessen	2 Tassen Pikantes Putenchili (Seite 216)	Mediterranes Hähnchen mit Wildreis (Seite 220)
Training	_____	_____
Wassermenge	_____ l	_____ l

1 TASSE

entspricht etwa 240 ml Fassungsvermögen.

SPEISEPLAN FÜR WOCHE 4
PHASE 2: SPEICHERFETT FREISETZEN

	Mittwoch	Donnerstag
Aufwachzeit	___:___	___:___
Gewicht	_____ kg	_____ kg
Frühstück	Eiweiß-Pilz-Omelett (Seite 225)	Räucherlachs mit Gurke
Snack	Putenaufschnitt mit Senf	3 hartgekochte Eiweiße mit Meersalz
Mittagessen	2 Tassen Rindfleischsuppe mit Gemüse (Seite 232)	Mariniertes Hähnchen mit Zitronenspinat (Seite 235) auf Salat mit P2-Dressing
Snack	Gewürzte und getrocknete Fleischstreifen (Seite 239)	Putenaufschnitt mit Senf
Abendessen	Mariniertes Hähnchen mit Zitronenspinat (Seite 235)	Rindfleischsuppe mit Gemüse (Seite 232)
Training	_____	_____
Wassermenge	_____ l	_____ l

1 TASSE

entspricht etwa 240 ml Fassungsvermögen.

SPEISEPLAN FÜR WOCHE 4
PHASE 3: ANFEUERN – DAS STOFFWECHSELFEUER ENTFACHEN

	Freitag	Samstag	Sonntag
Aufwachzeit	___:___	___:___	___:___
Gewicht	_____ kg	_____ kg	_____ kg
Frühstück	3B-Toast (Seite 241)	Beeren-Haferflocken-Smoothie (Seite 241)	Stangensellerie mit Mandelbutter
Snack	60 Gramm Shrimps mit Zitronenschnitzen	½ Avocado mit Meersalz	Stangensellerie mit P3-Dip
Mittagessen	Tomaten-Basilikum-Salat (Seite 245) mit Hähnchen- oder Putenbruststreifen	Thunfischsalat auf Chicorée (Seite 247)	Salat mit 2 Tassen Blattspinat, ⅓ Tasse Hummus, Kirschtomaten, Sellerie, Koriander und P3-Dressing
Snack	Paprikarohkost mit P3-Dip	Stangensellerie mit Hummus	¼ Tasse rohe Mandeln
Abendessen	2 Tassen Gemüse-Hähnchenpfanne mit Sesam (Seite 250)	Rosmarin-Schweinelende mit Süßkartoffeln (Seite 253)	Avocado-Quesadilla (Seite 250)
Training	_____	_____	_____
Wassermenge	_____ l	_____ l	_____ l

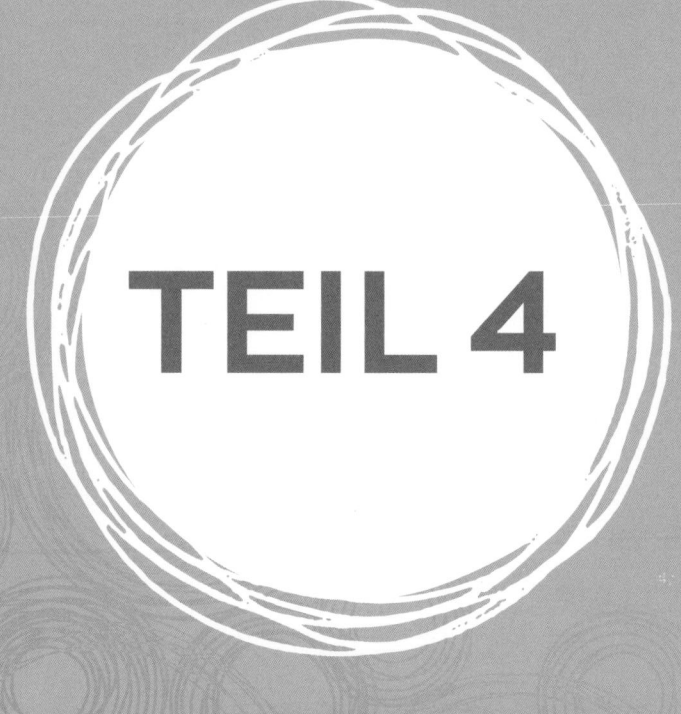

TEIL 4

Sie sind am Ziel!
Ich bin sehr stolz auf Sie.
Doch bevor ich Sie nun gehen
lasse, gebe ich Ihnen noch
ein paar Tipps für Ihr
weiteres Leben mit Ihrem
tollen neuen Körper
mit auf den Weg.

Schneller Stoffwechsel in Aktion

FAST-METABOLISM-LEBEN

Herzlichen Glückwunsch! Sie haben etwas Unglaubliches erreicht: Sie haben Ihren Stoffwechsel wieder in Schwung gebracht, sein Feuer neu entfacht und Fett verbrannt wie noch nie zuvor. Und zwar ausgerechnet damit, wovor Sie bisher am meisten Angst hatten: nämlich mit genussvollem Essen. Ohne Medikamente, ohne Operation, ohne Quälerei – einfach nur durch richtige, köstliche Lebensmittel in Kombination mit gelegentlicher körperlicher Aktivität und dem für Ihren Stoffwechsel so wichtigen Stressabbau. Jetzt müssten Sie sich eigentlich zum Bäumeausreißen fühlen.

Lassen Sie uns Bilanz ziehen. Wo stehen Sie im Augenblick? Sicherlich fühlen Sie sich inzwischen schon ganz anders als vor Beginn dieser Diät, denn jetzt bekomm Ihr Körper endlich das, was Sie wirklich brauchen. Werfen Sie einmal einen Blick in den Spiegel:

- Sieht Ihre Haut besser aus, wirkt sie jetzt elastischer?
- Ist Ihr Gewebe straffer, Ihr Körper muskulöser geworden?
- Wirkt Ihr Haar kräftiger, voller, glänzender, gesünder?
- Wachsen Ihre Nägel schneller?
- Haben Sie mehr Energie?

- Um wie viele Zentimeter hat sich Ihr Bauchumfang verringert?
- Wie viel haben Sie abgenommen?
- Sitzt Ihre Kleidung jetzt lockerer?

Denken Sie einmal darüber nach, wie sich Ihr Leben in den letzten vier Wochen zum Guten verändert hat!

- Was hat Ihnen an dieser neuen Ernährungsweise ganz besonders gefallen?
- Haben Sie sich darüber gefreut, wie Ihnen der Duft des Essens in die Nase stieg, wenn Sie abends zu Hause waren und sich an den Tisch setzten?
- Wie ging es Ihnen, nachdem Sie um vier Uhr nachmittags statt irgendeines zuckerhaltigen Snacks mit vielen Zusatzstoffen köstlich frische Mangowürfel genascht hatten?
- Was war es für ein Gefühl, jeden Morgen ein fertig verpacktes, gesundes Mittagessen zur Arbeit mitzunehmen und eine Gefriertruhe zu haben, die bis obenhin mit köstlichen Gerichten fürs Abendessen gefüllt war?
- Wie hat es sich angefühlt, jeden Morgen richtig zu frühstücken und nie mehr hungrig ins Bett zu gehen?
- Wie war Ihnen zumute, wenn sich Ihre Familie am Esstisch versammelte, sobald sie den Duft Ihrer köstlichen,

gesunden Mahlzeiten schnupperten?

- Hat es Ihnen Spaß gemacht, trotz Diät gemeinsam mit Freunden essen und sogar Gäste einladen zu können?
- War es eine Erleichterung für Sie, über ein so einfaches, klares System zu verfügen, an das Sie sich bei Ihren Mahlzeiten halten konnten?
- Denken Sie einmal über alle Erfahrungen nach, die Sie in den letzten vier Wochen gemacht haben. Welche dieser Gewohnheiten würden Sie in Ihrem täglichen Leben gern für immer beibehalten?
- Aber sind Sie überhaupt schon bereit für ein »normales« Leben?

Sie haben Ihre 28 Diättage jetzt hinter sich; **aber haben Sie Ihr Abnehmziel schon erreicht?** Blättern Sie einmal zu Seite 125 zurück, wo Sie vor vier Wochen Ihr Wunschgewicht eingetragen haben. Wie nah sind Sie diesem Ziel gekommen?

Wenn Sie viel mehr als zehn Kilogramm abnehmen wollten, haben Sie es wahrscheinlich noch nicht erreicht. Aber keine Sorge:

> **Wenn Sie noch mehr abspecken möchten, brauchen Sie dieses Diätprogramm einfach nur zu wiederholen.**

Das können Sie immer wieder tun und sich pudelwohl dabei fühlen. Auch wenn Sie noch zehn oder 20, vielleicht sogar 50 Kilogramm abnehmen müssen, brauchen Sie auf dem Weg zu Ihrem Wunschgewicht und zu einem dauerhaft guten Gesundheitszustand nie mehr in Ihrem Leben auf Essen zu verzichten.

DIE DIÄT WIEDERHOLEN

Wenn Sie noch mehr abnehmen möchten, empfehle ich Ihnen, diese Diät gleich nochmal zu wiederholen. Viele meiner Klienten durchlaufen zwei oder drei Diätzyklen hintereinander – so lange, bis sie ihr Ziel erreicht haben. Aber was ist, wenn Sie jetzt nur noch zwei, drei oder fünf Kilo abnehmen müssen?

Kein Problem. Nach den ersten 28 Tagen der Fast-Metabolism-Diät können Sie so viele zusätzliche Diätwochen dranhängen, wie Sie möchten – eine, zwei oder sieben, egal wie viele –, bis Sie bei Ihrem Wunschgewicht angelangt sind. Auch wenn Sie nur noch ein paar Kilo von Ihrem Idealgewicht entfernt sein sollten, selbst wenn es nur noch fünf Pfund sind – machen Sie so lange weiter, bis Sie Ihr Ziel erreicht haben. Vielleicht brauchen Sie dazu noch ein oder zwei Wochen, aber das macht nichts. Tun Sie es! **Verfolgen Sie Ihr Ziel konsequent bis zum Schluss.** Sonst garantiere ich Ihnen, dass Sie sich in fünf Jahren immer noch mit diesen überflüssigen fünf Pfund herumärgern werden. Also werden Sie sie lieber jetzt gleich los und überlassen Sie es anderen, herumzuerzählen, wie nah sie ihrem Ziel gekommen sind – Sie haben Ihres jedenfalls erreicht.

Wie gesagt: Viele meiner Klienten wiederholen diese 28 Diättage alle drei Monate, einfach nur um ihren Stoffwechsel zu trainieren, genau wie ein Sportler seine Muskeln trainiert. Andere machen meine Diät ein- oder zweimal pro Jahr. Ich hatte einmal eine Klientin, die die Fast-Metabolism-Diät gleich zweimal hintereinander durchzog und in diesen 56 Tagen ihr Wunschgewicht erreichte. Diese Frau führt allerdings ein sehr hektisches, anstrengendes Leben und ist ständig auf Reisen, deshalb macht sie auch heute noch in der ersten Woche jedes Monats sieben Tage lang meine Diät. An dieses Prinzip hält sie sich nun schon seit Jahren gewissenhaft, und das funktioniert bei ihr sehr gut: Auf diese Weise geht ihr Stoffwechselfeuer, wie sie sagt, niemals aus, und sie kann sich für den Rest des Monats an seinen Flammen erfreuen. Außerdem erinnert diese Diät sie immer wieder daran, welche guten, sättigenden, wohltuenden Gerichte sie kochen kann,

REGELN FÜR'S DRANBLEIBEN

1. *Künstliches? Großer Fehler!*
2. *Immer innerhalb der ersten 30 Minuten nach dem Aufwachen essen.*
3. *Kein Fasten vor dem Sport.*
4. *Drei Hauptmahlzeiten, zwei Snacks.*
5. *Saisonal genießen.*
6. *Feste feiern, wie sie fallen.*
7. *Süßes selber machen.*
8. *Im Voraus planen.*
9. *Nach Herzenslust kochen.*
10. *Immer wieder: Einfrieren.*
11. *Allzeit bereit: Schnelle, gesunde Snacks.*
12. *Bleiben Sie »sauber«.*
13. *Viel trinken.*
14. *In Bewegung bleiben.*
15. *Die Diät bei Bedarf wiederholen.*
16. *Bio-Anbau bevorzugen.*
17. *Nahrungsergänzungsmittel einnehmen.*
18. *Entspannt bleiben …*
19. *… und sich die Liebe zum Essen bewahren!*

und diese Augenblicke zu Hause am eigenen Herd helfen ihr wieder zu sich zu kommen und sich zu entspannen.

Ganz gleich, ob Sie die Fast-Metabolism-Diät nur 28 Tage lang oder länger durchführen möchten – irgendwann sind Sie an dem Punkt angelangt, an dem Sie mit dem Abnehmen aufhören und bei einem gesunden Gewicht bleiben möchten, mit dem Sie sich wohlfühlen. Aber selbst dann müssen Sie sich noch an ein paar Regeln halten – auch wenn Sie das jetzt vielleicht erschreckt.

Angenommen, Sie haben Ihr Wunschgewicht erreicht, wissen jetzt genau, wie man richtig Diät hält, und haben am eigenen Leib erlebt, wie echte Gesundheit und Vitalität sich anfühlen. In diesem Kapitel verrate ich Ihnen, wie Sie die Früchte Ihrer harten Arbeit auch weiterhin genießen können. Denn diese Regeln zum Dranbleiben für Ihren Körper und Ihren Stoffwechsel funktionieren tatsächlich – und zwar ein Leben lang.

GESUND SEIN – EIN LEBEN LANG

Ich liebe meine Pferde, füttere und pflege sie gut und verwöhne sie auch ab und zu. Sie bekommen viel Zuwendung von mir, aber das ist nichts im Vergleich dazu, wie manche erstklassigen Renn- und Sportpferde behandelt werden: Masseure lockern ihre Muskeln, Reiki-Meister lenken ihre Energie in die richtigen Kanäle,

und zur Behandlung von Entzündungen bekommen sie Pferdedecken mit eingenähten Magneten. Solche Pferde werden sechsmal am Tag gefüttert und immer wieder gestriegelt. Sie werden gehegt, gepflegt und verhätschelt. Man sieht es auf den ersten Blick, wenn ein Pferd richtig gut gefüttert wird: Solche Tiere strahlen Schönheit und Selbstbewusstsein aus.

Warum behandeln Sie sich selber nicht auch so? Das geht! Nun, da Sie Ihren Stoffwechsel wieder in Schwung gebracht haben, sollten Sie mit sich selbst genauso umgehen wie ein Trainer mit einem wertvollen Sportpferd. Sie sollten Ihren Körper zu schätzen wissen, ihn respektieren und gut ernähren, um stets in Topform zu bleiben. Sie sollen strahlen. Machen Sie das Leben zu Ihrem Laufsteg! Seien Sie so gut zu sich, als hätten Sie das Zeug dazu, die Triple Crown zu gewinnen. Schütteln Sie Ihre Mähne und zeigen Sie der Welt, wie großartig Sie sind. Seien Sie stolz auf die Leistungsfähigkeit Ihres Stoffwechsels! **Freuen Sie sich darüber, was Sie und Ihr Körper inzwischen alles geschafft haben.** Gehen Sie mit Stolz und hoch erhobenem Kopf in die Zukunft – und nehmen Sie sich fest vor, Ihren Körper nie wieder zu ärgern.

Sie sind ein Champion. Sie kommen aus meinem Stall, und man sieht Ihnen jetzt an, wie sorgsam und pfleglich Sie sich in den letzten 28 Tagen behandelt haben.

Diese liebevolle Pflege und Fürsorge sollten Sie sich auch weiterhin angedeihen lassen, wenn nach dieser 28-tägigen Fast-Metabolism-Diät wieder Ihr Alltagsleben beginnt. Ich weiß, dass Sie jetzt ein bisschen nervös sind. Denn diese Rückkehr in die Alltagsrealität kann einem schon Angst machen. Was soll werden, wenn Sie wieder in Ihre alten, schlechten Angewohnheiten zurückfallen?

Keine Sorge: Sie haben während der letzten vier Wochen so viele gute Lebensgewohnheiten entwickelt, dass die schlechten gar keine Chance mehr haben. Außerdem sind Sie jetzt stärker als noch vor einem Monat.

DIE FAST-METABOLISM-WERKZEUGKISTE

Aber um sich Ihren schnellen Stoffwechsel zu bewahren und nicht wieder zuzunehmen, habe ich ein paar wichtige Grundsätze für Sie, die Sie in Ihrem täglichen Leben beherzigen sollten.

Regel Nr. 1:
Künstliches? Großer Fehler!

Ganz gleich, was Sie essen: Achten Sie darauf, dass es sich dabei um richtiges Essen handelt! Die meisten Menschen sind geradezu besessen davon, Nährstofflisten zu studieren und Kalorien, Kohlenhydrat- oder Fettportionen zu zählen. Aber ich sage: Vergessen Sie's! Schauen Sie sich lieber die Liste der Zutaten an. Wenn Sie über eine Zutat stolpern, die Sie nicht kennen, legen Sie das Lebensmittel wieder ins Regal zurück. Ein wenig Rohrzucker, etwas pflanzliches Öl – solche Dinge sind in Ordnung. Zumindest wissen Sie, was das ist. Aber wenn Sie etwas nicht kennen, kaufen Sie es nicht. Achten Sie vor allem auf das Weglassen von raffiniertem Zucker und künstlichen Fetten. Das sind keine richtigen Nahrungsmittel, damit ruinieren Sie nur Ihren Stoffwechsel!

Regel Nr. 2:
Immer innerhalb der ersten 30 Minuten nach dem Aufwachen essen

Meine Großmutter sagt, dass das Frühstück die wichtigste Mahlzeit des Tages ist. Das ist eine sehr gute Angewohnheit, denn wenn Sie nicht gleich nach dem Aufwachen etwas essen, verlangen Sie von Ihrem Körper, dass er mit fast leerem Tank denkt, arbeitet, Auto fährt und alles andere tut, was Sie an diesem Tag erledigen müssen. Als Reaktion darauf schütten Ihre Nebennieren Notfallhormone aus, die Ihrem Körper signalisieren, dass er jetzt lieber anfangen sollte, Fett zu speichern – denn wer weiß, wann er wieder etwas zu essen bekommt. Wir haben uns während dieses Diätprogramms so große Mühe gegeben, Ihr Fett in gesundes Muskelgewebe umzuwandeln – also machen Sie diesen Erfolg nicht wieder zunichte!

Behalten Sie Ihre Muskeln, verlieren Sie Ihr Fett: Frühstücken Sie!

Regel Nr. 3:
Kein Fasten vor dem Sport

Fangen Sie morgens nach dem Aufstehen nicht an zu trainieren, bevor Sie nicht gefrühstückt oder sich zumindest einen Snack gegönnt haben. Essen Sie mindestens 30 Minuten vor dem Training.

Sonst veranlassen Ihre Nebennieren die Ausschüttung eines Hormons, das während dieser körperlichen Aktivität Ihr Muskelgewebe abbaut, um Brennstoff zu gewinnen. Das heißt, Ihr Körper knabbert die Muskeln an, die Sie eigentlich aufbauen möchten – und dann war das ganze Training völlig umsonst! Ein Stück Obst ist der ideale Snack vor dem Sport. Hinterher sollten Sie sich einen weiteren Imbiss gönnen, der 10 bis 20 Gramm Eiweiß enthält. So profitieren Sie am meisten von Ihrem Training. Der natürliche Zucker aus dem Obst liefert Ihnen den nötigen Brennstoff für Ihre Muskelaktivität, und das Eiweiß trägt zur schnellen Reparatur etwaiger entstandener Schäden bei. Das ist das beste Erfolgsrezept für Fettverbrennung und Muskelaufbau. So entwickeln Sie einen muskulösen Körper und eine gesunde, kräftige Statur.

Regel Nr. 4:
Drei Hauptmahlzeiten, zwei Snacks

Bleiben Sie dabei, jeden Tag drei Haupt- und zwei Zwischenmahlzeiten zu sich zu nehmen. Das hält Ihr Stoffwechselfeuer in Gang, damit Sie die Kalorien, die Sie verzehren, auch verbrennen. Denken Sie daran, überall – zu Hause, an Ihrem Arbeitsplatz, im Auto, im Fitnessstudio etc. – schnelle, gesunde Snacks für zwischendurch zu deponieren. (Im Rezeptteil dieses Buchs ab Seite 208 finden Sie viele Anregungen für solche Snacks, die Sie sowohl während Ihrer Diät als auch danach genießen können.) Auch wenn Sie sich bei Ihrer Ernährung jetzt nicht

mehr an bestimmte Diätphasen halten müssen, sollten Sie bei den Snacks doch einen gewissen Rhythmus einhalten: Essen Sie an zwei Tagen Obst-Snacks, an den nächsten zwei Tagen Eiweiß-Snacks und dann drei Tage lang gesunde Snacks mit einem hohen Gehalt an gesunden Fetten. Auf diese Weise bieten Sie Ihrem Stoffwechsel stets Abwechslung und geben ihm immer wieder neue Impulse. Das trägt dazu bei, dass sich Ihr Körper niemals an eine bestimmte Nahrungsmittelgruppe gewöhnt und garantiert eine schnelle Verbrennung, falls Sie jemals wieder an Junk-Food naschen (zum Beispiel die Waffel mit Eiscreme, von der Sie schon so lange geträumt haben): Ihr Stoffwechselfeuer verbrennt dann nämlich auch ungesunde Genüsse im Handumdrehen.

Regel Nr. 5:
Saisonal genießen

Immer mehr wissenschaftliche Untersuchungen zeigen, dass die Verdauung, Hormonausschüttung und auch die Zusammensetzung Ihres Körpers jahreszeitlichen Veränderungen unterworfen ist. Dieser Rhythmus zeigt sich auch in der Natur, die von Jahreszeit zu Jahreszeit andere Nahrungsmittel produziert. Also orientieren Sie sich bei Ihrer Ernährung am saisonalen Angebot: Essen Sie im Sommer Wassermelonen und Beeren, im Herbst Äpfel und im Winter Wurzelgemüse. Damit unterstützen Sie Ihren Körper in seinem natürlichen Rhythmus und seiner Verbindung zur Natur. Eine solche Ernährung regt nicht nur die Produktion von stoffwechselstimulierenden Hormonen an, die dafür sorgen, dass Sie sich so richtig wohlfühlen, sondern ist normalerweise auch preisgünstiger.

Regel Nr. 6:
Feste feiern, wie sie fallen

Das chinesische Neujahr, Weihnachten, Thanksgiving, Hanukkah, Kwanzaa und andere religiöse oder kulturelle Festtage – bei solchen Anlässen spielt Essen meistens eine wichtige Rolle. Genießen und feiern Sie diese Feste. Denken Sie daran, dass es etwas Gutes ist, zusammenzukommen, gemeinsam zu essen und seine Tradition zu pflegen. Für manche Menschen sind solche Familienzusammenkünfte leider eher mit Stress verbunden: Bei ihnen geht ein Festtag mehr oder weniger nahtlos in den nächsten über, sodass gar nichts Besonderes mehr daran ist, sondern man nur noch in einer Abwärtsspirale hemmungsloser Schlemmerei versinkt. Bei derartigem Stress in Kombination mit übermäßigem Essen und Trinken ist die Stoffwechselkatastrophe vorprogrammiert. Lernen Sie stattdessen lieber neue Rezepte von der älteren Generation und genießen Sie den Sinn des festlichen Anlasses. Aber lassen Sie nicht zu, dass er Ihnen den Weg zu einer gesunden Lebensweise mit schnellem Stoffwechsel versperrt!

Regel Nr. 7:
Süßes selber machen

Meine Devise lautet: Wenn ich etwas selber backe oder koche, kann mein Stoffwechsel es auch verkraften! Ich gebe mein Geld nicht für ungesunde Fertig-

gerichte aus. Wenn ich also einmal keine Zeit habe, unser Familiendessert selbst zuzubereiten, versuchen wir an diesem Tag ohne Nachtisch auszukommen. Wenn wir das nicht schaffen, müssen wir uns unsere Eiscreme oder den Frozen Yogurt auswärts gönnen. Aber ich habe grundsätzlich keine Fertigkekse oder -kuchen im Haus. Denn ich habe das Gefühl, dass selbstgemachte Kuchen und Desserts gesünder sind, sich schneller verstoffwechseln lassen – und außerdem wurden sie mit Liebe zubereitet. Nicht zuletzt erfordert diese Tätigkeit Zeit und Planung und gibt mir Gelegenheit, darüber nachzudenken, ob ich vielleicht nur deshalb so einen Heißhunger auf Süßigkeiten verspüre, weil ich gestresst oder durstig bin – oder ob ich wirklich Hunger habe.

> **Auf diese Weise versuche ich stets eine persönliche Beziehung zu meinem Essen herzustellen.**

Regel Nr. 8:
Im Voraus planen

Setzen Sie sich am Wochenende hin und planen Sie Ihre Woche voraus – zumindest Ihr Frühstück, Ihr Abendessen und Ihre Zwischenmahlzeiten. Das mache ich mit meinen Klienten ständig und höre von ihnen immer wieder, wie sehr ihnen diese Planung das Leben erleichtert. Bei uns zu Hause, wo es immer sehr hektisch zugeht, habe ich eine besonders zweckmäßige Methode entwickelt: Ich koche jedes Wochenende eine Suppe. Mit diesem

Vorrat bestreite ich zwei Mittags- und vier Abendmahlzeiten für die ganze Familie. Manchmal mache ich aus dem Suppenhuhn auch einen Salat oder Burritos für das Mittagessen am nächsten Tag. Zum Frühstück gibt es bei uns zweimal pro Woche einen Smoothie und zweimal ein reichhaltiges warmes Müsli. An den übrigen drei Tagen frühstücken wir Eier mit Speck oder Avocado auf Toast oder griechischen Joghurt. Dieser Rhythmus ist mir inzwischen schon so in Fleisch und Blut übergegangen, dass ich diese Mahlzeiten praktisch im Schlaf zubereiten kann. An den restlichen drei Abenden grillen wir entweder oder gehen essen. An einem Abend pro Woche gilt bei uns die Regel: »Jeder kümmert sich selber um sein Essen«, damit meine Familie auch ja nicht vergisst, was sie an mir hat! Diese Essensregelung passt gut in meinen vollen Terminkalender und schenkt mir genügend Energie für die ganze Woche.

Bereiten Sie die Rezepte aus diesem Buch, die Ihnen besonders gut geschmeckt haben, immer wieder zu und probieren Sie ruhig auch ein paar neue Gerichte aus. Nur weil Ihre 28 Diättage jetzt vorbei sind, bedeutet das noch lange nicht, dass Sie Ihre leckeren Diätgerichte nicht mehr genießen dürfen!

Ich bereite diese Gerichte nach wie vor häufig für meine Familie zu, serviere sie bei Dinnerpartys, nehme sie als Mitbring-Mahlzeiten mit und habe immer ein paar Portionen davon in meiner Tiefkühltruhe, die ich zum Mittag- oder Abendessen aufwärmen kann. In meinem Fast Metabolism Cookbook und auf meiner Webseite www.fastmetabolismdiet.com finden Sie noch Hunderte weiterer Rezepte für Ihren Diätplan und für Ihre neue, gesunde Ernährungsweise.

Regel Nr. 9:
Nach Herzenslust kochen

Wenn Sie wenig Zeit zum Kochen haben, holen Sie am Vorabend doch einfach Ihren Schnellkochtopf aus dem Schrank. Das geht schnell und ist schonend in der Zubereitung. Ich persönlich benutze wie viele Amerikaner einen Slowcooker. (Anm. Slow Cooker kochen bei niedriger Temperatur und sind deshalb ideal für langsames und schonendes Garen. Erhältlich im Internet.) Wenn ich dann abends heimkomme, wartet ein köstliches warmes Essen auf mich!

Regel Nr. 10:
Immer wieder einfrieren

Wahrscheinlich ist Ihnen inzwischen auch schon aufgefallen, dass meine Tiefkühltruhe stets gut bestückt ist. Obst lasse ich einmal kurz aufkochen und friere es ein, um stets einen fruchtigen Belag für meine Armen Ritter (Seite 211) zu haben. Immer wenn ich Gemüse schnippele, schneide ich eine Extraportion davon klein, gebe sie in eine Gefrierschale und stelle sie in meine Tiefkühltruhe als eiserne Reserve für Tage, an denen ich keine Zeit zum Gemüseschnippeln habe. Es ist so einfach, ein schnelles Gericht auf den Tisch zu zaubern, wenn man immer etwas vorbereitet hat! Also machen Sie auch weiterhin jedes Wochenende eine Bestandsaufnahme der Vorräte in Ihrer Tiefkühltruhe: Schauen Sie nach, was noch übrig ist, und planen Sie diese Vorräte in Ihren Speiseplan für die nächste Woche ein. Lassen Sie bloß nichts verkommen!

Regel Nr. 11:
Allzeit bereit: Schnelle und gesunde Snacks

Sie sollten immer – wirklich immer – einen schnellen Snack in Ihrer Handtasche oder Ihrem Aktenkoffer, im Auto, im Büro und in Ihrer Tiefkühltruhe bereithalten. Auf diese Weise haben Sie immer etwas zu knabbern, wenn Sie Hunger bekommen oder wenn Sie schon seit drei oder vier Stunden nichts mehr gegessen haben und schnell einen gesunden Imbiss brauchen – egal, wo Sie gerade sind. (Eine Liste solcher schneller, gesunder Zwischenmahlzeiten finden Sie auf den Seiten 73, 79, 92).

Regel Nr. 12:
Bleiben Sie »sauber«

Machen Sie möglichst auch weiterhin einen großen Bogen um Koffein, Gluten, Mais, Sojaprodukte, Zucker, Alkohol und verarbeitete Lebensmittel. Inzwischen kann Ihr Stoffwechsel mit gelegentlichen Ernährungssünden (zum Beispiel bei besonderen Anlässen) zwar ganz gut umgehen. Aber Ihnen geht es doch jetzt so gut – wollen Sie Ihrem Körper da wirklich wieder solche Stoffwechselkiller zumuten? Wenn Sie

gerne Getreide essen, beschränken Sie sich auf Getreidekeim- oder weizenfreie Produkte. »Angereichertes« Brot und »angereicherte« Teigwaren sind keine unverfälschten Lebensmittel: Ihnen werden so gut wie alle Nährstoffe entzogen, und dann werden sie mit Gluten und Chemikalien behandelt, damit sie gut schmecken. Für solche Produkte gilt also Regel Nr. 1.

Regel Nr. 13:
Viel trinken

Trinken Sie weiterhin die auf Seite 107 angegebenen Wassermengen. Das ist sehr wichtig und auch nicht schwer zu befolgen. Denn wenn Sie dehydriert sind, speichert Ihr Körper Wasser, und dann sehen Sie aufgeschwemmt aus.

> **Denken Sie daran: Das viele Wasser spült Gift- und Abfallstoffe aus Ihrem Körper heraus. Mit jedem Schluck Wasser, den Sie trinken, funktioniert Ihr Stoffwechsel besser!**

Quellwasser ist am besten geeignet. Genießen Sie es lieber den ganzen Tag über in kleinen Mengen! Das ist besser, als das Wassertrinken tagsüber zu vernachlässigen und dann abends vor dem Zubettgehen alles auf einmal »nachzuholen«.

Regel Nr. 14:
In Bewegung bleiben

Betätigen Sie sich auch weiterhin dreimal pro Woche körperlich und wechseln Sie dabei zwischen Verbrennung

(Herz-Kreislauf-Training), Muskelaufbau (Gewichtheben) und Regenerationsübungen ab (denken Sie daran: dazu gehören auch Massagen), genau wie Sie es während Ihrer 28 Diättage getan haben. Natürlich können Sie auch noch mehr trainieren, wenn Sie möchten – aber weniger sollte es nicht sein. Je aktiver Sie sind, umso mehr Mitochondrien gibt es in Ihren Zellen. Sie wissen ja: Mitochondrien sind Ihre Mini-Fettverbrennungsöfen!

Regel Nr. 15:
Die Diät bei Bedarf wiederholen

Wenn Sie das Gefühl haben, dass Ihr Stoffwechsel wieder neuen Auftrieb braucht, wiederholen Sie die Fast-Metabolism-Diät einfach. Manche meiner Klienten machen diese Diät alle drei Monate, zwei- oder auch nur einmal pro Jahr, um ihr Stoffwechselfeuer immer wieder neu zu entfachen. Sobald Sie einmal die ganze 28-tägige Diät absolviert haben, können Sie entweder das ganze Programm nochmals wiederholen oder sich auf ein bis zwei Diätwochen beschränken. Tun Sie einfach, was Sie müssen, um auf dem richtigen Kurs zu bleiben. Selbst wenn Sie jedes Vierteljahr nur eine Woche lang Diät halten, erinnert Ihr Stoffwechsel sich dadurch daran: »Ah ja! Das machen wir, damit ich wieder in Form komme und mich großartig fühle!«

Wenn Sie sich an meine Spielregeln für einen lebenslangen schnellen Stoffwechsel halten, brauchen Sie die Fast-Metabolism-Diät vielleicht nicht unbedingt regelmäßig zu wiederholen. Aber viele meiner Klienten tun es trotzdem, weil sie dieses Programm einfach gerne mögen. Es schenkt ihrem Leben Struktur und gibt ihnen das Gefühl, sich etwas Gutes zu tun.

> **Wenn Sie diese Diät regelmäßig durchführen, können Sie sichergehen, dass Ihr Stoffwechsel Veränderungen in Ihren Lebensumständen – beispielsweise Hormonumstellungen, Stress, seelische Erschütterungen, die Geburt eines Kindes und alles, was das Leben vielleicht sonst noch für Sie parat hat – gut verkraften wird.**

Sie können sich diese Wiederholung der Fast-Metabolism-Diät so vorstellen wie das Fegen Ihrer Terrasse nach einem Sturm: Selbst wenn Sie damit fertig sind, kann sich das Wetter jederzeit wieder ändern, und dann müssen Sie die Terrasse von Neuem reinigen. Oder Sie können es sich auch anders veranschaulichen: Nur weil Sie sich einmal das Bein gebrochen haben und es wieder abgeheilt ist, bedeutet das noch lange nicht, dass Sie sich nie wieder verletzen werden. Machen Sie diese Diät immer dann, wenn Sie sich von einer Verletzung erholen, abnehmen, Ihren Blutzuckerspiegel stabilisieren, Ihren Hormonhaushalt ausgleichen oder Ihre Cholesterinwerte senken möchten. Machen Sie sie, wann immer Sie sie brauchen, und bewahren Sie sich Ihr ehrfürchtiges Staunen davor, was Ihr Körper alles schaffen kann, wenn Sie richtig mit ihm umgehen.

Regel Nr. 16:
Bio-Anbau bevorzugen

Das ist wirklich wichtig, vor allem bei Milchprodukten, Hühnern, Eiern und Rindfleisch sowie Geflügel. Glauben Sie einer Agrarwissenschaftlerin wie mir, wenn ich Ihnen sage, dass die Inhaltsstoffe von Produkten aus nicht-biologischem Anbau nicht gut für Sie sind!

Regel Nr. 17:
Nahrungsergänzungsmittel einnehmen

Aufgrund unserer ausgelaugten Böden (und weil die meisten Menschen sich zumindest hin und wieder falsch ernähren) sollten Sie darüber nachdenken, ob Sie Ihren Bedarf an wichtigen Basisnährstoffen nicht doch lieber mit ein paar zusätzlichen Nahrungsergänzungsmitteln decken möchten. Dabei denke ich vor allem an ein qualitativ hochwertiges Multivitaminpräparat ohne Zusatzstoffe und ein Nahrungsergänzungsmittel mit natürlichen essenziellen Fettsäuren. Vielleicht haben Sie bereits Ihre Lieblingsprodukte – lassen Sie sich am besten bei Ihrem Apotheker oder Arzt beraten.

Regel Nr. 18:
Entspannt bleiben …

Inzwischen haben Sie verstanden, wie lebenswichtig es ist, Stress von sich fernzuhalten. Also bleiben Sie dabei! Lernen Sie, sich zu entspannen, tief durchzuatmen, gut auf sich aufzupassen und Nein zu sagen, wenn Sie sich überfordert fühlen. Für alles andere muss Ihr Stoffwechsel einen zu hohen Preis zahlen.

> Sie brauchen nie wieder Angst vor dem Essen zu haben!

Regel Nr. 19:
… und sich die Liebe zum Essen bewahren

Denken Sie immer daran, wie gut richtiges, nährstoffreiches Essen Ihnen und Ihrem Körper tut! Lernen Sie den Wert und die positiven Wirkungen von Nährstoffen schätzen. Hören Sie immer wieder in sich hinein: Wie fühlen Sie sich vor dem Essen und danach? Erstellen Sie Listen mit Lebensmitteln, die Ihnen guttun, und Lebensmitteln, die Sie lieber meiden sollten. Genießen Sie gesunde Fette und komplexe Kohlenhydrate.

ÜBERLEBENSTIPPS FÜR IHREN STOFFWECHSEL …

… denn im Leben kommt ab und zu etwas dazwischen. Inzwischen haben Sie Ihre überflüssigen Pfunde verloren und auch nicht wieder zugenommen. Sie ernähren sich vernünftig und führen ein glückliches, gesundes Leben mit Ihrem neuen schnellen Stoffwechsel. Doch dann passiert die »Katastrophe«: Sie müssen zu einer Party, Hochzeit, Geburtstagsfeier oder zu einer Verabredung in einem schicken Restaurant. Sie wissen zwar, dass Sie jetzt in der Lage sein sollten, in jeder Lebenslage eine gesunde Essensauswahl zu treffen, aber nervös sind Sie trotzdem. Sie würden diesen Anlass gerne ganz entspannt genießen, aber Sie geraten trotzdem immer mehr in Stress, denn was ist, wenn Sie die Sache vermasseln?

In solchen Situationen sollten Sie zunächst einmal daran denken, dass Sie inzwischen ein anderer Mensch geworden sind: Sie haben Ihren Stoffwechsel jetzt in Schwung gebracht und jede Menge Tricks kennengelernt, um auf dem richtigen Weg zu bleiben – zum Beispiel gesundes, nahrhaftes Essen.

Denken Sie daran:
Essen ist jetzt Ihr Freund.

Nur weil Ihre Diät inzwischen zu Ende ist, bedeutet das noch lange nicht, dass Sie alles vergessen haben, was Sie aus diesem Buch gelernt haben. Alle neugewonnenen Kenntnisse, Erfahrungen und Lebensgewohnheiten stehen Ihnen nach wie vor zur Verfügung – auch bei festlichen Anlässen. Sie sind auf dieser Party also nicht allein. Außerdem sollten Sie daran denken, dass Sie Ihren Stoffwechsel ja gerade deshalb in Schwung gebracht haben, damit Sie die besonderen Augenblicke des Lebens wieder genießen und auch ab und zu einmal ein bisschen über die Stränge schlagen können, ohne gleich einen katastrophal hohen Preis dafür zahlen zu müssen.

Doch falls Sie sich trotzdem immer noch Sorgen machen, will ich Ihnen nun ein paar kleine Tricks verraten, mit deren Hilfe Sie den Schaden so gering wie möglich halten können, wenn Sie wissen, dass Ihnen wieder einmal eine kleine Ausschweifung bevorsteht. Diese Geheimnisse verrate ich auch meinen prominenten Klienten, die es sich nicht leisten können, bei ihrer Arbeit aufgeschwemmt

auszusehen oder gleich zweieinhalb Kilo zuzunehmen, nur weil sie abends einmal Essen gegangen sind.

Ernährungssünden-Trick Nr. 1: Das große Fressen

Wissen Sie, dass Sie heute Abend in einem mexikanischen Restaurant so richtig zuschlagen werden, dass demnächst ein Mitbringfest in der Schule stattfindet, das das ganze Wochenende dauern wird, oder sind Sie zu einem opulenten Buffet eingeladen, dessen Köstlichkeiten Sie bestimmt nicht widerstehen können? Egal, welcher Anlass Ihnen bevorsteht – jedenfalls wissen Sie, dass Sie dabei eine Menge essen werden. Um den Schaden in Grenzen zu halten, brauchen Sie nur zwei Spielregeln zu beherzigen:

1. **Essen Sie den ganzen Tag über alle zwei Stunden 10 bis 15 Gramm Eiweiß:** die erste Portion innerhalb von 30 Minuten nach dem Aufwachen, und von da an immer weiter bis zu dem festlichen Anlass. Ernähren Sie sich an diesem Tag so wie in Phase 2: Essen Sie Lebensmittel mit niedrigem glykämischem Index, viel Gemüse, aber vor allem Eiweiß, und zwar hauptsächlich tierisches Eiweiß, weil Ihr Verdauungssystem das am leichtesten verwerten kann. Verzehren Sie eiweißreiche Hauptmahlzeiten und essen Sie zwischendurch Hähnchenbrustscheiben, ungepökelte Truthahnscheiben oder 30 bis 60 Gramm Steak, Schweinelende oder Fisch, die von der letzten Mahl-

zeit übrig geblieben sind. So bleibt Ihr Blutzucker auf einem stabilen Niveau, und Ihre Muskeln verfügen über ausreichend Brennstoff, um überschüssigen Zucker (zum Beispiel aus dem Wein oder Margharita, den Sie auf der Party vielleicht trinken werden) nicht in Form von Fett, sondern als Glykogen zu speichern.

Auf diese Weise schützen Sie sich auch vor unkontrolliertem Essen. Denn wenn Sie zu der Party kommen, werden Sie zwar Hunger haben, aber nicht ausgehungert sein. Wenn Sie den ganzen Tag über alle zwei Stunden eine Eiweißportion zu sich nehmen, kurbeln Sie dadurch außerdem die Ausschüttung von Fettverbrennungshormonen an und die werden garantiert mit allem fertig, was Sie futtern.

2. **Freuen Sie sich richtig auf das Abendessen oder die Party.**

Das ist sehr wichtig! Sie können sich darauf verlassen, dass die eiweißreiche Kost, an die Sie sich tagsüber halten, ihre Funktion erfüllen wird, also gibt es keinen Grund zum Stress. Machen Sie sich keine Sorgen wegen der kleinen Ernährungssünden, die Sie begehen werden, sondern freuen Sie sich darauf! Wenn Sie schließlich am Ort des Geschehens sind, amüsieren Sie sich richtig. Damit signalisieren Sie Ihrem Körper: Es ist alles okay! Er weiß dann, dass er sich nicht in einer Notsituation befindet. Wenn keine Stresshormone im Spiel sind, hat Ihr Körper keinen Grund, Fettvorräte zu speichern. Ganz im Gegenteil: Während Sie sich auf der Party amüsieren, wird er eine wilde Fettverbrennungsorgie feiern!

Ernährungssünden-Trick Nr. 2: Die Süßhungerattacke

Die Fußballmannschaft meiner Nichte veranstaltet jedes Jahr einen großen Kuchenback-Wettbewerb. Natürlich ist der Apfelkuchen, den meine Nichte gebacken hat, immer der beste. Aber um ganz sicherzugehen, muss ich natürlich auch alle anderen Kuchen probieren. Wann fallen Sie in Ihr ganz persönliches Zuckerkoma – vielleicht an Fasching, Ostern oder am Valentinstag? Oder ist es bei Ihnen ein Geburtstagskuchen oder das köstliche Dessertbuffet im Urlaub? Egal, welche Versuchung Ihnen droht – Sie wissen genau, was Sie tun werden:

> **Sie werden garantiert nicht auf diese Leckereien verzichten. Schließlich muss man auch ab und zu mal wie Gott in Frankreich leben, oder etwa nicht?**

Recht haben Sie! Und zum Glück können Sie Ihren Stoffwechsel sehr gut auf solche gelegentlichen süßen Verführungen vorbereiten. Sie brauchen dazu nur vier Spielregeln zu beherzigen:

1. **Nehmen Sie den ganzen Tag über viel natürlichen Zucker zu sich. Vergessen Sie zum Frühstück und zum Mittagessen nicht das Obst.**

Aber nur ganze Früchte – keinen Saft. Denn wenn Ihr Frühstücks- und Mittagstisch reichlich mit Obst bestückt ist, gewöhnt Ihr Körper sich im Lauf des Tages an einen erhöhten, aber stabilen Blutzuckerspiegel. Ernähren Sie sich bei diesen zwei Mahlzeiten (Frühstück und Mittagessen) genauso wie in Phase 1.

2. **Essen Sie eiweißreiche Snacks.** Das stabilisiert Ihren Stoffwechsel und bereitet ihn auf jegliches Junk Food vor, das Sie danach schleckern werden. Gestalten Sie Ihre Zwischenmahlzeiten genauso wie in Phase 2. Zu den Hauptmahlzeiten essen Sie reichlich Obst und als Snack für zwischendurch mageres Fleisch oder leckere, gewürzte und getrocknete Fleischstreifen.

3. **Gönnen Sie sich zum Abendessen gesunde Fette.** Diese Fette verlangsamen die Aufnahme des Zuckers ins Blut. Also gestalten Sie Ihre Abendmahlzeit wie in Diätphase 3.

4. **Amüsieren Sie sich.** Gehen Sie auf die Party, machen Sie richtig einen drauf und haben Sie keine Schuldgefühle, nur weil Sie jetzt diese Schokoladentorte essen! Und danach tanzen Sie.

> Lassen Sie es sich schmecken und hüten Sie sich, ein schlechtes Gewissen zu haben! Denken Sie daran: Schuldgefühle machen dicker als eine Tüte Schweinekrusten.

Ernährungssünden-Trick Nr. 3: Feucht-fröhliche Stunden

Wenn Sie hin und wieder (ein- oder zweimal pro Woche) gern einen Cocktail, ein Glas Wein oder ein kühles Bier trinken, will ich Ihnen dieses Vergnügen nicht nehmen. Aber Sie sollten Ihren Alkoholkonsum zumindest so gestalten, dass er Ihrem Stoffwechsel so wenig wie möglich schadet. Wahrscheinlich wissen Sie, dass es für Ihre Leber ein hartes Stück Arbeit ist, Alkohol abzubauen. Inzwischen bin ich zwar nicht mehr ganz so streng mit Ihnen, was Ihre Leber betrifft, weil Sie Ihren Stoffwechsel ja jetzt wieder in Schwung gebracht haben, aber wir wollen ihr das Leben auch nicht allzu schwer machen. Ein alkoholisches Getränk pro Woche kann vermutlich nicht viel schaden, aber mit einem Drink pro Tag würden Sie Ihrer Leber schon ein wenig zu viel zumuten. Überlegen Sie sich, zu welchen Opfern Sie bereit sind, aber denken Sie daran, dass Alkohol Ihrem Stoffwechsel grundsätzlich nicht guttut. Schließlich sind Sie darauf angewiesen, dass Ihre Leber so gut wie möglich funktioniert. Also sollten Sie beim Alkoholgenuss folgende Tipps beherzigen:

1. **Ungeschwefelte Bio-Weine scheinen sich am wenigsten ungünstig auf die Leberfunktion auszuwirken.** Falls Sie Weinkenner sind, probieren Sie einmal Weine aus Bio-Anbau!

2. **Wenn Sie wirklich einen Cocktail trinken möchten, verwenden Sie keine billigen Spirituosen dafür.** Qualitativ

hochwertige Schnäpse und Liköre sind naturbelassener und enthalten weniger Chemikalien und künstliche Zutaten, die die Leber mühsam abbauen muss. Klare Schnäpse ohne Farb- und sonstige Zusatzstoffe sind reiner und besser als das billige Zeug. Also: Finger weg von den Billigspirituosen, mit denen Sie sich früher in Ihrer Studienzeit betrunken haben, und auch von den neonfarbenen Energy-Drinks, in denen Koffein mit Alkohol vermischt ist. Sonst werden Sie bald garantiert kein Sixpack mehr haben, sondern eher wie ein Bierfass aussehen! **Trinken Sie zu jedem alkoholischen Getränk, das Sie sich genehmigen, einen Viertelliter Wasser** – und zwar zusätzlich zu der Wassermenge, die Sie pro Kilogramm Körpergewicht sowieso schon trinken müssen. Alkohol hat eine stark dehydrierende Wirkung, der vermehrte Wasserkonsum wird Ihnen helfen, das auszugleichen.

3. **Trinken Sie Alkohol niemals für sich allein.** Damit meine ich nicht, dass Sie nach einem langen Tag nicht auch ganz allein in Ihren vier Wänden ein Gläschen Wein genießen dürfen, sondern dass Sie jeden Alkoholkonsum durch einen eiweißreichen Snack ausgleichen sollten. Greifen Sie dabei am besten zu tierischem Eiweiß wie Hähnchen, Pute, Rindfleisch, Shrimps oder Fisch (der Käse auf den Nachos zählt nicht mit!).

4. **Bitte trinken Sie vormittags keinen Alkohol.** Ich weiß, dass eine Bloody Mary zum Brunch sehr verlockend sein kann. Aber ohne Alkohol schmeckt dieser Cocktail genauso gut. Irgendwo auf der Welt ist es zwar immer fünf Uhr abends, aber warten Sie mit dem Alkohol lieber, bis es dort fünf Uhr abends wird, wo Sie sich gerade befinden!

DIE 110 FÜR IHREN TURBO-STOFFWECHSEL

Ich muss konsequent sein und meinen Klienten und Lesern als Leitplanke dienen, damit sie nicht vom rechten Weg abweichen. Wenn Sie sich zu schnell in die Kurven legen und Gefahr laufen, von der Straße abzukommen, möchte ich Sie mit meinen strengen Regeln vor dem sprichwörtlichen Abgrund bewahren. Doch wenn Sie sich gerade einmal nicht an diese Regeln halten und auch die Leitplanke Sie nicht rettet, brauchen Sie eine Notrufnummer, bei der Sie sich Rat holen können, um Ihren angeschlagenen Stoffwechsel wieder zu reparieren.

> **Aber denken Sie daran: Die Nummer 110 ist nur für Notfälle bestimmt und kein Vorwand, um sich durch einen Verkehrsstau hindurchzuschummeln!**

Notfall Nr. 1:
Ich sitze an einem Ort fest, wo es nichts zu essen gibt, was zu meiner Diätphase passt.

Versuchen Sie sich irgendetwas Eiweißhaltiges zu beschaffen. Bei Eiweiß ist die Gefahr am geringsten, dass es Ihr Körper in Form von Fett speichert oder dass er Ihre Muskeln anknabbert, um sich den nötigen Brennstoff zu holen. Außerdem sind eiweißhaltige Snacks am leichtesten zu finden, sogar an Tankstellen gibt es hartgekochte Eier oder Thunfischkonserven. Kehren Sie nach diesem »Ausrutscher« sofort wieder zu Ihrem gewohnten Diätphasenrhythmus zurück.

Notfall Nr. 2:
Ich habe ohne Frühstück das Haus verlassen.

Machen Sie sich deshalb keinen Stress! Denn hormonell gesehen, verschlimmern Sie die Situation dadurch nur noch. Schließlich wollen Sie Ihren Nebennieren nicht das Signal dazu geben, Ihre Cortisolproduktion zu erhöhen. Also atmen Sie ein paarmal tief durch, um die Cortisolausschüttung herunterzufahren, und beschaffen Sie sich dann so schnell wie möglich etwas zu essen. Nehmen Sie eine Ihrer Diätphase entsprechende Haupt- oder Zwischenmahlzeit zu sich. Doch um die verlorene Zeit, in der Ihr Körper nichts zu essen bekommen hat, wieder hereinzuholen, achten Sie darauf, dass diese Mahlzeit auch Gemüse enthält. Denn Gemüse ist basenbildend und bewahrt Ihren Körper davor, in eine stressbedingte Übersäuerung hineinzugeraten. Bleiben Sie für den Rest des Tages bei Ihrem regulären Speiseplan. Am Abend bereiten Sie Ihr Frühstück für den nächsten Tag im Voraus zu und legen es sich bereit, damit Ihnen so etwas nicht noch einmal passiert.

Notfall Nr. 3:
Ich bin verletzt oder habe keine Zeit für's Training.

Man kann ein Feuer auch ohne Anmachholz anzünden. Ebenso können Sie mit meiner Diät auch ohne Training abnehmen. In Phase 1 können Sie schon eine ganze Menge erreichen, wenn Sie 10 bis 20 Minuten lang irgendetwas tun, wodurch sich Ihr Pulsschlag beschleunigt. In Phase 2 können Sie die positiven hormonellen Effekte des Gewichthebens auch erzielen, indem Sie nur einen einzigen Muskel trainieren. Wenn Sie sich also den linken Arm gebrochen haben, trainieren Sie mit dem rechten. Armbeugen mit nur einem Arm zählen auch als Training! In Phase 3 können Sie, wenn Sie im Bett liegen und einzuschlafen versuchen, tief durchatmen. Danach können Sie garantiert besser schlafen.

Notfall Nr. 4:
Jemand hat versucht mir ein alkoholisches Getränk einzuflößen, und ich war zu geschockt, um den Mund zu schließen (und das ist mir gleich zweimal hintereinander passiert!).

Tun Sie Buße, indem Sie für jeden alkoholischen Fehltritt einen zusätzlichen Viertelliter Wasser trinken. Nehmen Sie am nächsten Tag viele kaliumreiche Lebensmittel wie Gurken, Basilikum, Petersilie und frischen Koriander zu sich. Diese haben eine natürliche entwässernde Wirkung und helfen Ihnen sehr wirkungsvoll, Ihre Leber schnell wieder ins Gleichgewicht zu bringen.

Notfall Nr. 5:
Ich habe meinen Snack weggelassen, weil ich einfach keinen Hunger hatte.

Oh doch, Ihre Zwischenmahlzeit haben Sie trotzdem bekommen! Aber statt des Snacks hat Ihr Körper sich eine Portion von Ihren eigenen Muskeln zu Gemüte geführt. Denken Sie daran: Wenn Sie gerade zugenommen haben oder Schwierigkeiten mit dem Abnehmen hatten, sendet Ihr Körper zurzeit wahrscheinlich keine Hungersignale aus. Also warten Sie nicht, bis Sie hungrig werden – essen Sie alle drei bis vier Stunden etwas. Und wenn Sie länger als vier Stunden nichts gegessen haben und plötzlich Heißhunger bekommen, seien Sie vorsichtig mit Ihren Portionsgrößen!

Essen Sie jetzt nicht zu viel, sondern nehmen Sie nur Ihren regulären Snack oder Ihre planmäßige Hauptmahlzeit zu sich und schieben Sie nach einer Stunde noch einen weiteren Snack ein. Auf diese Weise gelangt nicht zu viel Zucker auf einmal in Ihr Blut und das Risiko einer Fettspeicherung verringert sich.

Notfall Nr. 6:
Ich habe mit der Diät angefangen, musste sie aber vor dem regulären Ende abbrechen. Kann ich jetzt einfach noch mal von vorne anfangen?

Na klar doch! Diese Diät ist immer für Sie da, und eine gesunde Ernährung, die Ihren Stoffwechsel ankurbelt, ist stets gut für Ihren Körper und Ihre Gesundheit. Glauben Sie mir: Ich habe Verständnis dafür, dass einem das Leben auch ab und zu einmal einen Streich spielt. Eine meiner Klientinnen betreute ich drei Jahre lang, und sie hat während dieser Zeit kein einziges Pfund abgenommen: Ihr Kaffeedurst, unvorhergesehene Geschäftsreisen, eine Scheidung, Todesfälle in der Familie, die Pflege eines Elternteils oder einfach nur das Leben selbst hinderten sie immer wieder daran, mein Diätprogramm bis zum Schluss durchzuziehen. Ich fand es unter diesen Umständen schon beeindruckend, dass sie es wenigstens schaffte, nicht zuzunehmen und ihren Diabetes unter Kontrolle zu halten. Doch eines Tages standen ihre Sterne günstig, sie zog die Fast-Metabolism-Diät vier Monate hintereinander durch und nahm über 30 Kilo ab.

> **Ich habe Geduld mit Ihnen – also seien Sie genauso geduldig mit sich selbst!**

ZUM SCHLUSS

Folgende Überlebensstrategien können Ihnen weiterhelfen, wenn in Ihrem Leben einmal etwas dazwischenkommt und Sie von Ihrem »perfekten« Gesundheitsplan abhält. Keine Sorge: Ich weiß schon, dass ich zu Beginn dieses Buches gesagt habe, Sie müssten diese 28 Tage unbedingt an einem Stück durchziehen. Aber **Sie sollten auch wissen, dass Ihnen die Tür zu dieser Diät jederzeit offensteht** und dass Sie die gleichen Prinzipien wie zur Regeneration Ihres Stoffwechsels auch anwenden können, wenn es um die Heilung einer Arthritis, eines Diabetes, eines zu hohen

Cholesterinspiegels oder eines Burnout-Syndroms geht. Einige der Klienten, die schon zu mir kamen, als ich meine Praxis eröffnete, betreue ich heute noch. Ich habe erlebt, wie ihre Kinder groß wurden und selber wieder Kinder bekamen, habe mich gemeinsam mit ihnen über ihre Erfolge gefreut und bei all ihren Nöten und Kümmernissen mitgelitten.

Andere Klienten habe ich schon lange nicht mehr gesehen. Vor Kurzem hat ein früherer Klient, der schon seit drei Jahren nicht mehr bei mir war (damals hatte er mit meiner Unterstützung 20 Kilo abgenommen), einen seiner Freunde an mich verwiesen. Dieser Mann schwärmte mir ständig vom Abnehmerfolg seines Freundes (meines ursprünglichen Klienten) vor: Wie toll er jetzt aussah und was für eine gute Figur er hatte. Ich freute mich sehr darüber, dass mein früherer Klient sich in den letzten vier Jahren so gut gehalten hatte.

Essen ist die wertvollste Medizin. Also bewahren Sie sich den Schwung, den Sie in den letzten Wochen gewonnen haben, und nehmen Sie ihn mit in Ihr Alltagsleben!

Aber überrascht hat es mich eigentlich nicht. So funktioniert die Fast-Metabolism-Diät nun einmal! Man erlernt sie, praktiziert sie, lebt damit, lernt sie lieben und kehrt hinterher nie wieder zu seinen alten, ungesunden Lebensgewohnheiten zurück. Mein Klient hatte einfach gelernt, wie man leben und sich ernähren muss, um seinen Stoffwechsel ein Leben lang auf Trab zu halten.

Vergessen Sie auch nicht, dass ich immer für Sie da bin. Ich stehe Ihnen von nun an für den Rest Ihres Lebens als Ernährungsberaterin zur Seite und werde Ihnen über meine Webseite, meine Kliniken und meine weiteren Bücher immer wieder neue, innovative und einfache Methoden vermitteln, mit deren Hilfe Sie gesund werden, gesund bleiben und das Leben in vollen Zügen genießen können. Ich möchte, dass Sie die Fast-Metabolism-Diät noch jahrelang in den höchsten Tönen loben (und weiterempfehlen), weil Sie dadurch endlich dem Teufelskreis Ihrer ständigen Diäten entkommen sind. Von jetzt an werden Sie so leben, wie es Ihrem neuen, schnellen Stoffwechsel entspricht, die köstlichen Rezepte genießen und Erfahrungen mit einer Fast-Metabolism-Diät-Fangemeinde austauschen, der Ihre Gesundheit und Ihr Wohlbefinden am Herzen liegt. **Vor allem wissen Sie jetzt alles, was Sie wissen müssen, um sich Ihre tolle neue Figur zu bewahren!**

Wenn Sie bereits Ihr Wunschgewicht erreicht haben, mit dem Sie hundertprozentig glücklich sind, dann lassen Sie bitte jetzt gleich Ihre Kleider ändern oder kaufen Sie sich ein Paar neue Jeans. Denn Sie werden nie wieder so moppelig sein wie früher!

DIE BESTEN WÜNSCHE

Bevor wir uns wieder treffen, möchte ich Ihnen die besten Wünsche für Ihre Zukunft mit auf den Weg geben:

- Ich wünsche Ihnen ein langes, glückliches, erfülltes Leben voller Gesundheit und Liebe.

- Ich möchte, dass Sie die Glücksmomente in Ihrem Leben zählen und nicht die Kalorien.

- Ich wünsche Ihnen die Energie, die Sie brauchen, um Ihr Leben in vollen Zügen zu genießen.

- Ich möchte, dass Sie alles wissen, was Sie wissen müssen, um Ihren Stoffwechsel wieder zu reaktivieren, falls es einmal notwendig sein sollte.

- Ich möchte, dass Sie Essen lieben und seine positiven gesundheitlichen Wirkungen zu schätzen wissen.

Vor allem aber möchte ich, dass Sie sich und Ihren schnellen Stoffwechsel jetzt voller Stolz der ganzen Welt präsentieren und Ihr neues, gesundes Leben in vollen Zügen genießen!

2

Rezepte für vier Wochen

REZEPTE FÜR PHASE 1

Ich hoffe, ich habe Sie nun so nachhaltig zum Selberkochen verführt, dass es Ihnen auch richtig Spaß macht (wenn Sie nicht auch vorher schon gerne gekocht haben). Denn frische, selbstzubereitete Mahlzeiten sind die allerbeste Methode, sich einen schnellen Stoffwechsel zu erhalten. Aber natürlich brauchen Sie dazu auch Rezepte. Ich habe hier welche für Sie, und zwar ganz fantastische! Bei jedem Rezept in diesem Kapitel steht dabei, zu welcher Diätphase es gehört und sie sind alle wirklich köstlich. Viele gehören inzwischen zu den Lieblingsgerichten meiner Familie und auch zahlreicher meiner Klienten.

Ich bin mir ganz sicher, dass sie auch Ihnen und Ihren Lieben schmecken!

PHASE 1: SCHNELLE SNACKS

Mit diesen schnellen, gesunden Zwischenmahlzeiten sind Sie immer gewappnet, wenn Sie zwischendurch einmal Hunger bekommen! In Phase 1 bestehen die Snacks aus Früchten, also bewahren Sie stets etwas Obst in Ihrem Schreibtisch, Ihrem Auto und Ihrer Handtasche auf. Äpfel, Orangen und Mandarinen lassen sich gut mitnehmen.

Eine meiner Lieblingsfrüchte ist die Mango. Aber frische Mangos kann man am Schreibtisch nicht so gut essen. Deshalb habe ich einen Weg gefunden, wie man diese leckeren Früchte auch unterwegs essen kann. Ich habe einfach immer einen Gefrierbeutel mit TK-Mango in meiner Handtasche oder meinem Auto. Wenn es Zeit für meinen Vormittagssnack wird, sind die Fruchtstückchen bereits aufgetaut, aber immer noch eiskalt und absolut köstlich! Kaufen Sie sich eine große Packung TK-Mango und verteilen Sie sie dann auf kleine Gefrierbeutelchen, sodass Sie nach Belieben davon naschen können.

MANGO-FATBURNER-SMOOTHIE

PHASE 1 / Für 1 Portion

70 g TK-Mangowürfel (oder
    Erdbeeren, Ananas)
50 g Eiswürfel
Saft von ½ Zitrone
¼ TL Stevia oder Xylitol
2 Minzeblätter oder
¼ TL Pfefferminztee

❶ Geben Sie die Mango und das Eis mit 180 ml Wasser in einen Mixer. Fügen Sie den Zitronensaft sowie das Süßmittel hinzu. Zerkleinern Sie die Minzeblätter, streuen sie darüber und pürieren die Frucht-Eis-Mischung zu einem glatten Smoothie. Genießen Sie dazu 8–10 Reiscracker.

TIPP

Ich bereite immer gleich eine Packung Haferflocken zu und friere sie dann mit Beeren, Zimt und Stevia in 1-½-Tassen-Portionen ein. Die kann ich in Minuten aufwärmen.

FRUCHT-SMOOTHIE MIT HAFERFLOCKEN

PHASE 1 / Für 1 Portion

50 g Haferflocken (kernig)
70 g TK-Obst (z.B. Ananaswürfel oder Erdbeeren)
50 g Eiswürfel
¼ TL Stevia oder Xylitol
Zimtpulver (nach Belieben)

❶ Geben Sie die Haferflocken in einen Mixer und pürieren sie zu Pulver. Dann schalten Sie das Mixgerät aus und geben 1 Tasse Wasser dazu. Rühren Sie das Obst, das Eis und das Süßmittel Ihrer Wahl darunter und pürieren Sie alles zu einem glatten Smoothie. Nach Belieben mit Zimt würzen.

BEEREN-MÜSLI

PHASE 1 / Für 4 Portionen

100 g Haferflocken (kernig)
300 g frische Beeren (oder TK)
Stevia und Zimtpulver (nach Belieben)

❶ Vermischen Sie die Haferflocken in einer großen Schüssel mit ca. 800 ml Wasser. Abgedeckt über Nacht im Kühlschrank quellen lassen. Am nächsten Morgen in einen Topf geben und ca. 20 Min. unter Rühren bei schwacher Hitze köcheln lassen. Die Beeren darüberstreuen, nach Belieben mit Stevia süßen und mit Zimt bestreuen.

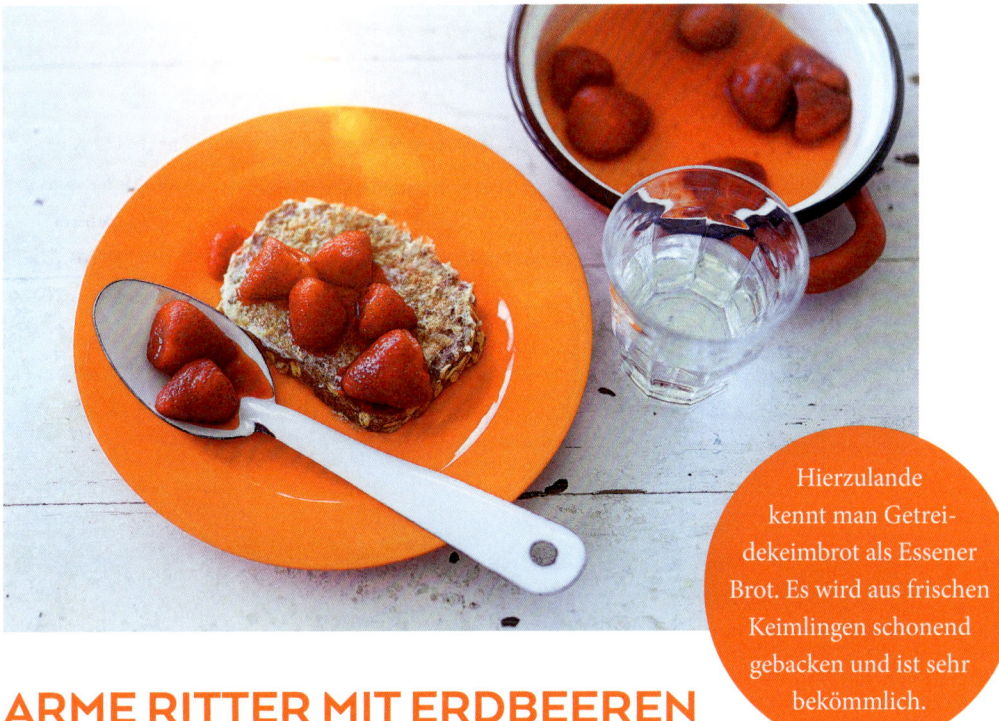

Hierzulande kennt man Getreidekeimbrot als Essener Brot. Es wird aus frischen Keimlingen schonend gebacken und ist sehr bekömmlich.

ARME RITTER MIT ERDBEEREN

PHASE 1 / Für 1 Portion

1 Eiweiß
1 TL Vanillemark
¼ TL Zimtpulver
1 Scheibe Roggenbrot (oder Getreidekeimbrot)
70 g TK-Erdbeeren
2 TL Zitronensaft
⅛ TL Stevia oder Xylitol

1 Verquirlen Sie das Eiweiß mit der Vanille und Zimt in einer kleinen Rührschüssel. Weichen Sie das Brot von beiden Seiten in dieser Mischung ein.

2 Erhitzen Sie eine beschichtete Pfanne auf mittlere Hitze und toasten Sie das Brot darin von beiden Seiten.

3 Inzwischen erwärmen Sie bei schwacher Hitze die Erdbeeren in einem Topf. Sobald sie halb angetaut sind, geben Sie Zitronensaft und das Süßmittel dazu und erwärmen die Mischung. Gießen Sie die Beeren noch warm über den Toast!

APFEL-GEMÜSESALAT MIT THUNFISCH

PHASE 1 / Für 2 Portionen

150 g Thunfisch (Dose, im
eigenen Saft)

120 g grüner oder roter Apfel,
gewürfelt (oder Ananas)

100 g Salatgurke, geschält und
gewürfelt

90 g Möhre, geschält und
gewürfelt

1 EL rote Zwiebel, fein gehackt

2 EL Zitronensaft

20–40 g frischer Blattspinat

schwarzer Pfeffer aus der Mühle

Petersilie, klein gehackt (nach
Belieben)

1 Lassen Sie den Thunfisch auf einem Sieb gut abtropfen und geben ihn in eine kleine Schüssel. Mischen Sie die Apfel-, Gurken-, Möhren- und Zwiebelwürfel sorgfältig darunter.

2 Träufeln Sie den Zitronensaft darüber und mischen den Salat gut durch. Auf einem Bett aus Spinatblättern servieren. Nach Belieben mit Pfeffer würzen und mit Petersilie besteuen.

VARIANTE

Statt des Zitronensafts können Sie auch Balsamicoessig, aber kein Öl verwenden.

ROGGENBROT MIT GEFLÜGELAUFSCHNITT

PHASE 1 / Für 1 Portion

1 Scheibe Roggenbrot

1 EL Senf

2 große Salatblätter

2 Scheiben Puten- oder Hähnchenbrustaufschnitt (nicht
geräuchert)

rote Zwiebelscheiben

mehrere Tomatenscheiben

Meersalz

schwarzer Pfeffer aus der Mühle

1 Das Brot mit Senf bestreichen und mit Salat und Aufschnitt belegen. Zwiebel- und Tomatenscheiben darübergeben und mit Salz und Pfeffer würzen.

TORTILLA-WRAP

PHASE 1 / Für 1 Portion

250 g mageres Putenhackfleisch
¼ **TL** Meersalz
¼ **TL** Senfpulver
¼ **TL** schwarzer Pfeffer aus der
   Mühle
¼ **TL** Oregano, getrocknet
1 Vollkorn-Tortilla
   (Roggen, Dinkel)
1–2 EL Senf
10–20 g dunkelgrüne Salatblätter (z. B. Rucola oder
   Blattspinat)
½ mittelgroße reife Tomate,
   in Scheiben

1 Braten Sie das Hackfleisch in einer beschichteten Pfanne ohne Fett bei mittlerer Hitze an und würzen es mit Meersalz, Senfpulver, Pfeffer und Oregano.

2 Bestreichen Sie die Tortilla mit Senf und legen Sie die Salatblätter und Tomatenscheiben darauf. Darüber verteilen Sie das Hackfleisch. Rollen Sie die Tortilla zusammen und genießen Sie Ihren Wrap!

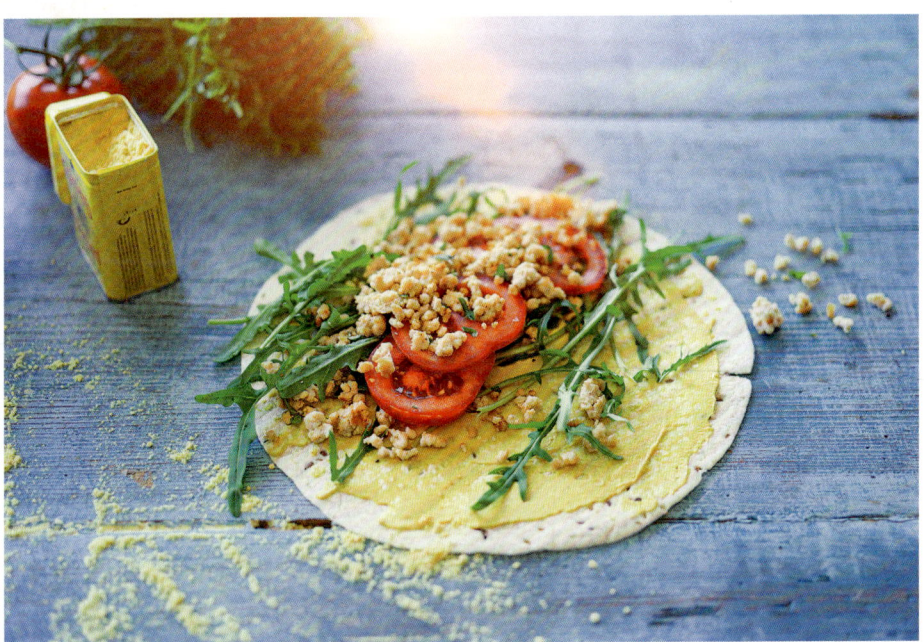

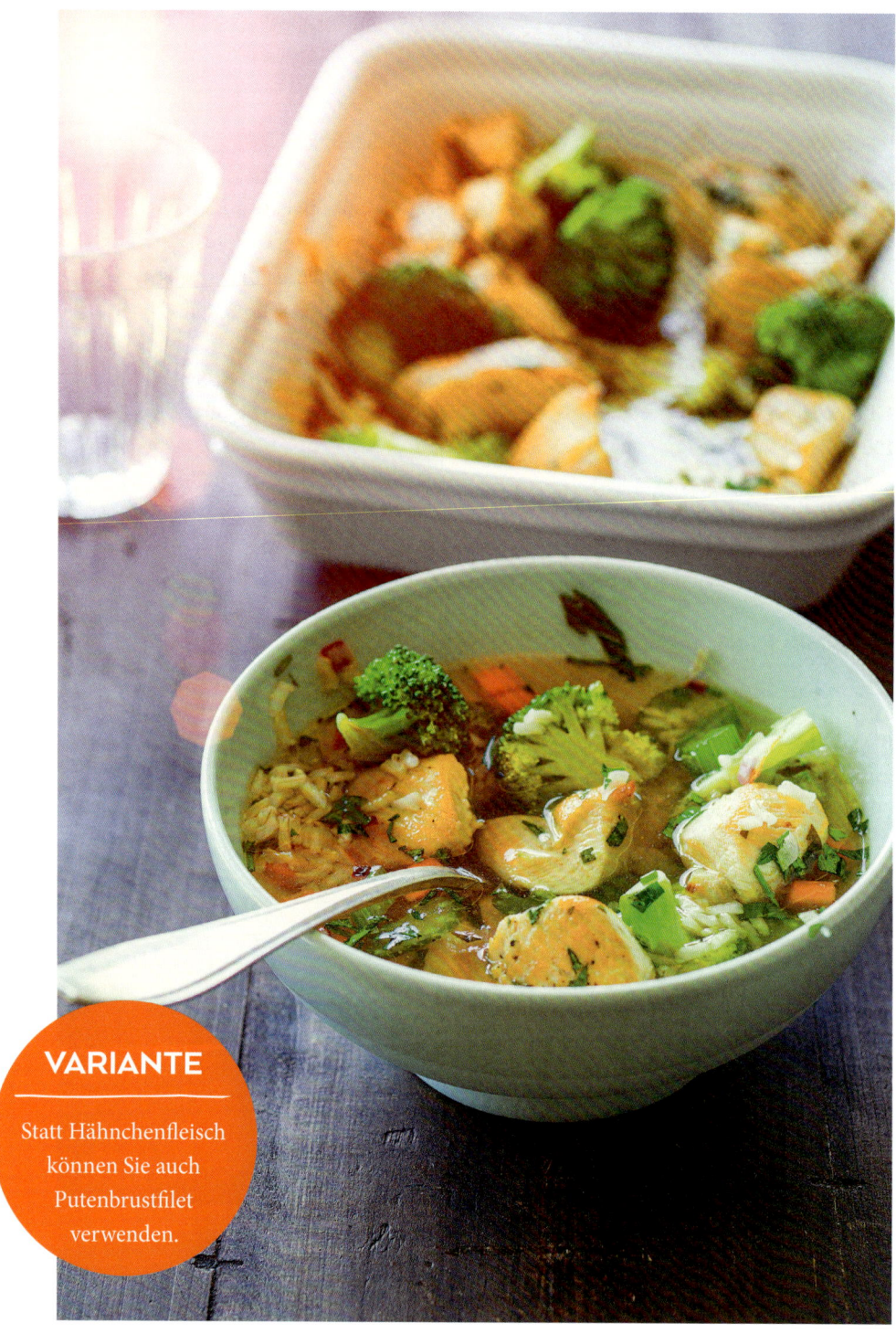

VARIANTE

Statt Hähnchenfleisch
können Sie auch
Putenbrustfilet
verwenden.

BROKKOLI-HÄHNCHENEINTOPF

PHASE 1 / Für 4 Portionen

1 l Gemüse- oder Hühnerbrühe

50 g rote Zwiebel, gewürfelt

100 g Möhre, geschält und klein geschnitten

70 g Stangensellerie, klein geschnitten

1 ½ EL frische Petersilie oder Koriander, fein gehackt

1 TL Knoblauch, fein gehackt

100 g Naturreis

500 g Hähnchenbrustfilet (ohne Haut), in 5 cm große Stücke geschnitten

250 g Brokkoliröschen

1 EL Limettensaft

½ TL Meersalz

½ TL schwarzer Pfeffer aus der Mühle

1 Heizen Sie den Backofen auf 180° vor.

2 Brühe, Zwiebel, Möhre, Sellerie, 1 EL Petersilie und den Knoblauch in einen großen Topf geben. 1 Tasse Wasser hinzufügen und zum Kochen bringen. Den Reis einstreuen und alles nochmal aufkochen. Abgedeckt 25 Min. bei schwacher Hitze und unter Rühren garen. Anschließend weitere 5 Min. offen köcheln lassen. Vom Herd ziehen und beiseite stellen.

3 Inzwischen das Hähnchenfleisch und Brokkoli in eine Schüssel geben und gut mit Limettensaft, Petersilie, Salz und Pfeffer vermischen, bis alles mit der Marinade bedeckt ist. In eine Auflaufform geben und im Ofen 30–35 Min. garen.

4 Herausnehmen und abkühlen lassen. Den Reis in 4 Portionen zu je ½ Tasse einteilen. Die Hühnchen-Brokkoli-Mischung ebenfalls in 4 gleich große Portionen aufteilen, zum Reis servieren und genießen!

PHASE-1-SALATDRESSING/ GEMÜSE-DIP

PHASE 1 / Für ca. ¾ Tasse

120 g Mango-Püree (aus frischen Früchten oder TK)

2 TL Balsamicoessig

2 EL frischer Koriander oder Petersilie, klein gehackt

1 TL Limettensaft

¼ TL Stevia oder Xyiltol

1 Pürieren Sie alle Zutaten in einem Mixer und genießen Sie diesen Dip mit Gemüsesticks!

PIKANTES PUTENCHILI

PHASE 1 / Für ca. 6 Portionen (1 Portion = 1 ½ Tassen)

500–750 g Putenhackfleisch
50 g rote Zwiebel, gewürfelt
(nach Belieben auch mehr)
2 EL Petersilie (oder frischer
Koriander)
1 geh. EL Chilipulver
1 EL Knoblauch, fein gehackt
½ TL Chiliflocken
1,8 kg Bohnen (z. B. Kidneybohnen, weiße oder schwarze
Bohnen)
450 g Linsen oder Adzukibohnen
(Dose)
550 g Zucchini, gewürfelt
1 l Bio-Paprika-Tomatensuppe
oder ca. 900 g passierte Tomaten (Dose)
1 geh. TL Meersalz

1 Braten Sie das Putenhackfleisch in einer beschichteten Pfanne ohne Fett an und gießen Sie die entstan-
dene Flüssigkeit ab.

2 Erhitzen Sie einen großen beschichteten Topf, geben
das Fleisch, die Zwiebelwürfel, die Petersilie, Chilipulver, Knoblauch und Chiliflocken hinein, rühren
alles gut um und decken den Topf ab.

3 Gießen Sie die Bohnen auf einem Sieb ab und behalten Sie etwas von der Flüssigkeit, damit das Chiligericht bei Bedarf damit verdünnt werden kann. Geben
Sie Bohnen, Linsen, Zucchini und Tomatensuppe in
den Topf und rühren Sie alles gut um. Garen Sie die
Zutaten in ca. 1 Std. bei schwacher Hitze und rühren
Sie zwischendurch ab und zu um.

4 Schmecken Sie das Chili mit den Gewürzen pikant
ab. Fügen Sie das Meersalz erst kurz vor dem Servieren hinzu, damit alle Nährstoffe so gut wie möglich
erhalten bleiben.

INFO

Das Gericht zählt aufgrund der
stärkereichen Hülsenfrüchte als
Eiweiß-, Gemüse- und Getreideportion. Daher brauchen Sie hier
kein Getreideprodukt mehr
zu verzehren.

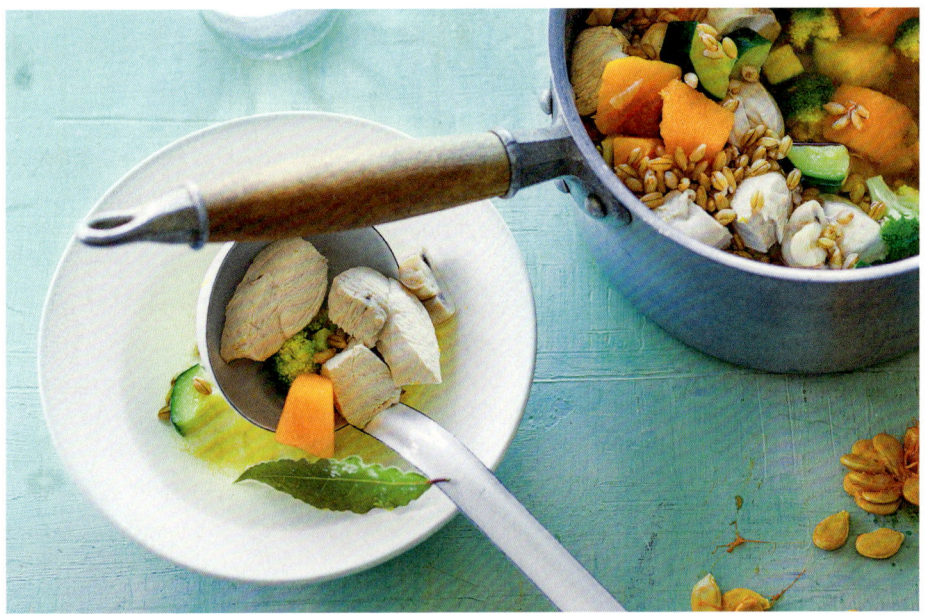

HÜHNERSUPPE MIT GERSTE, KÜRBIS UND PILZEN

PHASE 1 / Für 4–6 Portionen (1 Portion = 3 Tassen)

1 l Hühnerbrühe

1 l Gemüsebrühe

1,25 kg Hähnchenbrustfilet (ohne Haut), gewürfelt

120 g Zwiebeln, gewürfelt

1 EL Knoblauch, gepresst

1 Lorbeerblatt

¼ TL Meersalz

¼ TL schwarzer Pfeffer aus der Mühle

560 g Hokkaidokürbis, gewürfelt

280 g Zucchini, gewürfelt

60 g Brokkoliröschen

80 g Champignons, klein geschnitten

220 g Gerste

1 Geben Sie 1 l Wasser in einen großen Topf und gießen Sie die Hühner- und Gemüsebrühe hinein. Legen Sie das Hähnchenfleisch, die Zwiebelwürfel, den Knoblauch und das Lorbeerblatt hinein. Mit Salz und Pfeffer würzen. Bringen Sie alle Zutaten zum Kochen. Anschließend die Suppe 30 Min. bei schwacher Hitze köcheln lassen.

2 Geben Sie die Kürbis- und Zucchiniwürfel sowie den Brokkoli und die Pilze mit der Gerste in den Topf, lassen die Suppe noch einmal aufkochen und ca. 1 Std. bei kleiner Hitze köcheln, bis das Gemüse die gewünschte Konsistenz hat.

GEMÜSESUPPE MIT HACKFLEISCH

PHASE 1 / Für 4 Portionen

1 kg mageres Putenhackfleisch
300 g rote Zwiebel, gewürfelt
280 g Bleichsellerie, gewürfelt
2 EL Knoblauch, fein gehackt
1 EL Ingwerwurzel, fein gehackt
2 l Gemüsebrühe
850 g Hokkaidokürbis, gewürfelt
600 g Kohl, grob gehackt (Blattrippen entfernen)
je 450 g Butterbohnen, weiße
  Bohnen und Adzukibohnen
  (oder schwarze Bohnen), Dose
je 2 TL Basilikum und Thymian
1 TL Kreuzkümmelpulver
½ TL Meersalz
¼ TL schwarzer Pfeffer aus der
  Mühle

1 2 EL Wasser in einem beschichteten Topf erhitzen und darin Hackfleisch, Zwiebelwürfel, Sellerie, Knoblauch und Ingwer unter Rühren bei mittlerer Hitze anbraten. Brühe, Kürbiswürfel, Kohl, Bohnen und Gewürze dazugeben und alles zum Kochen bringen.

2 Abdecken und die Suppe bei schwacher Hitze 15–20 Min. köcheln, bis das Gemüse weich ist. Nach Belieben mit Salz und Pfeffer abschmecken.

REIS MIT GEMÜSE UND SCHINKEN

PHASE 1 / Für 4 Portionen

2 Tassen Naturreis
350 g Geflügelbrustschinken
  am Stück (nicht gepökelt oder
  geräuchert)
30 g rote Zwiebel, gewürfelt
1 EL Knoblauch, gepresst
280 g Zucchini, gewürfelt
ca. 200 g Brokkoliröschen
¼ TL Meersalz
⅛ TL schwarzer Pfeffer aus der
  Mühle

1 Den Reis in einem Topf nach Packungsanleitung bissfest garen, abgießen und beiseite stellen.

2 Den Schinken in 2 ½ cm große Würfel schneiden. 1–2 EL Wasser in einer großen beschichteten Pfanne erhitzen und die Fleisch- und Zwiebelwürfel mit dem Knoblauch bei mittlerer Hitze und unter Rühren darin leicht anbräunen. Zucchini und Brokkoli unterheben, mit Salz und Pfeffer würzen und das Gemüse in 7–10 Min. bissfest garen. Bei Bedarf noch Wasser zugeben. Anschließend den Reis unterheben und alles noch einmal unter Rühren erwärmen. Sofort servieren.

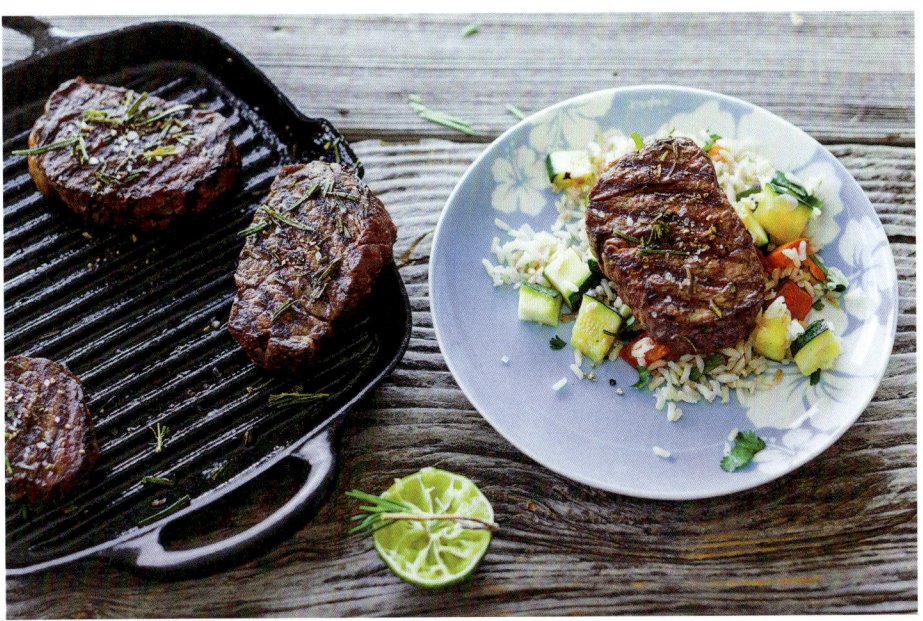

FILET MIGNON MIT GEMÜSEREIS

PHASE 1 / Für 4 Portionen

Für den Gemüsereis

1,25 l Gemüsebrühe

400 g Naturreis

140 g Zucchini, gewürfelt

80 g reife Tomaten, gewürfelt

2 EL rote Zwiebel, gewürfelt

1 TL Koriander (frisch oder getrocknet)

1 TL Knoblauch, gepresst

Für das Filet

Saft von ¼ Zitrone oder Limette

½ Rosmarinzweig, abgezupft

1 TL Knoblauch, gepresst

⅛ TL Meersalz

⅛ TL schwarzer Pfeffer aus der Mühle

350 g Rinderfilet

1 Die Brühe in einem Topf zum Kochen bringen. Den Reis einstreuen und das Gemüse, den Koriander und den Knoblauch daruntermischen. Alles kurz aufkochen und unter gelegentlichem Umrühren den Reis in ca. 30 Min. bissfest garen.

2 Inzwischen den Ofen auf Grillfunktion erhitzen.

3 Den Zitronen- oder Limettensaft mit den Rosmarinnadeln und dem Knoblauch in einer Schüssel verrühren, mit Meersalz und Pfeffer würzen. Das Fleisch kräftig mit der Würzmischung einstreichen, auf eine Grillpfanne geben und das Filet bis zum gewünschten Garpunkt grillen. Mit dem Gemüsereis servieren.

MEDITERRANES HÄHNCHEN MIT WILDREIS

PHASE 1 / Für 4 Portionen

500 ml Geflügelbrühe
1,25 kg Hähnchenbrustfilet
  (ohne Haut), gewürfelt
200 g Wildreis, abgespült
30 g Zwiebel, fein gewürfelt
½ TL Knoblauch, fein gewürfelt
160 g Champignons
450 g Pizza-Tomaten (Dose)
½ TL Oregano, getrocknet
½ TL Basilikum, getrocknet
1 TL Meersalz
¼ TL schwarzer Pfeffer aus der
  Mühle

1 Die Brühe in einem beschichteten Topf auf mittlere Hitze erwärmen und die Fleischwürfel, den Wildreis, die Zwiebelwürfel und den Knoblauch darin garen.

2 Pilze würfeln und mit den Tomaten unterrühren, die Kräuter hinzufügen, salzen und pfeffern. Abgedeckt in ca. 20 Min. fertiggaren. Servieren und genießen!

TIPP

Durch die hohe Grilltemperatur bleibt das Fleisch saftig.

SCHWEINELENDE MIT ANANAS

PHASE 1 / Für 1 Portion

Saft von ½ Zitrone
¼ TL Knoblauch, feingewürfelt
¼ TL Petersilie, getrocknet
⅛ TL Rosmarin, getrocknet
⅛ TL Oregano, getrocknet
⅛ TL Meersalz
1 Prise Stevia
1 Prise Zimtpulver
120–180 g Schweinelende,
  in Scheiben geschnitten
180 g Brokkoliröschen
2 Ananasscheiben

1 Für die Marinade den Zitronensaft mit Knoblauch, Petersilie, Rosmarin, Oregano, Salz, Stevia und Zimt in einer kleinen Schüssel verrühren. Das Fleisch in einen großen Gefrierbeutel geben und die Marinade hineingießen. Gut verschließen und im Kühlschrank mindestens 30 Min. (am besten über Nacht) ziehen lassen.

2 Den Ofen auf Grilltemperatur erhitzen. Das Schweinefleisch abtropfen lassen und 5–6 Min. grillen, dabei ein- oder zweimal wenden. Herausnehmen und warmstellen

3 Die Brokkoliröschen mit der Ananas auf die Grillpfanne geben und unter Wenden in ca. 10 Min. schwarzbraun garen. Zur Schweinelende servieren.

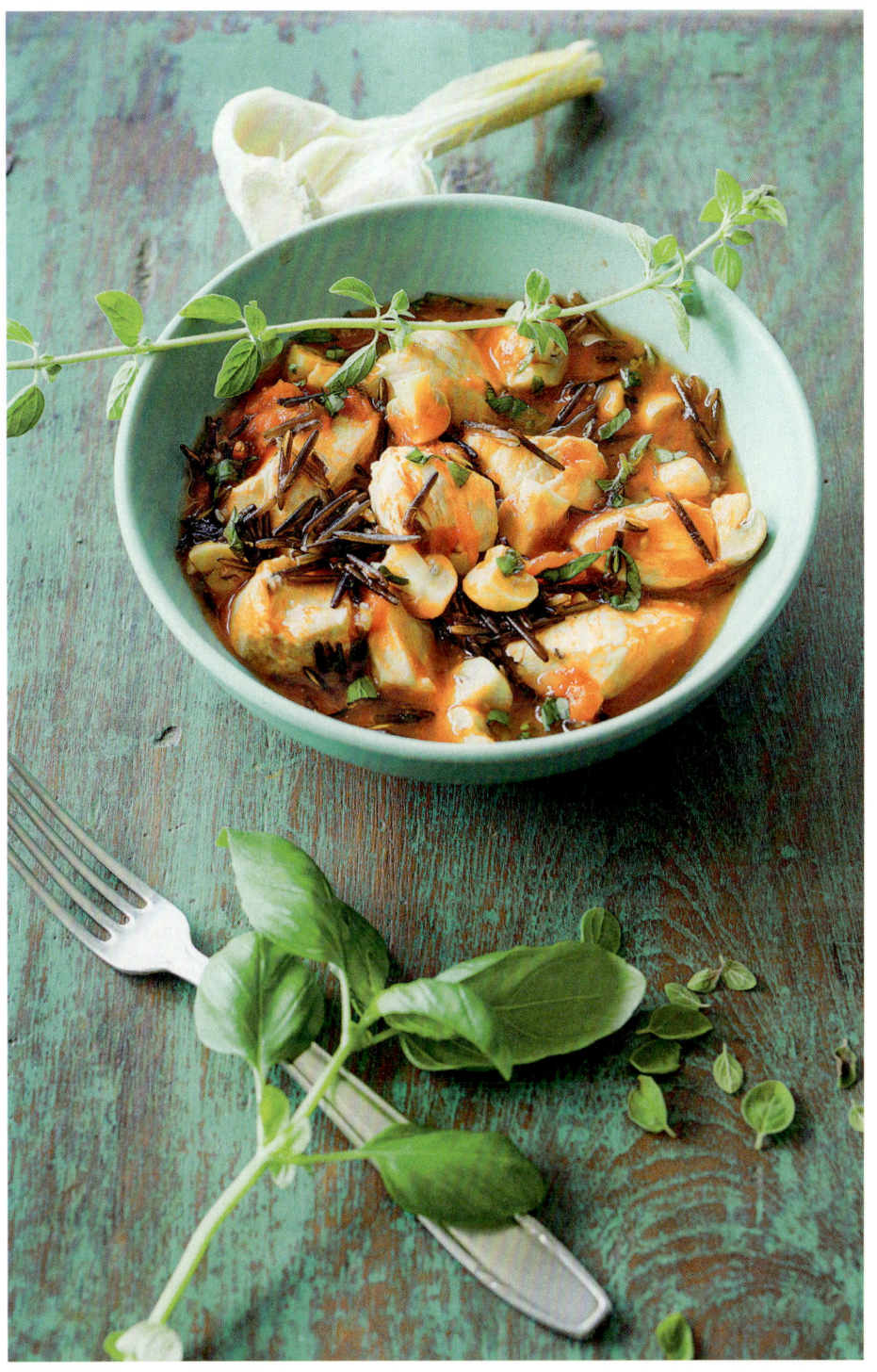

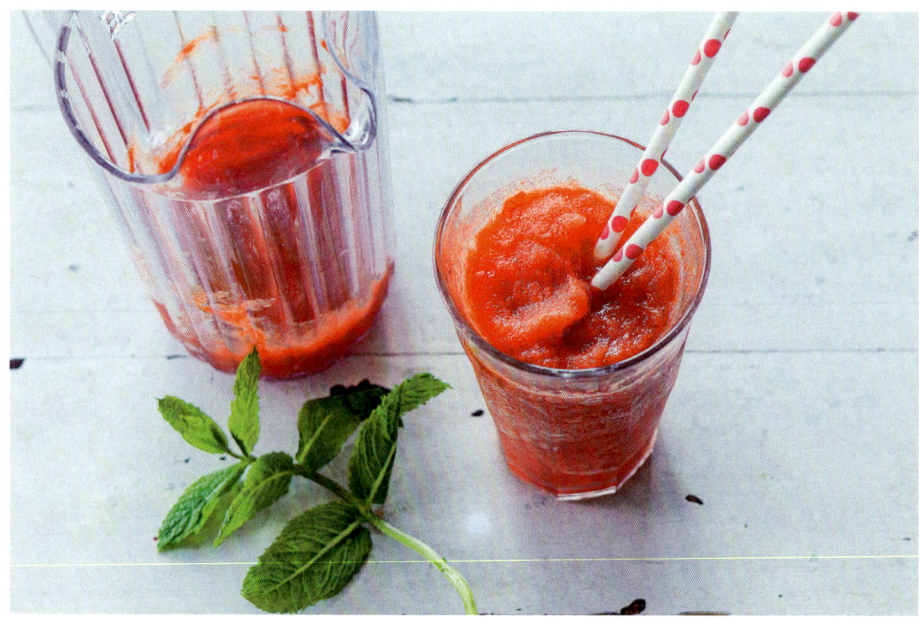

MELONEN-SMOOTHIE MIT MINZE

PHASE 1 / Für 1 Glas

100 g Wassermelonenwürfel
2 EL Limettensaft
4 Minzeblätter

1 Die Wassermelonenwürfel einfrieren.

2 Mit dem Limettensaft und 3 Pfefferminzblättern in den Mixer geben und zu einem Smoothie pürieren. Mit 1 Minzeblatt garnieren und servieren.

PIKANTE MELONENWÜRFEL

PHASE 1 / Für 1 Portion

100 g Wassermelone, geschält und gewürfelt
¼ TL Cayennepfeffer
1 TL Limettensaft

1 Die Melonenwürfel mit dem Cayennepfeffer bestreuen und mit Limettensaft beträufeln.

GEBACKENE GRAPEFRUIT MIT ZIMTKRUSTE

PHASE 1 / Für 1 Portion

1 rosa Grapefruit
¼ TL Zimtpulver
je 1 Prise Kardamom und/oder
  Muskatpulver (nach Belieben)

❶ Die Grapefruit sorgfältig schälen und in Filets teilen. Mit Zimt, Kardamom und Muskat bestreuen und 20 Min. im Ofen bei 180° backen, bis das Zimtpulver karamellisiert ist.

DIE GEFRIERTRUHE – IHRE BESTE FREUNDIN

Ich empfehle in meinen Rezepten häufig Bio-Lebensmittel. Aber denken Sie daran: Diese Lebensmittel sind nicht so lange haltbar, weil sie nicht mit Konservierungsstoffen vollgepumpt sind. Wenn Sie also etwas Frisches zubereiten, kochen Sie immer gleich mehrere Portionen vor und frieren alles, was Sie nicht gleich essen, in Behältern ein, die Ihren jeweiligen Diätphasen-Portionen entsprechen. Ihre Gefriertruhe oder Ihr Gefrierfach werden bei diesem Diätprogramm zu Ihrem besten Freund, vor allem, wenn Sie viel zu tun und nur ein- oder zweimal pro Woche Zeit zum Kochen haben. Vor allem Frischfleisch und Getreidekeimbrot sollte man erst einen Tag vor dem Verzehr aus der Gefriertruhe nehmen, damit es nicht verdirbt.

NASHI-BIRNE MIT KAKAO

PHASE 1 / Für 1 Portion

1 Nashi-Birne
  (oder säuerlicher Apfel)
½–1 TL Kakaopulver

❶ Die Birne in Scheiben schneiden und mit dem Kakaopulver bestreuen. Entweder roh genießen oder vor dem Servieren 10 Min. im Ofen (oder 30 Sek. lang in der Mikrowelle) backen.

REZEPTE FÜR PHASE 2

PHASE 2: SCHNELLE SNACKS

In Phase 2 gibt es zwischendurch viel mageres Fleisch. Mein schneller Lieb-lingssnack sind gewürzte und getrocknete Fleischstreifen. Oft ist solches Fleisch aber voller Konservierungsstoffe, zum Beispiel enthält es häufig Nitrat. Gelegentlich gibt es die Fleischstreifen auch ohne. (Aber achten Sie auf die Zutatenliste: Sie sollten auch zuckerfrei sein!) Außerdem kann man auch leicht selbst welches herstellen. Eine meiner Klientinnen mochte die Fleisch-streifen so gerne, dass sie an einem Tag gleich ihren ganzen Vorrat für alle acht Phase-2-Diättage (16 Zwischenmahlzeiten) herstellte. Sie hat mir bei dem Rezept für selbstgemachte Fleischstreifen (Seite 239) geholfen.

Ihr einziges Problem bestand darin, ihre Familie von diesem leckeren Snack fernzuhalten. Schließlich riet ich ihr, die Streifen portionsweise in Gefrierbeutel zu füllen und dann einzufrieren, und zwar in einer braunen Papiertüte mit der Aufschrift: »Widerliche Phase-2-Snacks«. Der Trick funk-tionierte tatsächlich, und ihre Familie kann immer noch nicht fassen, wie viel diese Frau inzwischen abgenommen hat. Sie können es genauso machen wie meine Klientin – und auch Ihre Familie auf die gleiche Weise beschummeln, wenn es denn unbedingt sein muss.

Viele meiner Klienten wickeln auch ungepökelte Fleisch- oder Wurstschei-ben um ein paar Selleriestangen, Spargel oder andere Phase-2-Gemüsesorten, die sich gut mitnehmen lassen. Kaufen Sie sich einfach eine Packung Roast-beef- oder Putenaufschnitt, verpacken Sie diese zusammen mit etwas kleinge-schnittener Rohkost in verschließbare Gefrierbeutel und legen Sie sie dann in den Kühlschrank. So haben Sie immer einen verzehrfertigen Snack parat.

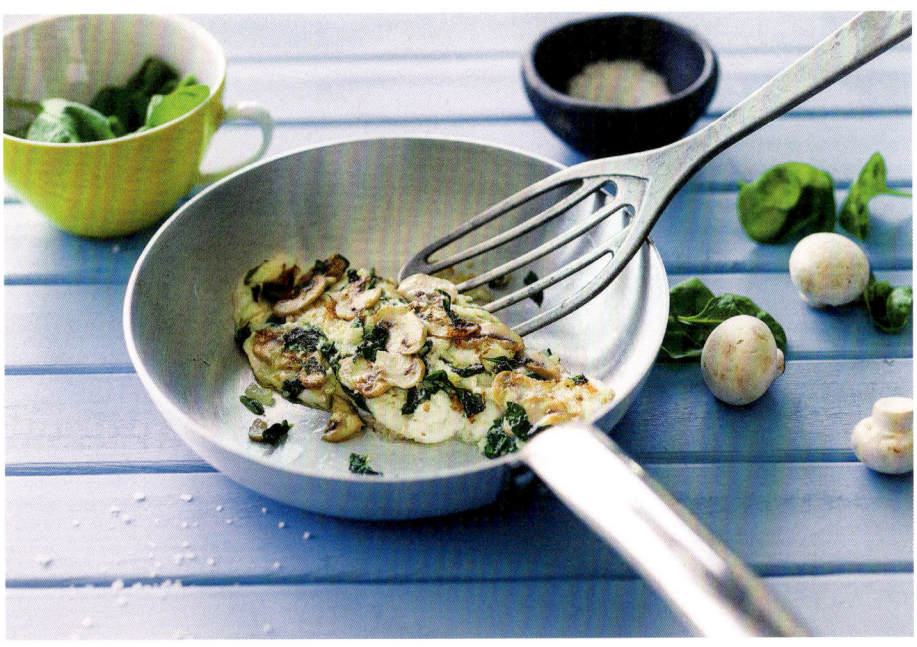

EIWEISS-PILZ-OMELETT

PHASE 2 / Für 1 Portion

1 EL Zwiebel, fein gewürfelt
1 EL Schalotte, fein gewürfelt
1 EL Knoblauch, fein gewürfelt
10 g Blattspinat, klein geschnitten
30 g Champignons, klein geschnitten
3 Eiweiß
1 Prise Meersalz

1 Eine beschichtete Pfanne erhitzen und darin die
Zwiebel-, Schalotten- und Knoblauchwürfel glasig andünsten. Spinat und Pilze darunterheben und solange
garen, bis die Spinatblätter zusammenfallen.

2 Das Eiweiß unterrühren und das Omelett bis zur
gewünschten Konsistenz stocken lassen. Mit Meersalz
bestreuen und servieren.

PUTENAUFSCHNITT MIT STANGENSELLERIE

PHASE 2 / Für 1 Portion

90–120 g Putenbrustaufschnitt (nicht gepökelt oder geräuchert)
2 große Stangensellerie
1 TL Limettensaft
Meersalz (nach Belieben)

1 Eine beschichtete Pfanne erhitzen und den Putenbrustaufschnitt darin in 4 Min. anbraten, wenden und 3 Min. weiterbraten.

2 Die Selleriestangen mit Limettensaft beträufeln und mit Salz würzen. Mit dem Aufschnitt servieren.

SPANISCHES EIWEISS-RÜHREI

PHASE 2 / Für 1 Portion

1 EL Zwiebel, feingewürfelt
1 EL Schalotte, feingewürfelt
1 EL Knoblauch, feingewürfelt
1 EL grüne Chilischote, feingewürfelt
10 g frischer Blattspinat, kleingeschnitten
3 Eiweiß (oder ½ Tasse Eiweiß)
¼ TL getrockneter oder 1 TL frischer Koriander (oder Petersilie)
¼ TL Chiliflocken, gemörsert
1 Prise Meersalz

1 1 TL Wasser in einer beschichteten Pfanne erhitzen und Zwiebel-, Schalotten-, Knoblauch- und Chiliwürfel darin erhitzen, bis sie glasig bzw. weich sind. Den Spinat darunterheben und zusammenfallen lassen.

2 Das Eiweiß unterrühren und bis zur gewünschten Konsistenz stocken lassen. Mit Koriander oder Petersilie, Chiliflocken und Salz bestreuen und servieren.

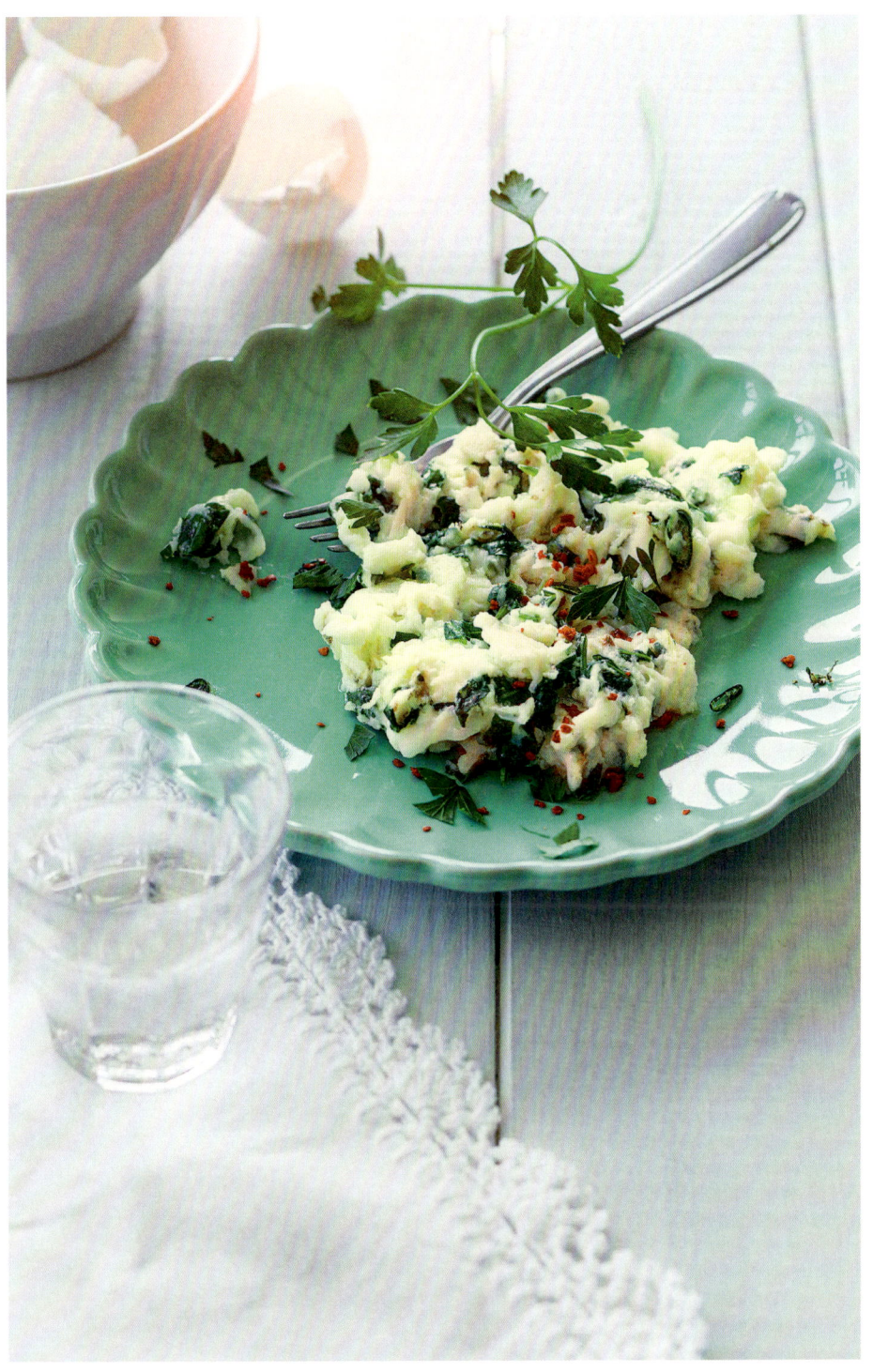

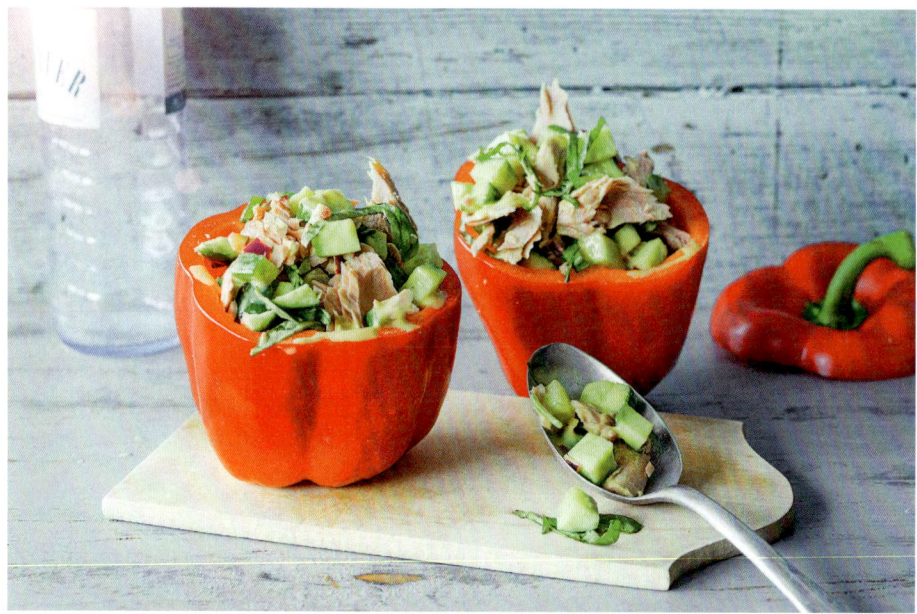

GEFÜLLTE PAPRIKA
MIT THUNFISCHSALAT

PHASE 2 / Für 2 Portionen

150 g Thunfisch (Dose, im eigenen Saft)

3 kleine Salatgurken, klein
gewürfelt

5 g frisches Basilikum,
in Streifen

2 EL rote Zwiebel, fein gewürfelt

2 EL Zitronensaft

1 EL Senf

1 Prise Meersalz

1 Prise schwarzer Pfeffer aus der
Mühle

2 rote Paprikaschoten, entkernt
und ohne Deckel

1 Den Thunfisch auf einem Sieb abgießen und mit den Gurkenwürfeln, dem Basilikum und der Zwiebel in eine Schüssel geben. Alles gut verrühren und den Zitronensaft und den Senf unterheben. Mit Salz und Pfeffer würzen.

2 Die Thunfisch-Mischung mit einem Löffel in die Paprikaschoten füllen. Servieren und genießen!

RUMPSTEAK AUF BLATTSPINAT

PHASE 2 / Für 1 Portion

120–150 g Rumpsteak
½ TL Knoblauch, fein gewürfelt
½ TL Meersalz
⅛ TL schwarzer Pfeffer aus der
  Mühle
40 g Blattspinat, klein geschnitten
100 g Salatgurke, klein gewürfelt
30 g rote Zwiebel, fein gewürfelt
30 g rote oder grüne Chilischote
  (mild), fein gewürfelt
40 g rote Paprikaschote, klein
  gewürfelt
Saft von ½ Limette
1–2 EL frischer Koriander
2–4 EL Phase-2-Salatdressing
  (siehe Seite 233)

1 Den Fettrand vom Steak abschneiden und das Fleisch rundum mit Knoblauch, Salz und Pfeffer würzen. Das Steak in der heißen Grillpfanne in 7–15 Min. bis zum gewünschten Garpunkt grillen. (Wenn Sie das Steak gut durchgegart mögen, halbieren Sie es.)

2 Inzwischen in einer großen Schüssel Spinat, Gurken-, Zwiebel-, Chili- und Paprikawürfel mischen. Den Limettensaft unterrühren und alles mit Koriander bestreuen.

3 Das Steak in 4 cm lange Streifen schneiden und auf dem Salat anrichten. Mit Dressing beträufeln.

GURKEN-THUNFISCH-SALAT

PHASE 2 / Für 2 Portionen

150 g Thunfisch (Dose)
3 kleine Salatgurken, kleinge-
  würfelt (350 g)
5 g Basilikum, in Streifen
½ kleine rote Zwiebel, feingewürfelt
2 EL Zitronensaft
1 EL Senf
1 Prise Meersalz
schwarzer Pfeffer aus der Mühle
½ Tasse Phase-2-Salatdressing
  (siehe Seite 233)
40 g Blattspinat, kleingeschnitten (oder Weißkohl)

1 Den Thunfisch auf einem Sieb abgießen und mit den Gurkenwürfeln, dem Basilikum und der Zwiebel in eine Schüssel geben. Alles gut verrühren und den Zitronensaft und den Senf unterheben. Mit Salz und Pfeffer würzen.

2 Das Dressing wie auf Seite 233 beschrieben zubereiten.

3 Den Thunfischsalat auf dem Blattspinat anrichten und das Dressing darüberträufeln.

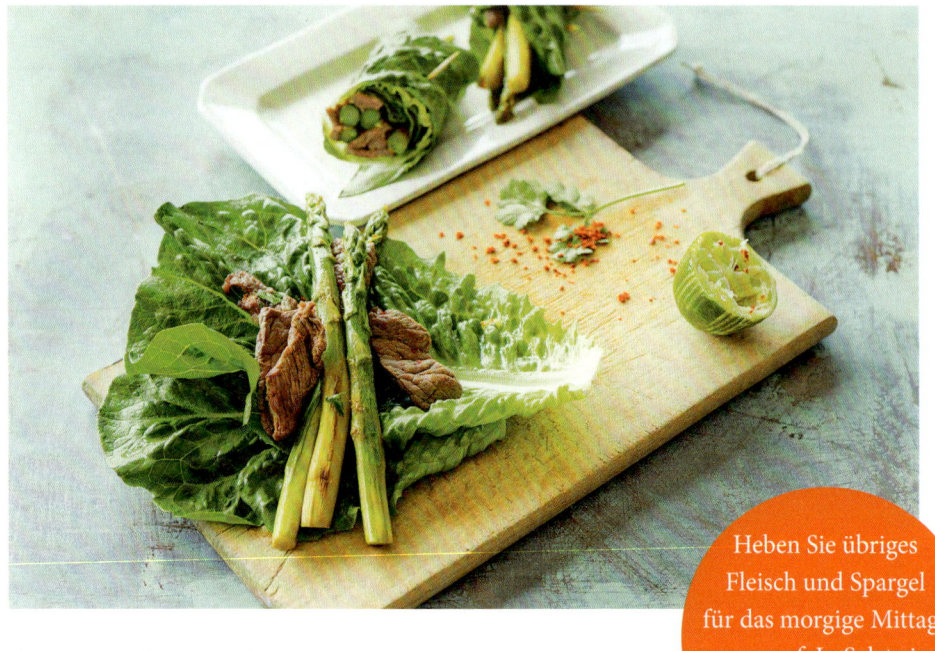

SPARGEL-STEAK-WRAP

PHASE 2 / Für 2 Portionen

300 g Rindersteak, in Streifen
geschnitten

8 Stangen Spargel (weiß oder
grün), geschält

Saft von ½ Limette

½ TL Knoblauch, fein gewürfelt

½ TL getrockneter oder
1 TL frischer Koriander

½ TL Meersalz

¼ TL schwarzer Pfeffer aus der
Mühle

¼ TL Chiliflocken, gemörsert
(nach Belieben)

Senf oder Balsamicoessig
(nach Belieben)

4 große Salatblätter
(z. B. Romana)

1 Den Ofen auf Grilltemperatur
vorheizen und die Grillpfanne hineinstellen.

2 Aus Alufolie eine Tüte formen und das Fleisch und
den Spargel einlegen. Für die Marinade in einer kleinen Schüssel den Limettensaft, Knoblauch, Koriander,
Salz, Pfeffer und Chiliflocken verrühren und in die
Tüte gießen. Verschließen, in die Grillpfanne legen
und das Fleisch 15–25 Min. bis zum gewünschten
Garpunkt braten.

3 Die Tüte herausnehmen, öffnen und den Inhalt abkühlen lassen. Die Garflüssigkeit in eine kleine Schüssel
gießen und mit etwas Senf oder Balsamico mischen.
Auf einem Teller 2 Salatblätter auslegen und die
Steak-Spargel-Mischung darauf verteilen und mit der
Marinade beträufeln. Mit dem übrigen Salat bedecken,
zum Wrap rollen und genießen!

Heben Sie übriges
Fleisch und Spargel
für das morgige Mittag-
essen auf. In Salat ein-
wickeln und mit Dres-
sing beträufeln.

ROASTBEEF-GURKEN-WRAP

PHASE 2 / Für 1 Portion

60–90 g Roastbeefaufschnitt
(salzfrei)

1–2 EL geriebener Meerrettich
(Glas)

1 Salatgurke, geschält, entkernt
und in Stäbchen geschnitten

Meersalz (nach Belieben)

1 Die Roastbeefscheiben mit dem Meerrettich bestreichen und um die Gurkensticks wickeln. Mit Salz würzen und genießen.

ROASTBEEF-SALAT-WRAP

PHASE 2 / Für 1 Portion

60–90 g Roastbeefaufschnitt
(salzfrei)

1–2 EL Senf

2–4 große Salatblätter
(z. B. Romana)

frischer Koriander
(nach Belieben)

rote Chiliflocken, gemörsert
(nach Belieben)

Limettensaft (nach Belieben)

1 Die Roastbeefscheiben mit dem Senf bestreichen und die Salatblätter herumwickeln. Nach Belieben Koriander und Chiliflocken darüberstreuen und mit Limettensaft beträufeln.

GEFLÜGEL-WRAP

PHASE 2 / Für 1 Portion

60–90 g Geflügelaufschnitt
(ungepökelt)

1–2 EL Senf

2–3 Salatblätter (z. B. Romana)

frischer Koriander

rote Chiliflocken, gemörsert

Limettensaft (nach Belieben)

1 Den Geflügelaufschnitt mit Senf bestreichen und in die Salatblätter einwickeln. Nach Belieben Koriander und Chiliflocken darüberstreuen und mit Limettensaft beträufeln.

HÜHNERSUPPE

PHASE 2 / Für 6–8 Portionen (1 Portion = 3 Tassen)

1 TASSE

entspricht etwa 240 ml Fassungsvermögen.

ca. 1,3 kg Hähnchenkeulen (ohne Haut)

2 l Hühnerbrühe

100 g Zwiebeln, fein gewürfelt

6–8 Knoblauchzehen, fein gewürfelt

1 kg Gemüse, klein geschnitten (z. B. Brokkoli, Sellerie, Spinat, Lauch und Pilze)

1 EL Petersilie oder Koriander

1 TL Rosmarin

je ½ TL Basilikum und Oregano

¼ TL Thymian/**1** Lorbeerblatt

Meersalz/weißer und schwarzer Pfeffer aus der Mühle

❶ Die Keulen waschen, trockentupfen und häuten. 2 l Brühe und 2 l Wasser in einen großen Suppentopf gießen. Zwiebeln, Knoblauch, das Gemüse und die Kräuter sowie das Fleisch hinzufügen und zum Kochen bringen. Bei schwacher Hitze ca. 40 Min. köcheln lassen.

❷ Den Topf vom Herd ziehen und die Suppe abkühlen lassen. Die Keulen herausnehmen und das Fleisch abzupfen. Das Hühnerfleisch wieder in die Suppe geben und aufwärmen. Mit Salz und Pfeffer würzen und servieren.

RINDFLEISCHSUPPE MIT GEMÜSE

PHASE 2 / Für 4–6 Portionen

300 g Kohlblätter

1 kg Suppenfleisch (Rind oder Lamm, ohne Knochen)

je 1 l Gemüse- und Rinderbrühe

40 g Babyspinat

160 g Champignons, in Scheiben

140 g Stangensellerie, klein geschnitten

100 g Lauch, klein geschnitten

1 Bund Frühlingszwiebeln, klein geschnitten

30 g rote Zwiebel, fein gewürfelt

2 Knoblauchzehen, fein gewürfelt

2 EL Meersalz/**½ TL** schwarzer Pfeffer aus der Mühle

❶ Waschen Sie die Kohlblätter, entfernen Sie die Blattrippen und schneiden Sie die Blätter klein. Bräunen Sie das Fleisch auf beiden Seiten bei mittlerer Hitze in einer beschichteten Pfanne an.

❷ Alle Zutaten mit 1 EL Salz und 2 l Brühe in einen großen Topf geben und bei schwacher Hitze ca. 1 Std. garen, bis das Fleisch weich ist. Das Suppenfleisch herausnehmen, etwas abkühlen lassen, klein schneiden und zurück in die Suppe geben. Mit Salz und Pfeffer abschmecken und servieren.

PIKANTE KOHLSUPPE MIT RINDFLEISCH

PHASE 2 / Für 6–8 Portionen (1 Portion = 3 Tassen)

250 g grüne, mittelscharfe Peperoni, entkernt

60 g rote Zwiebel, fein gewürfelt

2 EL Knoblauch, fein gewürfelt

1 kg Suppenfleisch (Rind)

1 EL frischer Koriander, klein geschnitten

½ TL Chiliflocken, gemörsert

½ TL schwarzer Pfeffer aus der Mühle

1 l Rinderbrühe

1 l Gemüsebrühe

1,2 kg Weißkohl, zerkleinert

1 EL Meersalz

1 Peperoni halbieren, Stielansätze entfernen, entkernen und klein schneiden. 2 EL Wasser in einem beschichteten Topf erhitzen und darin die Peperoni 10 Min. braten. Dann Zwiebel- und Knoblauchwürfel glasig dünsten. Das Fleisch, die Peperoni und den Koriander einlegen und mit Chiliflocken und Pfeffer würzen. Gut umrühren, bis das Fleisch komplett von den Gewürzen überzogen ist.

2 Die Rinder- und Gemüsebrühe sowie 2 l Wasser dazugeben und die Suppe bei starker Hitze zum Kochen bringen. Auf mittlere Hitze reduzieren und den Kohl zufügen. Salzen und unter gelegentlichem Umrühren noch ca. 1 ½ Std. bei schwacher Hitze weiterköcheln. Fleisch herausnehmen, klein schneiden und wieder in die Suppe geben. Heiß servieren.

PHASE-2-SALATDRESSING/ GEMÜSE-DIP

PHASE 2 / Für eine ¾ Tasse

100 g Salatgurke, geschält und klein gewürfelt

1 Knoblauchzehe

3 TL Balsamico- oder Apfelessig

2 TL frischer Koriander oder Petersilie

1 TL Dill

½ TL Stevia oder Xylitol

⅛ TL Meersalz

1 Geben Sie alle Zutaten in einen Mixer oder ein hohes Gefäß und pürieren Sie sie mit dem Stabmixer zu einem glatten Dressing.

TIPP

Das Dressing hält in einem Schraubglas im Kühlschrank 3–4 Tage.

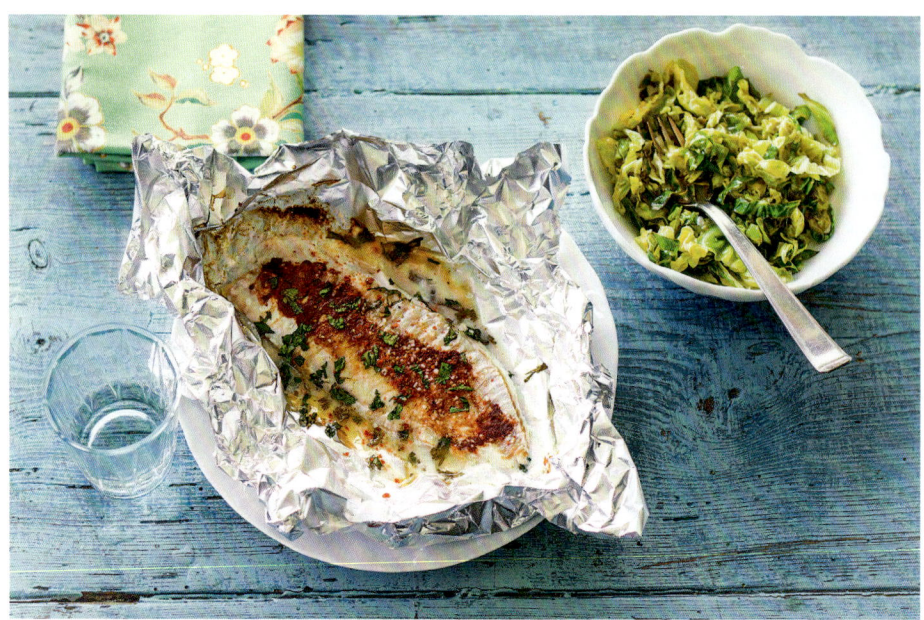

FISCHFILET MIT ZITRONEN-KNOBLAUCH-KOHL

PHASE 2 / Für 1 Portion

Für den Fisch

1 EL Limettensaft
1 TL Chilipaste
¼ TL Chiliflocken, gemörsert
½ TL frischer Koriander
1 Prise Meersalz
1 Prise schwarzer Pfeffer aus der
   Mühle
180 g weißes Fischfilet (z. B.
   Heilbutt, Kabeljau, Rotbarsch)

Für den Kohl

1 EL Zitronensaft
1 TL Knoblauch, fein gewürfelt
300 g Kohl, kleingehackt (dicke
   Blattrippen entfernen)

1 Den Backofen auf 180° vorheizen. Für die Marinade in einer kleinen Schüssel den Limettensaft, die Chilipaste, die Chiliflocken, den gehackten Koriander, Salz und Pfeffer verrühren.

2 Den Fisch kalt abspülen und trockentupfen. In eine mit Alufolie ausgelegte Grillpfanne geben und die Marinade darüberträufeln. Das Fischfilet offen in der Pfanne und je nach Dicke 20–30 Min. garen.

3 Inzwischen in einer beschichteten Pfanne 1 EL Wasser mit Zitronensaft und dem Knoblauch verrühren. Den Kohl einlegen und bei mittlerer Hitze so lange garen, bis er weich, aber noch hellgrün ist. Mit Pfeffer und Salz würzen und zum Fisch servieren.

HEILBUTT MIT BROKKOLI

PHASE 2 / Für 1 Portion

2 TL Zitronen- oder
  Limettensaft
1 TL Stevia oder Xylitol
1 TL Senfpulver
1 Prise Zimtpulver
  (nach Belieben)
180 g Heilbutt (oder anderes
  weißes Fischfilet)
120 g Brokkoliröschen
Meersalz
schwarzer Pfeffer aus der Mühle

❶ Den Backofen mit Grillpfanne auf 180° vorheizen.

❷ In einer kleinen Schüssel den Zitronen- oder Limettensaft mit Stevia, Senf und Zimt verrühren. Den Fisch mit der Würzmischung einpinseln und in die Grillpfanne einlegen. Ca. 18 Min. oder bis das Eiweiß ausflockt, garen.

❸ Inzwischen Wasser 3–5 cm hoch in einen Topf mit Dämpfeinsatz gießen, erhitzen und den Brokkoli einlegen. Abgedeckt bei mittlerer Hitze 4–6 Min. garen, bis er sich leicht mit einer Gabel einstechen lässt. Mit Salz und Pfeffer würzen und zum Fisch servieren.

MARINIERTES HÄHNCHEN MIT ZITRONENSPINAT

PHASE 2 / Für 6–8 Portionen

Für das Hähnchen
2 EL Zitronensaft
¼ TL Zimtpulver
1 TL Senfpulver
1 TL Stevia oder Xylitol
1 kg Hähnchenbrustfilet (ohne
  Haut), gewaschen und trocken
  getupft

Für den Spinat
1 EL Zitronensaft
1 TL Knoblauch, fein gewürfelt
600 g Babyspinat
Meersalz und schwarzer Pfeffer
  aus der Mühle

❶ Den Backofen auf 180° vorheizen.

❷ Für die Marinade in einer kleinen Schüssel den Zitronensaft, Zimt, Senf und Süßmittel verrühren. Das Hähnchen in eine Auflaufform legen, die Marinade darübergeben, mit Alufolie abdecken und ca. 40 Min. im Ofen garen. Die Temperatur auf 200° erhöhen, die Alufolie entfernen und den Braten offen noch ca. 15 Min. backen.

❸ Inzwischen 1 EL Wasser und den Zitronensaft in eine beschichtete Pfanne geben und Knoblauch und Spinat darin andünsten. Mit Salz und Pfeffer würzen.

SCHWEINELENDE MIT PEPERONI

PHASE 2 / Für 8 Portionen

1,25 kg Schweinelende
1 Tasse eingelegte Peperoni,
    klein geschnitten (Glas)
½ TL Meersalz
1 TL schwarzer Pfeffer aus der
    Mühle
¼ TL Oregano, getrocknet
¼ TL Basilikum, getrocknet
⅛ TL Rosmarin, getrocknet
⅛ TL Senfpulver
180 g Brokkoliröschen

1 Das Fleisch mit den Chilischoten und der Einlegflüssigkeit in einen großen Topf geben. Mit Salz und Pfeffer, Kräutern und Senfpulver würzen und bei mittlerer Hitze ca. 70 Min. garen. Dabei das Fleisch nach der Hälfte der Garzeit wenden und gegebenenfalls etwas Wasser nachfüllen.

2 Kurz vor Garzeitende geben Sie in einen Kochtopf mit Dämpfeinsatz 3–5 cm hoch Wasser und erhitzen es. Den Brokkoli darin abgedeckt in 6–8 Min. dämpfen, bis er sich leicht mit einer Gabel einstechen lässt. Mit Meersalz und Pfeffer würzen und zum Braten servieren.

GEFÜLLTE PAPRIKASCHOTE MIT KORIANDER

PHASE 2 / Für 6 Portionen

100 g rote Zwiebel, fein gewürfelt
500 g mageres Rinderhackfleisch
140 g Bleichsellerie, klein gewürfelt
3 EL Koriander, feingehackt
6–10 Knoblauchzehen, fein gewürfelt
1 ½ TL Meersalz
je 1 TL schwarzer Pfeffer aus der Mühle, Oregano und Basilikum (getrocknet)
60 g Babyspinat
6 rote Paprikaschoten à 200 g

1 Den Backofen auf 180° vorheizen. Für die Füllung in einer großen beschichteten Pfanne die Zwiebelwürfel und portionsweise das Rinderhackfleisch bei mittlerer Hitze leicht anbraten. Auf schwache Hitze reduzieren und Sellerie, Koriander, Knoblauch, Salz, Pfeffer, Oregano und Basilikum zufügen. Sobald das Hackfleisch durchgebraten ist, die Pfanne vom Herd ziehen und den Spinat unterheben.

2 Die Paprikaschoten waschen, die Deckel abschneiden und entkernen. In jede Schote mit dem Esslöffel Füllung geben. Die Schoten in eine Auflaufform legen und 2 EL Wasser dazugeben. Mit Alufolie abdecken und 50 Min. backen. Die Hitze auf 200° erhöhen und 10 Min. weitergaren. Folie entfernen und noch 10 Min. garen. Etwas abkühlen lassen und servieren.

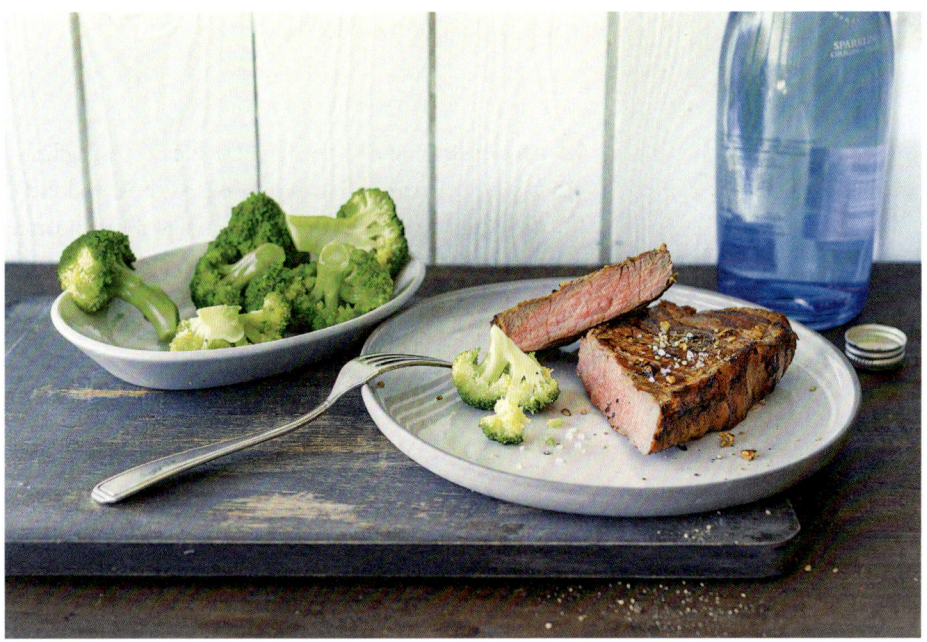

RUMPSTEAK MIT BROKKOLI

PHASE 2 / Für 1 Portion

150–180 g Rumpsteak
½ TL Knoblauch, fein gewürfelt
½ TL Meersalz
⅛ TL schwarzer Pfeffer aus der
  Mühle
180 g Brokkoliröschen

1 Den Backofen mit Grillpfanne auf 180° vorheizen.

2 Überschüssiges Fett vom Steak abschneiden und das Fleisch rundherum mit Knoblauch, Salz und Pfeffer einreiben. In die Grillpfanne geben und in ca. 7–15 Min. bis zum gewünschten Garpunkt braten. (Sollte das Steak durchgebraten, aber außen nicht zu kross werden, können Sie es halbieren.)

3 Inzwischen Wasser 3–5 cm hoch in einen Kochtopf mit Dämpfeinsatz geben. Den Brokkoli darin abgedeckt in 4–6 Min. dämpfen, bis er sich leicht mit einer Gabel einstechen lässt. Mit Salz und Pfeffer würzen und zum Steak servieren.

TIPP

Ich bereite auf Vorrat ein zweites Steak zu und serviere es in Streifen am nächsten Tag auf Salat.

GEFÜLLTE CHAMPIGNONS

PHASE 2 / Für 4 Portionen

100 g mageres Rinderhackfleisch
25 g Zwiebeln, fein gewürfelt
20 g Blattspinat, klein gehackt
1 TL Knoblauch
4 große Champignons
  (ca. 200 g)
Meersalz und Pfeffer (nach
  Belieben)
4 EL Bio-Gemüsebrühe

1 Den Ofen auf 200° vorheizen. Für die Füllung in einer beschichteten Pfanne das Hackfleisch, die Zwiebeln, den Spinat und den Knoblauch gut durchbraten. Die Pilze putzen, von Stielen und Lamellen befreien, die Stiele hacken und mitbraten. Nach Geschmack mit Salz und Pfeffer würzen.

2 Die Pilze füllen, in eine Auflaufform legen und jeweils mit 1 EL Gemüsebrühe begießen. Mit Alufolie abdecken und bei 200° ca. 20 Min. backen.

RÄUCHERLACHS MIT GURKE

PHASE 2 / Für 1 Portion

1 Salatgurke, geschält und in
  Scheiben
1 TL Limettensaft
½ TL Dill
1 Prise weißer Pfeffer
90 g Räucherlachsscheiben

1 Die Gurkenscheiben mit Limettensaft beträufeln. Mit Dill und weißem Pfeffer würzen. Die Gurken als Beilage zu dem Lachs servieren.

AUSTERN-CANAPÉES

PHASE 2 / Für 2 Portionen

1 große Salatgurke
90 g Austern (im eigenen
  Saft, Dose)
1 TL Zitronensaft
Meersalz und schwarzer Pfeffer
  aus der Mühle (nach Belieben)

1 Die Gurke schälen und in 1–1 ½ cm breite Scheiben schneiden.

2 Die Austern auf einem Sieb abgießen, auf die Gurkenscheiben legen und mit Zitronensaft beträufeln. Nach Belieben salzen und pfeffern.

AUSTERN IN DER HALBSCHALE

PHASE 2 / Für 1 Portion

3 rohe Austern
Meerrettich (Glas)
Zitronenschnitze

1 Garnieren Sie die Austern mit Meerrettich und Zitronenspalten und genießen Sie sie.

GEWÜRZTE UND GETROCKNETE FLEISCHSTREIFEN

PHASE 2 / Für 4–5 Portionen

500–750 g Bio-Putenbruststeaks
60 ml Tamari
Saft von 1 Zitrone oder Limette
½ TL Zwiebelsalz
¼ TL Knoblauchpulver
¼ TL schwarzer Pfeffer
⅛ TL Meersalz
⅛ TL Chiliflocken, gemörsert

1 Das Fleisch in ca. 12 cm lange und 1–1 ½ cm breite Streifen schneiden.

2 Die übrigen Zutaten in einer Schüssel verrühren und in einen großen Gefrierbeutel gießen. Das Fleisch einlegen, den Beutel verschließen und schütteln, damit die Fleischstreifen von der Marinade überzogen werden. 8 Std. oder über Nacht im Kühlschrank marinieren.

3 Das Fleisch herausnehmen und auf einem Sieb abtropfen lassen. Die Fleischstreifen im Abstand von ca. ½ cm auf den Ofenrost legen und ein mit Alufolie ausgelegtes Blech zum Auffangen der Flüssigkeit darunter schieben. 6–7 Std. bei 90° trocknen lassen, bis das Fleisch eine ledrige Konsistenz hat.

4 Herausnehmen und abkühlen lassen. Das Dörrfleisch im Kühlschrank aufbewahren oder in luftdichten Behältern einfrieren.

TIPP

Für dieses Rezept können Sie auch Rindfleisch, anderes Bio-Fleisch oder Heilbutt verwenden.

GRÜNE PAPRIKA MIT ROASTBEEF

PHASE 2 / Für 1 Portion

30–60 g Roastbeefaufschnitt
1 große grüne Paprikaschote

1 Halbieren Sie die Paprikaschote und füllen Sie die Hälften mit dem Roastbeef.

239

REZEPTE FÜR PHASE 3

PHASE 3: SCHNELLE SNACKS

Zu den leckersten und einfachsten Phase-3-Snacks gehören rohe Nüsse und Samen. Sie enthalten gesunde Fette und Eiweiß, und man kann sie überallhin mitnehmen. Eine meiner Klientinnen füllt ihre Snacks für alle vier Diätwochen vorher in kleine Plastikbeutel ab. Für Phase 3 bereitet sie 24 Beutel mit je einer Handvoll roher Mandeln, Cashewnüssen, Pistazien oder Kürbiskernen vor, steckt die Tüten in einen größeren Gefrierbeutel mit der Aufschrift »Snacks für Phase 3«, legt sie in den Kühlschrank. Fertig!

Ich kaufe auch manchmal vorgegarte Tiefkühl-Shrimps, gebe 8 bis 10 Stück davon in einen Gefrierbehälter, füge zu jeder Portion noch ein paar Zitronenschnitze hinzu und friere sie entweder ein oder stelle sie kalt (wenn ich sie am nächsten Tag essen will).
Dann gibt es bei mir für die nächsten drei Tage Shrimps-Cocktail als Zwischenmahlzeit!

Mit ein paar Avocadoscheiben dazu hat man einen echten Gourmet-Snack oder eine leckere Vorspeise fürs Abendessen

3B-TOAST

PHASE 3 / Für 1 Portion

1 Scheibe Roggenbrot
2 EL Nussmus
75 g Beeren (auch TK)
1 Prise Zimtpulver
1 Prise Stevia oder Xylitol
  (nach Belieben)
40–80 g rohe Jicama (oder:
  Nashi-Birne, Birne, Apfel)
½ TL Limettensaft

1 Das Brot toasten und den Toast mit Nussmus bestreichen. Mit den Beeren belegen und mit Zimt und Süßmittel bestreuen. Die Jicama oder Birne waschen, entkernen und in Scheiben schneiden.

2 Servieren Sie den Toast mit dem Obst. Dies nach Belieben süßen und mit Limettensaft beträufeln.

GURKEN-HUMMUS-TOAST

PHASE 3 / Für 1 Portion

1 Scheibe Roggenkeimbrot
2 EL Hummus (Rezept Seite 258)
100 g Salatgurke, in dünne
  Scheiben geschnitten
½ mittelgroße Tomate, in Scheiben geschnitten
3 Basilikumblätter
1 Prise Meersalz
1 Prise schwarzer Pfeffer aus
  der Mühle

1 Das Brot toasten, mit Hummus bestreichen und mit den Gurken- und Tomatenscheiben belegen. Geben Sie das Basilikum darüber und würzen Sie den Toast mit Salz und Pfeffer.

Vergessen Sie nicht, zu dem Smoothie eine Portion Phase-3-Gemüse zu essen!

BEEREN-HAFERFLOCKEN-SMOOTHIE

PHASE 3 / Für 1 Portion

50 g Haferflocken (kernig)
30 g Sonnenblumenkerne
70 g TK-Beeren
50 g Eiswürfel
¼ TL Stevia
Zimtpulver (nach Belieben)

1 Die Haferflocken in einen Mixer geben und pulvrig pürieren. Die Sonnenblumenkerne hinzufügen und ebenfalls mahlen. Das Mixgerät ausschalten, 1 Tasse Wasser und die übrigen Zutaten hinzufügen. Pürieren Sie alles zu einem glatten Smoothie.

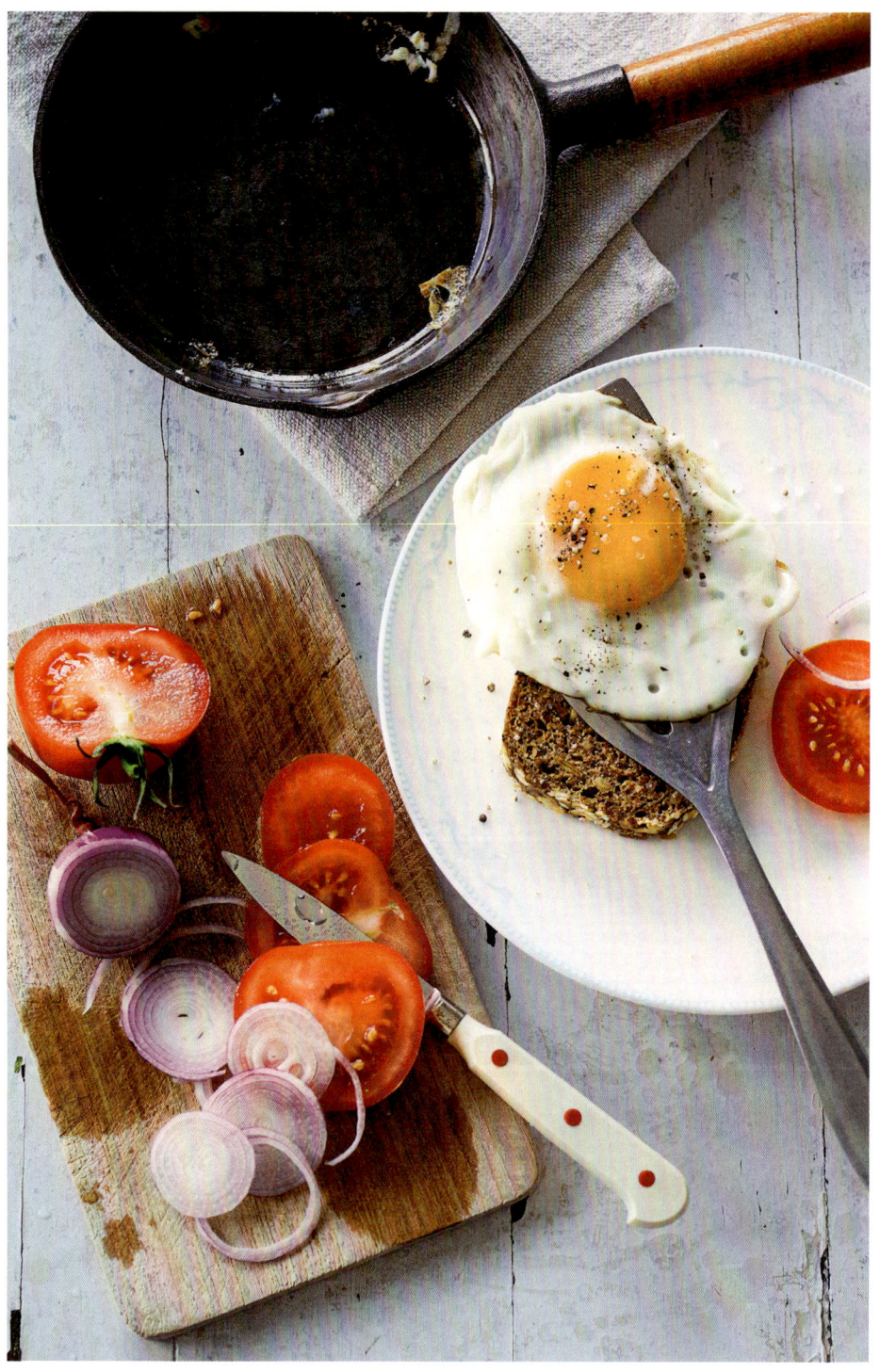

SPIEGELEI-TOAST MIT TOMATE

PHASE 3 / Für 1 Portion

1 Scheibe Roggenbrot
¼ TL Oliven- oder Traubenkernöl
1 großes Ei
½ mittelgroße Tomate,
  in Scheiben geschnitten
¼ rote Zwiebel, in Scheiben
  geschnitten
Meersalz
schwarzer Pfeffer aus der Mühle

1 Toasten Sie das Brot.

2 Das Öl in einer Pfanne erhitzen und das Ei darin braten. Auf den Toast legen und Tomaten- und Zwiebelscheiben darübergeben. Nach Belieben mit Salz und Pfeffer würzen.

MÜSLI MIT BEEREN UND NÜSSEN

PHASE 3 / Für 1 Portion

50 g Haferflocken (kernig)
75 g frische Beeren
30 g rohe Nüsse oder Samen
Stevia
Zimtpulver

1 Die Haferflocken mit 1 ½ Tassen Wasser in eine Schüssel geben und abgedeckt über Nacht im Kühlschrank quellen lassen.

2 Morgens die Haferflocken in einen Topf geben und ca. 20 Min. unter Rühren köcheln lassen. Beeren und Nüsse oder Samen darüberstreuen und das Müsli mit Stevia und Zimt abschmecken.

3 Vergessen Sie nicht, zu dem Müsli eine Portion Phase-3-Gemüse zu essen!

TIPP

Ich bereite immer eine Packung Haferflocken zu und friere sie mit Beeren, Zimt und Stevia in 1-½-Tassen-Portionen ein. Nach dem Aufwärmen Nüsse oder Samen dazugeben.

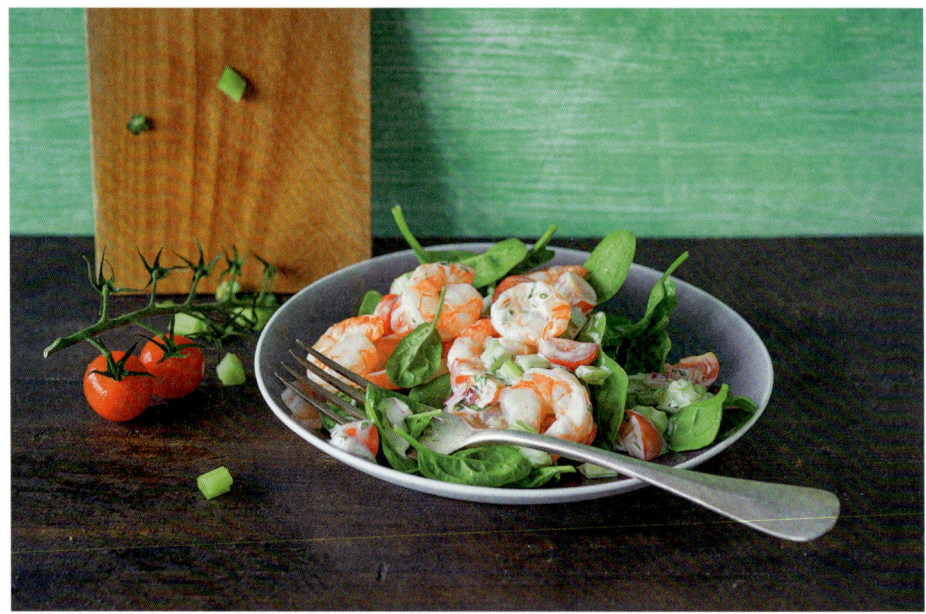

SPINAT-SALAT MIT SHRIMPS

PHASE 3 / Für 1 Portion

80 g Kirschtomaten, geachtelt
35 g Stangensellerie, klein
gewürfelt
1 EL rote Zwiebel, fein gewürfelt
2 EL Mayonnaise (evtl. mit
Distelöl) oder Hummus
(Rezept Seite 258)
1 TL Limettensaft
½ TL frischer Koriander oder
Petersilie
120–150 g Shrimps (gegart)
40–80 g frischer Blattspinat
(oder grüner Salat)

1 Tomatenstücke, Stangensellerie- und Zwiebelwürfel
in einer kleinen Schüssel gut miteinander mischen.
Mayonnaise, Limettensaft und Koriander unterrühren
und die Shrimps unterheben.

2 Den Salat auf Spinatblättern oder gemischtem grünen
Salat anrichten und servieren.

TIPP

Der Salat schmeckt auf einem
Chicoréeblatt oder als Füllung
in einer roten Paprikaschote
mittags. Oder Sie halbieren
die Zutaten für einen
Snack.

TOMATEN-BASILIKUM-SALAT

PHASE 3 / Für 1 Portion

2 Eiertomaten (z. B. Roma), klein
  gewürfelt
40 g gemischte Oliven, klein
  gewürfelt
30 g rote Zwiebel, fein gewürfelt
½ EL Balsamicoessig
1 EL Olivenöl
Meersalz
schwarzer Pfeffer aus der Mühle
5 Basilikumblätter, in Streifen
  geschnitten

1 Tomaten-, Oliven- und Zwiebelwürfel in eine Schüssel geben und mit Essig und Öl mischen. Den Salat mit Salz und Pfeffer würzen, mit Basilikum garnieren und servieren.

LINSENEINTOPF

PHASE 3 / Für 3 Portionen (1 Portion = 1 ½ Tassen)

1 EL Olivenöl
1 kleine Zwiebel, fein gewürfelt
3 Knoblauchzehen, fein gewürfelt
2 große Möhren, geschält und in
  dünne Scheiben geschnitten
Meersalz
schwarzer Pfeffer aus der Mühle
950 g gekochte Linsen
  (Dose à 425 ml)
Tamari (nach Belieben)
750 ml Hühner- oder
  Gemüsebrühe
mediterrane Kräuter
  (nach Belieben)

1 Das Öl bei mittlerer Hitze in einem mittelgroßen Topf erwärmen. Die Zwiebelwürfel darin in ca. 7 Min. glasig dünsten. Den Knoblauch hinzufügen und 1 Min. weiterdünsten. Die Möhrenscheiben unterrühren, mit Salz und Pfeffer würzen.

2 Abgedeckt und unter Rühren bei schwacher Hitze garen, bis die Möhren weich sind. Die Linsen und das Tamari unterheben und den Eintopf 5 Min. köcheln lassen. Die Brühe hinzufügen, 5 Min. weiterköcheln und servieren. Nach Belieben mit Kräutern würzen.

EIERSALAT MIT OLIVEN

PHASE 3 / Für 1 Portion

3 Eier, hartgekocht und gepellt
(2 Eigelbe davon entfernen)

½ EL Mayonnaise (evtl. mit
Distelöl)

¾ EL Senf

6 schwarze Oliven, fein gewürfelt

50 g Salatgurke, geschält und
klein gewürfelt

½ TL rote Zwiebel, fein gewürfelt
(nach Belieben)

1 Prise Meersalz

40 g frischer Blattspinat (oder
grüner Salat)

1 2 Eiweiß und 1 ganzes Ei klein schneiden, in eine
Schüssel geben und gut mit Mayonnaise und Senf
verrühren. Oliven-, Gurken- und Zwiebelwürfel
unterheben und mit Meersalz würzen.

2 Den Eiersalat auf Spinatblättern anrichten und servieren.

PHASE-3-SALATDRESSING/ GEMÜSE-DIP

PHASE 3 / Für ¼ Tasse

2 EL Sesamöl

2 EL Limettensaft

1 TL Knoblauch, gepresst

Meersalz

schwarzer Pfeffer aus der Mühle

1 Alle Zutaten in eine Schüssel geben und gut miteinander verrühren. Mit Salz und Pfeffer würzen.

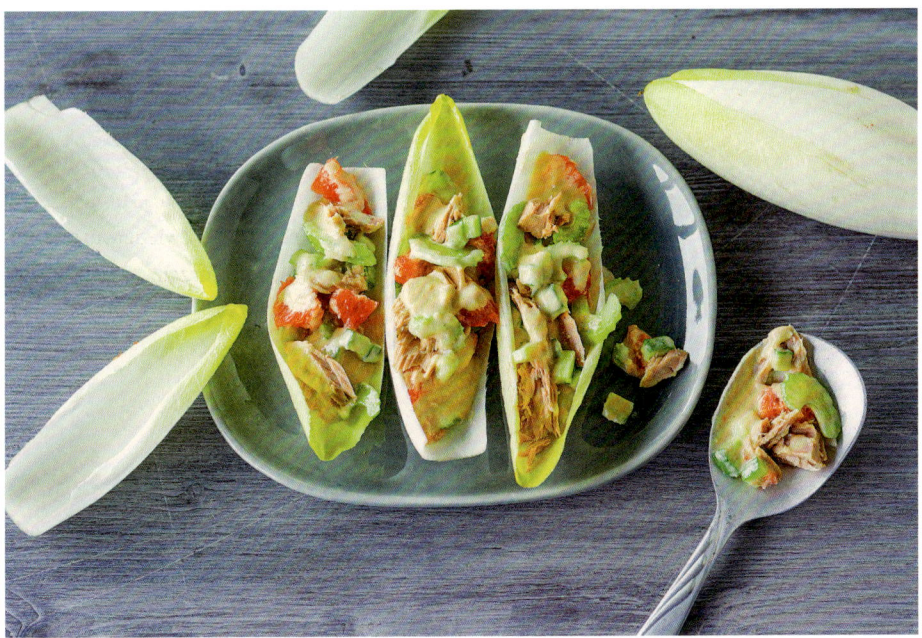

THUNFISCHSALAT AUF CHICORÉE

PHASE 3 / Für 1 Portion

150 g Thunfisch (im eigenen
 Saft, Dose)
30 g rote Zwiebel, fein gewürfelt
35 g Stangensellerie, klein
 gewürfelt
50 g Salatgurke, klein gewürfelt
80 g Grapefruit, filetiert und fein
 gewürfelt
1 EL Hummus
 (Rezept Seite 258)
1 Prise Meersalz
1 Prise schwarzer Pfeffer aus der
 Mühle
frische Chicoréeblätter

❶ Den Thunfisch auf einem Sieb abgießen und in eine kleine Schüssel geben. Mit den Zwiebel-, Sellerie-, Gurken- und Grapefruitwürfeln mischen. Den Hummus gut unterrühren und mit Salz und Pfeffer würzen.

❷ Richten Sie den Thunfischsalat auf den Chicoréeblättern an.

TIPP

Sie können das Rezept für mittags zubereiten oder die Zutaten halbieren und einen Snack daraus machen.

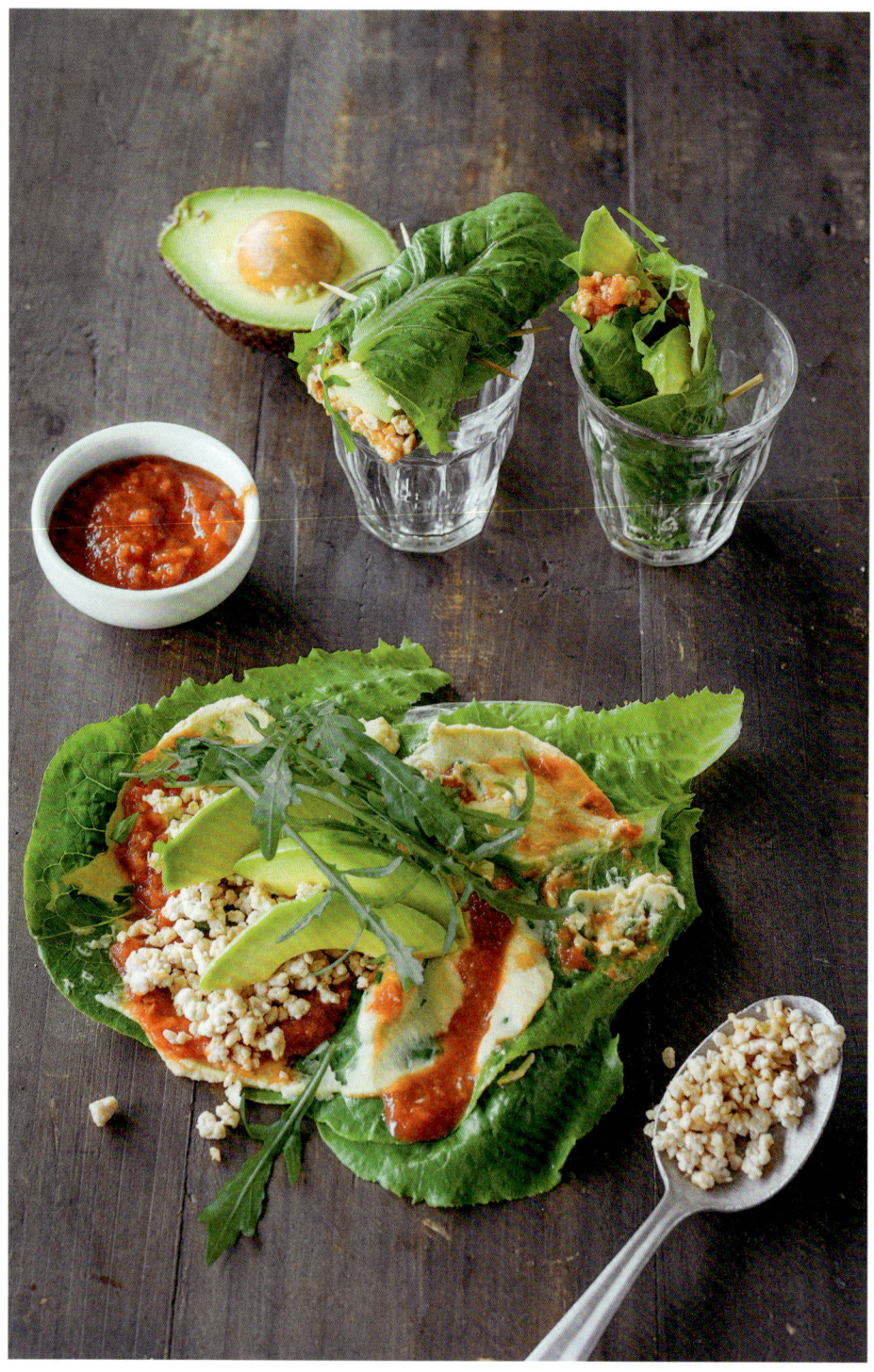

AVOCADO-GEFLÜGEL-WRAP

PHASE 3 / Für 1 Portion

2–4 große Salatblätter
(z. B. Romana)
2 EL Hummus (Rezept Seite 258)
2 EL Salsa (nach Wahl)
½ Tasse (ca. 80 g) Putenhackfleisch, gegart
20 g Rucola
½ Avocado, in dünne Scheiben
geschnitten
Meersalz
schwarzer Pfeffer aus der Mühle

1 Die Salatblätter mit der breiten Seite nach oben auf einem flachen Teller auslegen.

2 Gleichmäßig mit Hummus und Salsa bestreichen und das Hackfleisch mit einem Teelöffel darauf verteilen. Rucola und Avocadoscheiben darübergeben und mit Salz und Pfeffer würzen. Von unten her fest zusammenrollen und genießen!

TIPP

Wenn Sie den Wrap abends essen möchten, können Sie statt der Salatblätter eine Roggen-Tortilla verwenden. Dazu die Tortilla in einer Pfanne ohne Fett oder in der Mikrowelle erwärmen.

HUMMUS-PUTEN-WRAP

PHASE 3 / Für 1 Portion

2–3 Scheiben Putenaufschnitt
(nicht gepökelt)
2 EL Hummus (Rezept Seite 258)

1 Bestreichen Sie den Putenaufschnitt mit Hummus. Zusammenrollen und genießen!

GEMÜSE-HÄHNCHENPFANNE MIT SESAM

PHASE 3 / Für 6–8 Portionen

1–1,25 kg Bio-Hähnchenbrust (ohne Haut und Knochen)
4 EL Sesamöl (geröstet)
60 g rote Zwiebelwürfel
3 Knoblauchzehen, fein gewürfelt
1 EL Ingwerwurzel, geraspelt
¼ TL Chiliflocken, gemörsert
1 TL frischer Koriander, fein gehackt (oder getrocknete Petersilie)
je 1 ½ Tassen Brokkoli, Zucchini und Weißkohl, klein geschnitten
Meersalz
schwarzer Pfeffer aus der Mühle
¼ Tasse Sesamsamen (geröstet)
800 g Quinoa (gegart, warm)

1 Das Fleisch in 2–3 cm große Würfel schneiden und beiseite stellen. Eine große beschichtete Pfanne erhitzen 3 EL Sesamöl darin erwärmen. Die Zwiebelwürfel darin in ca. 5–7 Min. weich dünsten. Knoblauch und Ingwer hinzufügen und alles noch 1 Min. braten.

2 Geflügelwürfel, Chiliflocken und Koriander in die Pfanne geben und in ein paar Min. anbraten. Den Brokkoli hinzufügen und 2 Min. andünsten. Zucchini und Weißkohl einlegen und das Gemüse unter ständigem Rühren bissfest garen. Bei Bedarf noch 1 EL Sesamöl zufügen, salzen und pfeffern.

3 Die Hähnchenpfanne mit Quinoa servieren und Sesamsamen bestreuen.

AVOCADO-QUESADILLA

PHASE 3 / Für 1 Portion

1 Getreidekeim-Tortilla
Traubenkernöl
Meersalz (nach Belieben)
Oregano, Basilikum und Rosmarin (getrocknet oder frisch und kleingehackt)
½ Avocado, geschält und entkernt
Saft von ¼ Limette
¼ TL Mayonnaise (evtl. mit Distelöl)

1 Den Backofen auf 180° vorheizen.

2 Die Tortilla dünn mit Öl einpinseln und mit Meersalz und Kräutern bestreuen. Auf ein Backblech geben und in ca. 10 Min. knusprig backen.

3 Inzwischen Avocado, Limettensaft und Mayonnaise in einer Schüssel mischen. Die fertige Tortilla damit bestreichen und servieren.

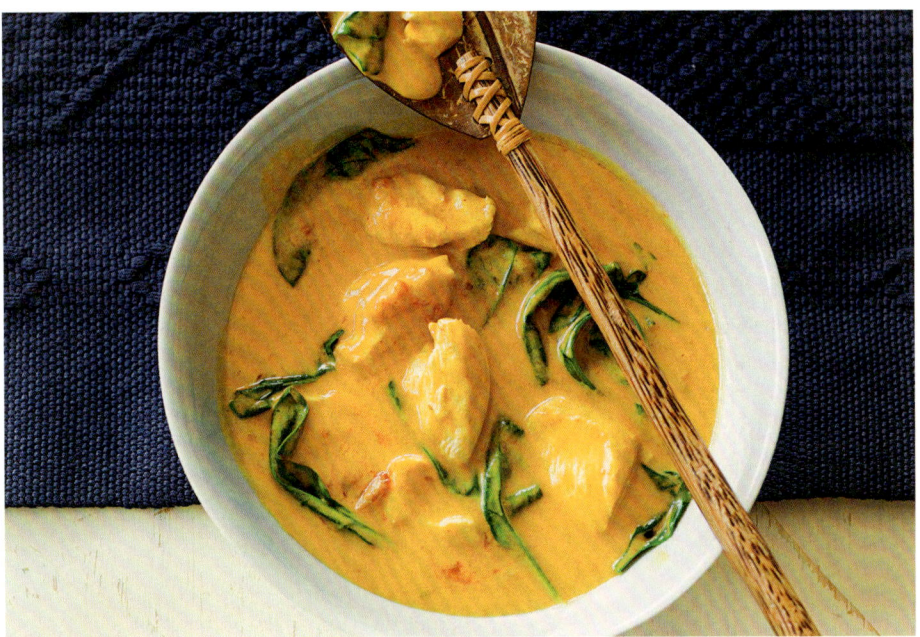

KOKOS-CURRY-HÄHNCHEN

PHASE 3 / Für 4 Portionen

1 EL Olivenöl
1 mittelgroße Zwiebel, gewürfelt
1 TL Meersalz
2 TL Currypulver
400 ml Kokosmilch (Dose)
240 g Pizza-Tomaten (Dose)
2 EL Tomatenmark
500 g Bio-Hähnchenbrust
(ohne Haut und Knochen),
in 2–3 cm große Würfel geschnitten
2 Tassen Blattspinat
100 g Quinoa (gegart, warm)

1 Das Öl in einer großen Pfanne erhitzen. Die Zwiebelwürfel darin mit dem Salz in ca. 7 Min. bei mittlerer
Hitze glasig dünsten. Den Curry darüberstreuen und
noch 1 Min. weiterbraten.

2 Kokosmilch, Tomatenwürfel und Tomatenmark dazugeben und unter gelegentlichem Umrühren 5 Min.
dicklich einkochen. Das Fleisch darunterheben und
5–6 Min. köcheln lassen, bis es gut durchgegart ist.

3 Den Blattspinat unterheben und in 3 Min. weich dünsten. Bei Bedarf fügen Sie noch eine Prise Salz hinzu.
Mit Quinoa servieren.

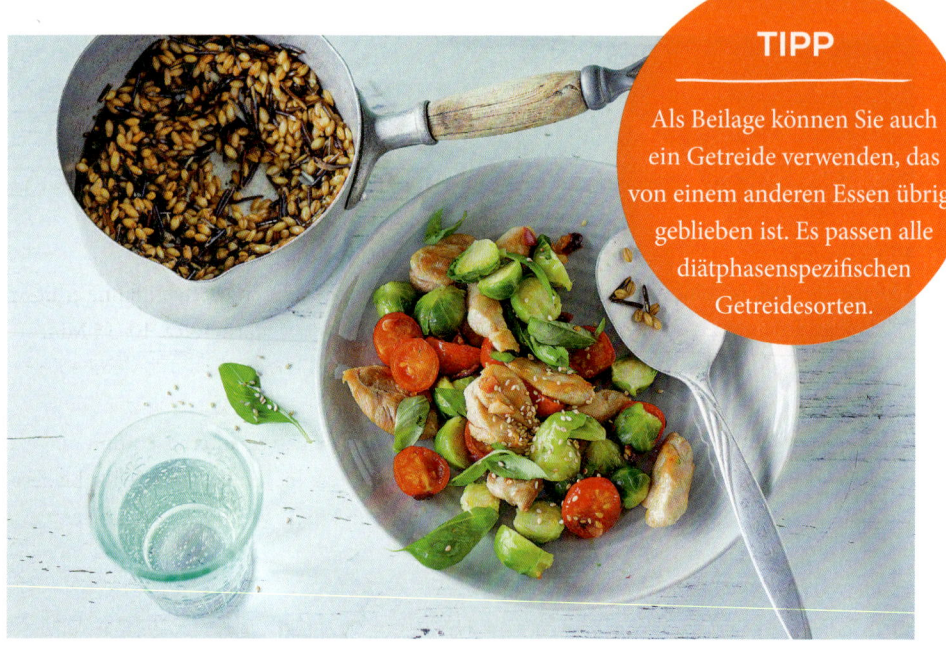

TIPP

Als Beilage können Sie auch ein Getreide verwenden, das von einem anderen Essen übriggeblieben ist. Es passen alle diätphasenspezifischen Getreidesorten.

HÄHNCHENKEULEN MIT SESAMREIS

PHASE 3 / Für 8 Portionen

Für das Hähnchen

1,25 kg Hähnchenkeulen (ohne Haut und Knochen), 5 cm groß gewürfelt

2 EL Sesamöl (geröstet)

50 g rote Zwiebel, fein gewürfelt

1 EL Bio-Gewürzmischung (oder Brühepulver)

1 EL Knoblauch, fein gewürfelt

400 g Rosenkohl, geputzt und geviertelt

500 g Kirschtomaten, halbiert

5 g Basilikum, klein geschnitten

Für den Reis

1 EL Sesamöl, geröstet

320 g Wildreis, gegart

220 g Gerste, gegart

3 TL Sesamsamen, geröstet

1 Die Geflügelwürfel kalt abspülen und trocken tupfen. Das Sesamöl in einer großen Pfanne erhitzen und das Fleisch mit Zwiebelwürfeln, der Gewürzmischung und dem Knoblauch bei mittlerer Hitze garen. Die Geflügelwürfel herausnehmen und beiseite stellen.

2 Den Rosenkohl in die Pfanne geben und unter ständigem Rühren 1–2 Min. anbraten. Tomaten und Basilikum hinzufügen und 1–2 Min. weiterbraten.

3 Inzwischen in einem Topf 1 EL Sesamöl erhitzen und den Wildreis und die Gerste darin kurz erhitzen. Vom Herd ziehen und warmstellen.

4 Das Fleisch wieder in die Pfanne geben und noch 3–5 Min. unter Rühren braten, bis das Gemüse gar und bissfest ist. Mit Sesam bestreuen und zusammen mit der Wildreismischung servieren.

HÄHNCHEN-QUINOTTO

PHASE 3 / Für 6–8 Portionen

750 g Hähnchenbrustfilets
(ohne Haut)

4 EL Olivenöl

1 kleine Zwiebel, in dünne
Scheiben geschnitten

je 1 rote und gelbe Paprikaschote,
geputzt und in dünnen Streifen

5 Knoblauchzehen, in dünne
Scheiben geschnitten

Meersalz

schwarzer Pfeffer aus der Mühle

4 EL Hummus (Rezept Seite 258)

200 g Quinoa
(gegart, ca. 150 g Trocken-
gewicht)

20 Basilikumblätter, in Streifen
geschnitten

1 Das Fleisch in 2–3 cm große Würfel schneiden und
beiseite stellen.

2 Das Öl in einer großen beschichteten Pfanne erhitzen und die Fleischwürfel darin in ca. 10–15 Min.
bei mittlerer Hitze goldbraun braten. Zwiebel- und
Paprikastreifen hinzufügen und 1–2 Min. mitbraten. Die Knoblauchscheiben unterheben und ca.
1–2 Min. weitergaren, bis die Paprikastreifen bissfest
sind. Mit Salz und Pfeffer würzen und vom Herd
ziehen.

3 Den Hummus einrühren, Quinoa und Basilikum
unterheben und noch 1–2 Min. garen. Servieren Sie
das Gericht möglichst heiß.

ROSMARIN-SCHWEINELENDE MIT SÜSSKARTOFFELN

PHASE 3 / Für 8 Portionen

1 kg Schweinelende

2 EL Olivenöl

½ EL Meersalz

½ TL schwarzer Pfeffer aus der
Mühle

½ TL Rosmarin (getrocknet)

½ TL Thymian (getrocknet)

¼ TL Salbei (getrocknet)

6 Knoblauchzehen, geschält

8 kleine oder 4 große
Süßkartoffeln, geschält
(ca. 300 g)

1 Die Schweinelende mit einem scharfen Messer von
Sehnen befreien. Das Fleisch mit Olivenöl, Salz, Pfeffer, Rosmarin, Thymian und Salbei einreiben. Mit
dem Messer einschneiden und die Knoblauchzehen
hineinstecken.

2 2 EL Wasser in einem großen Topf erhitzen und das
Fleisch bei mittlerer Hitze anbraten.

3 Die Süßkartoffeln halbieren und um das Fleisch
herumlegen (aber nicht darunter, weil sie dann nicht
so gut garen) und alles bei schwacher Hitze in ca.
25 Min. garen.

GEMÜSE-SHRIMPS-PFANNE

PHASE 3 / Für 4 Portionen

2 EL Olivenöl
50 g rote Zwiebel, fein gewürfelt
3 TL Knoblauch, gepresst
12–14 Spargelstangen (weiß
  oder grün), geputzt und klein
  geschnitten
200–280 g Rosenkohl, geputzt
  und geviertel
3 TL frischer Koriander, fein
  gehackt
1 TL Chiliflocken, gemörsert
½ TL Meersalz
2 Baby-Pak-Choi (Strunk abschneiden)
500 g große Shrimps, gegart
320 g Quinoa oder Wildreis,
  gegart, warm

1 Das Öl in einer großen beschichteten Pfanne erhitzen und die Zwiebelwürfel darin in 4 Min. unter
Rühren bei mittlerer Hitze anbraten. Den Knoblauch
unterrühren und 1 Min. weiterdünsten. Spargel,
Rosenkohl, Koriander, Chiliflocken und Meersalz hinzufügen und weitergaren, bis das Gemüse
knusprig-zart ist.

2 Den Pak-Choi und die Shrimps dazugeben und bei
mittlerer Hitze gut erwärmen. Reichen Sie dazu
Quinoa oder Wildreis.

OFENLACHS MIT SÜSSKARTOFFEL

PHASE 3 / Für 1 Portion

1 Süßkartoffel
180 g Wildlachsfilet
Olivenöl
30 ml Zitronensaft
Meersalz
Chiliflocken, gemörsert
  (nach Belieben)
½ TL Zwiebel- und/oder Knoblauchpulver

1 Den Ofen auf 200° vorheizen.

2 Die Süßkartoffel waschen und auf dem Rost ca.
1 Std. garen, bis sie sich leicht mit der Gabel einstechen lässt.

3 Den Lachs dünn mit Olivenöl einpinseln, in eine
flache Auflaufform legen und den Zitronensaft und
die Gewürze darübergeben. Nach 45 Min. auf den
Rost in den Ofen stellen und 12–15 Min. backen.
Servieren Sie ihn mit der Süßkartoffel als Beilage.

TIPP

Sie können die Zutaten-
menge bei diesem Gericht
vervielfachen, um so viele
Portionen zu erhalten,
wie Sie möchten.

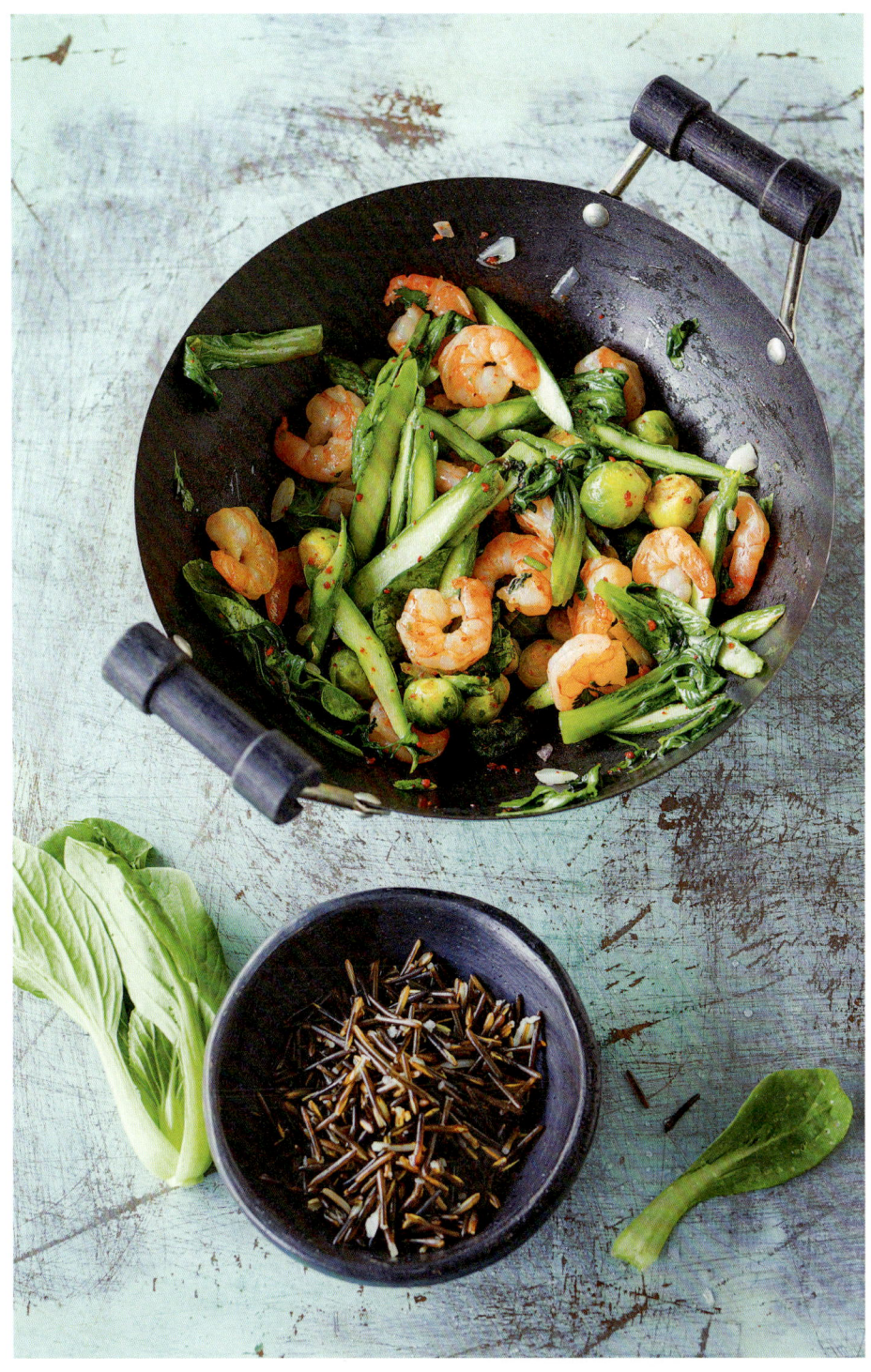

HEILBUTT MIT KOKOS-PEKANNUSS-KRUSTE

PHASE 3 / Für 1 Portion

Für den Fisch

Olivenöl
1 EL Pekannüsse, gehackt
1 EL Kokosraspeln
1 Eiweiß
5 Tropfen Flüssig-Stevia
180 g Heilbuttfilet (oder Gold-
   makrele oder Kabeljau)
1 EL Zitronensaft
1 mittelgroße Artischocke
   (ca. 400 g)

Für den Dip

1 TL Hummus (Rezept Seite 258)
1 TL Zitronensaft
1 TL Sesamöl (geröstet)
Meersalz
schwarzer Pfeffer aus der Mühle

1 Den Ofen auf 200° vorheizen. Ein Backblech mit Alufolie auslegen und dünn mit Olivenöl bepinseln oder einsprühen.

2 Nüsse und Kokosraspeln in einen tiefen Teller geben. In einem zweiten tiefen Teller das Eiweiß verquirlen und mit Stevia süßen. Den Fisch einlegen und dann in der Nussmischung wälzen. Auf das Backblech legen und ca. 20 Min. backen.

3 Inzwischen Wasser mit Zitronensaft in einem Topf zum Kochen bringen. Die Artischocke waschen, den Boden abschneiden und die Blüte längs halbieren. Sobald das Wasser sprudelnd kocht, die Artischockenhälften einlegen und ca. 10 Min. garen, bis sich ein Blatt mit einer Pinzette leicht herausziehen lässt. Auf einem Sieb abgießen und abtropfen lassen.

4 Für den Dip alle Zutaten in einer Schüssel verrühren. Servieren Sie den Fisch mit der Artischocke und reichen den Dip dazu.

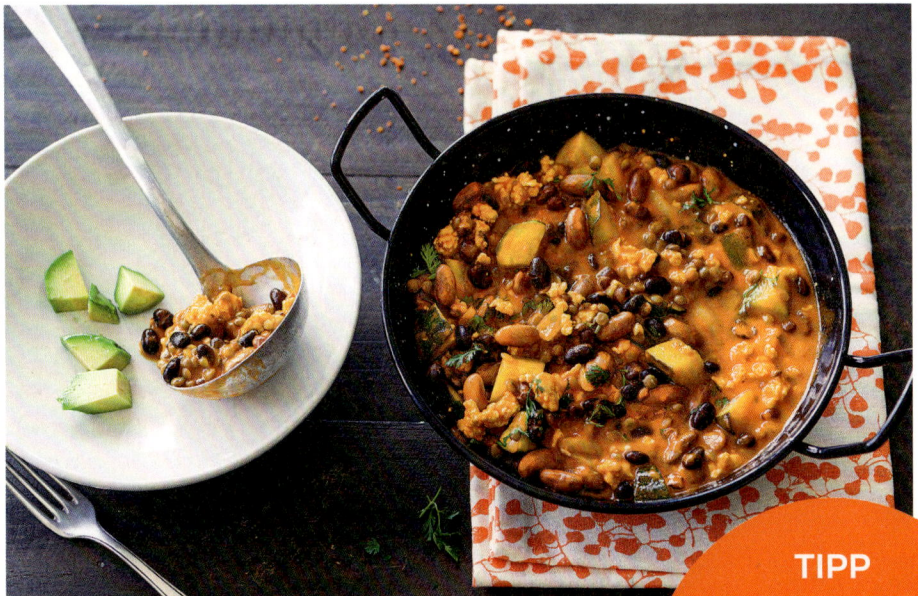

PUTENCHILI MIT ZUCCHINI

PHASE 3 / Für ca. 6 Portionen

500 g Putenhackfleisch, gegart
und entfettet

50 g rote Zwiebel, fein gewürfelt

2 geh. EL Cayennepfeffer

2 EL Knoblauch, fein gewürfelt

2 EL frische Petersilie

1 TL Chiliflocken, gemörsert

450 g weiße Bohnen (Dose)

450 g Kidneybohnen (Dose)

450 g schwarze Bohnen (Dose)

450 g Pintobohnen (Dose)

450 g Linsen oder Adzukibohnen (Dose)

4 mittelgroße Zucchini, klein
gewürfelt

1 l Tomatensuppe oder ca. 900 g
passierte Tomaten (Dose)

1 geh. TL Meersalz

½ Avocado, gewürfelt

1 Erhitzen Sie 2 EL Wasser
in einem großen Topf und
geben Sie Fleisch, Zwiebelwürfel,
Cayennepfeffer, Knoblauch, Petersilie
und Chiliflocken hinein.

2 Die Bohnen abgießen, abspülen und dazugeben. Alles
bei schwacher Hitze und unter Rühren ca. 1 Std. garen.
20 Min. vor Ende der Garzeit die Zucchini und die Tomatensuppe zufügen. Geben Sie das Meersalz erst kurz
dem Servieren hinzu, damit seine Nährstoffe so gut wie
möglich erhalten bleiben.

3 Servieren Sie dieses Chiligericht mit Avocadowürfeln.

TIPP

Dieses Gericht zählt aufgrund
der Hülsenfrüchte als Eiweiß-
Gemüse- und Getreideportion.
Sie brauchen daher kein weiteres Getreideprodukt zu
verzehren.

STANGENSELLERIE MIT MANDELBUTTER

PHASE 3 / Für 1 Portion

2 Stangensellerie
2 **EL** Mandelbutter oder
  Mandelmus
Kokosflocken

1 Die Selleriestangen waschen, putzen und in 5–8 cm lange Stücke schneiden.
Füllen Sie diese mit der Mandelbutter und bestreuen Sie sie mit den Kokosflocken.

NASHI-BIRNE MIT PINIENKERNEN UND LIMETTE

PHASE 3 / Für 1 Portion

80 **g** Nashi-Birne, geschält und
  gewürfelt (oder Apfel)
70 **g** Pinienkerne (roh)
Saft von ½ Limette
1 **Prise** Meersalz

1 Die Nashi-Birne in eine kleine Schüssel geben und die Pinienkerne hinzufügen. Mit Limettensaft beträufeln, mit Salz würzen und gut durchmischen.

HUMMUS MIT DILL UND WEISSEN BOHNEN

PHASE 3 / Für 6 Portionen

480 **g** Kichererbsen (Dose,
  abgetropft)
80 **ml** Kichererbsen-Flüssigkeit
480 **g** weiße Bohnen (Bio)
120 **g** Tahini
120 **ml** Zitronensaft
1–1 ½ **TL** grobes Salz
½ Knoblauchzehe
1 **TL** Dill
pro Portion 1 Tasse Gurkenscheiben

1 Pürieren Sie Kirchererbsen, die Flüssigkeit, die Bohnen, Tahini, Zitronensaft und Gewürze zu Hummus.
Reichen Sie zu jeder Hummus-Portion 1 Tasse Gurkenscheiben.

GUACAMOLE

PHASE 3 / Für 1 Portion

1 TL Mayonnaise (evtl. mit
 Distelöl)
½ Avocado
1 TL frischer Koriander
1 TL Limettensaft
⅛ TL rote Chilischoten,
 getrocknet und zerkleinert
Salz
schwarzer Pfeffer aus der Mühle
200 g Salatgurkenscheiben

❶ Mischen Sie Mayonnaise, Avocado und die Gewürze in einer Schüssel und zerdrücken Sie alle Zutaten mit einer Gabel zu einer Creme.

❷ Servieren Sie die Avocadocreme mit den Gurkenscheiben.

SÜSSKARTOFFEL-HUMMUS MIT GURKE

PHASE 3 / Für 6 Portionen

480 g Kichererbsen
 (Dose, abgetropft)
80 ml Kichererbsen-Flüssigkeit
1 kleine Süßkartoffel
120 g Tahini
120 ml frischer Zitronensaft
1–1 ½ TL grobes Salz
½ Knoblauchzehe
¼ TL Kreuzkümmelpulver
1,2 kg Gurkenscheiben

❶ Die Süßkartoffel schälen und in einem Topf mit wenig Wasser garen. Die Kichererbsen, die Flüssigkeit, die Süßkartoffel und alle Gewürze in einem Mixer oder hohen Gefäß pürieren. Die Gurke schälen und in Scheiben schneiden.

❷ Reichen Sie zu jeder Portion Hummus 1 Tasse Gurkenscheiben.

DANK DER AUTORIN

Ich möchte mich besonders herzlich bei meinem Agenten Alex Glass bedanken, der dieses Buch schon vor seinem geistigen Auge sah, ehe ich es mir überhaupt vorstellen konnte, wie auch bei meinem äußerst hilfreichen Anwalt John Fagerholm, der stets darauf achtete, dass ich bei der Arbeit an dem Buch mit peinlicher Genauigkeit vorging. Außerdem danke ich meinem Freund und hochbegabten Produzenten Mason Novick, der mir empfahl, ein Buch zu schreiben, und mich schließlich auch mit den richtigen Leuten zusammenbrachte.

Ferner bedanke ich mich von ganzem Herzen bei meinen verständnisvollen und kreativen Redakteurinnen Talia Krohn und Heather Jackson, weil sie bereit waren, mit mir über den Tellerrand des Gewohnten hinauszuschauen.

Es ist mir eine Ehre, dass zwei ganz besondere Frauen, Tina Constable und Maya Mavjee, an meine Vision glaubten: Menschen den Weg zu einer gesunden Gewichtsabnahme zu zeigen – ein Weg, bei dem man sich ins Essen verlieben darf und der Familien und Freunde wieder in Eintracht am Esstisch zusammenbringt. Dafür werde ich euch beiden für immer und ewig dankbar sein! Mein Team bei der Crown-Verlagsgruppe, vor allem Leigh Ann Ambrosi, Meredith McGinnis und Tammy Blake, hat mich bei meiner Arbeit an diesem Buch mit liebevoller Geduld begleitet und alles in die richtigen Wege geleitet. Ich bewundere euch für das, was ihr tagtäglich leistet und bin euch so dankbar dafür!

Außerdem danke ich Eve Adamson, denn es ist ein besonderes Glück, eine Co-Autorin zu finden, die einen versteht, den richtigen Ton trifft – und auch Sinn für meinen manchmal etwas skurrilen Humor hat. Herzlicher Dank auch meinem Coach Melanie. Das war schon eine ganz schöne Achterbahnfahrt, nicht wahr? Ich weiß nicht, was ich ohne dich getan hätte.

Danke auch an Larry Vincent und Michellene DeBonis von UTA für ihr wunderschönes Design und die Markenpflege – und vor allem dafür, dass ihr verstanden habt, worauf es mir ankam!

Und herzlichen Dank an Kim und Kym – ohne euch beide wäre ich aufgeschmissen gewesen. Danke dafür, dass ihr so mutig, großzügig und vertrauensvoll wart und mich immer wieder angespornt habt. Meinen lieben Freunden Tim und Wendy danke ich dafür, dass ihr mich während meiner Arbeit gefüttert und umsorgt habt, damit ich genügend Energie hatte, um wiederum andere Menschen zu füttern und zu umsorgen. Bei Chris und Karen möchte ich mich dafür bedanken, dass sie meinen Horizont mehr erweiterten, als ich es mir jemals hätte träumen lassen: Sie haben mir bestätigt, dass Legasthenie ein Erfolgsrezept ist und kein Hindernis, das man erst überwinden muss, um erfolgreich zu sein!

Und natürlich möchte ich mich auch bei den Klientinnen und Klienten bedanken, die mir in all den Jahren ihr Vertrauen geschenkt haben. Ich habe so viel dadurch gewonnen, dass ich an eurem Leben Anteil nehmen und euch auf eurem persönlichen Weg begleiten durfte! Ihr werdet für alle Zeiten einen ganz besonderen Platz in meinem Herzen einnehmen.

Ein besonderes Dankeschön geht auch an die Colorado State University, vor allem an Dr. Nancy Irlbeck und an Temple Grandin: Nachdem ich hier meinen Abschluss gemacht hatte, brannte ich darauf, anderen Menschen zu helfen und etwas zu bewirken. Dr. Michael Towbin, Dr. Jackie Fields und Dr. Orrie Clemens danke ich dafür, dass sie meine Mentoren waren und Schulmedizin und Naturheilkunde zum Wohl der Patienten miteinander verwoben.

Meine Schwestern Heather und Holli, meine besten Freundinnen und meine Felsen in der Brandung bei stürmischem ebenso wie bei sonnigem Wetter: Ich danke euch für die langen Nächte, dafür, dass ihr immer für mich da wart, und dafür, dass ihr mich einfach ins kalte Wasser geschmissen habt, wenn ich das Gefühl hatte, es nicht zu schaffen. Und herzlichen Dank auch dafür, dass ihr mir Dolan und Harley geschenkt habt, denn sie sind zwei unbezahlbare Schätze. Mein Vater Nestor: Ich weiß, dass ich dein Liebling bin, und jetzt steht es sogar schwarz auf weiß in diesem Buch. Ich habe dich sehr lieb und danke dir dafür, dass du so gut zu mir und meinen Kindern bist. Meine Mutter Dr. Jeanne Wilson: Du inspirierst mich jeden Tag, eine bessere Mutter und Freundin und ein besserer Mensch zu sein. Ich liebe dich von ganzem Herzen.

Außerdem möchte ich mich bei meinem wundervollen Mann Von bedanken, der wie ein Wirbelwind in mein Leben kam und mich von allem befreit hat, was mich hemmte und unterdrückte. Bei dir bin ich zu Hause, du hast mich mit einer Familie mit fünf wunderbaren Kindern gesegnet. Danke dafür, dass du alle Kapitel meines Buches immer wieder gelesen und mir unzählige Male versichert hast, wie intelligent und witzig ich bin. Danke, dass du unser Weihnachtsfest mitten in der Nacht woandershin verlegt, an meinen Pass gedacht und die Pferde auf die Weide hinausgelassen hast, dass du nie vergisst, dass ich im Flugzeug meine Decke brauche – und manchmal machen Blumen und ein Sorbet tatsächlich alles besser. Danke für die vielen Male, die du nie »Warum?« gefragt hast. Ich liebe dich.

An der Verwirklichung dieses Buchprojekts haben auch noch viele andere Menschen und Organisationen mitgewirkt, die ich hier nicht alle aufzählen kann. Ich danke euch allen von ganzem Herzen!

PHASE-1-LEBENSMITTELLISTE

Greifen Sie beim Einkauf möglichst zu Bio-Produkten.

Gemüse und Salat (frisch, aus dem Glas/Dose oder TK)

- Auberginen
- Bambussprossen
- Bohnen
- Brokkoli
- Erbsen und Zuckerschoten
- Frühlingszwiebeln
- grüne Chilischoten
- grüner Salat
- Grünkohl
- Kohl (alle Sorten)
- Kürbis (z. B. Hokkaido)
- Lauch
- Möhren
- Paprikaschoten
- Pastinaken
- Peperoni
- Pilze
- Rote Bete
- Rucola
- Salat (alle Sorten außer Eisbergsalat)
- Salatgurken
- Spinat
- Spirulina-Algen
- Sprossen
- Stangensellerie (auch das Grün)
- Steckrüben
- Süßkartoffeln
- Tomaten
- Zucchini
- Zwiebeln (rot und weiß)

Obst (frisch oder TK)

- Ananas
- Äpfel
- Aprikosen
- Beeren (Blaubeeren, Brombeeren, Himbeeren)
- Birnen
- Cantaloupe-Melonen
- Erdbeeren
- Feigen
- Granatäpfel
- Grapefruit
- Guaven
- Honigmelonen
- Kirschen
- Kiwis
- Kumquats
- Limetten
- Mandarinen
- Mangos
- Nashi-Birnen
- Orangen
- Papayas
- Pfirsiche
- Wassermelonen
- Zitronen

Tierisches Eiweiß

- Corned Beef
- Ei (nur das Eiweiß verwenden)
- Fleisch- und Wurstwaren (ungepökelt): Hähnchen, Pute, Roastbeef
- Hähnchen (helles Fleisch ohne Haut und Knochen)
- Heilbuttfilet oder -steak
- Perlhuhn
- Rindfleisch (Filet, mageres Hackfleisch)
- Sardinen (im eigenen Saft, Dose)
- Schellfischfilet
- Schweinefilet
- Seelachsfilet
- Seezungenfilet
- Thunfisch (weiß, im eigenen Saft, Dose)
- Putenfleisch (Brust, mageres Hackfleisch)
- Wild (Fasan)

Pflanzliches Eiweiß

- Bohnen (getrocknet oder aus der Dose)
- Kichererbsen
- Linsen

Kräuter und Gewürze

- Hefeflocken
- Essig (alle Sorten)
- frische Kräuter (alle Arten)
- gekörnte Brühen (Rind, Huhn, Gemüse*)
- getrocknete Kräuter (alle Arten)
- Gewürze (Chiliflocken, Chilipulver, Currypulver, Bio-Gewürzmischungen, Kräutersalz, Kreuzkümmel, Meersalz, Muskat, Rohkakaopulver, schwarzer und weißer Pfeffer, Zimt)
- Ingwer (frisch)
- Knoblauch (frisch)
- koffeinfreie Kräutertees oder Kaffeeersatz
- Meerrettich (gerieben)
- Mixed Pickles (zuckerfrei)
- Pfefferminzextrakt oder -blätter
- Tamari
- Salsa
- saure Gurken
- Senf (Paste oder Pulver)
- Süßmittel: Stevia, Xylitol (nur aus Birken- oder Hartholz)
- Tomatenmark
- Tomatensoße (zuckerfrei)
- Vanillemark

Getreideprodukte und stärkereiche Lebensmittel

- Amaranth
- Buchweizen
- Dinkel (Nudeln, Brezeln, Tortillas)
- Gerste
- Haferflocken (kernig)
- Hirse
- Naturreis (Reis, Flocken, Kräcker, Mehl, Nudeln, Tortillas)
- Nussmehle
- Pfeilwurzstärke
- Quinoa
- Reismilch (natur)
- Tapiokamehl
- Teffmehl
- Triticalemehl
- Vollkorn (Brötchen, Brot, Tortillas)
- Wildreis

Gesunde Fette

- nicht in dieser Diätphase

*Bitte beachten: Möglichst frei von Konservierungs- und sonstigen Zusatzstoffen.

PHASE-2-LEBENSMITTELLISTE

Greifen Sie beim Einkauf möglichst zu Bio-Produkten.

Gemüse und Salat (frisch, aus dem Glas/Dose oder TK)

- Blattkohl
- Bohnen (Stangenbohnen, Wachsbohnen, grüne Bohnen)
- Brokkoli
- Brunnenkresse
- Chicorée
- Endiviensalat
- Fenchel
- Frühlingszwiebeln
- grüne Chilischoten
- Gurke
- Kohl (alle Sorten)
- Lauch
- Mangold
- Paprikaschoten
- Peperoni
- Pilze
- Rhabarber
- Rucola
- Salat (alle Sorten außer Eisbergsalat)
- Schalotten
- Spargel (weiß oder grün)
- Spinat
- Spirulina-Algen
- Stangensellerie
- Zwiebeln (rot und weiß)

Obst (frisch oder TK)

- Limetten
- Zitronen

Tierisches Eiweiß

- Austern (im eigenen Saft)
- Corned Beef
- Dörrfleisch
- Eier (nur das Eiweiß)
- Fleisch- und Wurstwaren (ungepökelt): Hähnchen, Pute, Roastbeef
- Geflügelaufschnitt
- Hähnchen (helles Fleisch, ohne Haut und Knochen)
- Heilbutt
- Kabeljaufilet
- Lachs
- Lamm (magere Stücke)
- Petersfischfilet
- Rindfleisch, alle mageren Stücke (Entrecôte, Filet, Lende, mageres Rinderhack, Keule, Rumpsteak, Schmorfleisch)
- Rotbarsch
- Sardinen (ohne Öl)
- Schweinefleisch (Lende, Rippchen)
- Seezungenfilet
- Straußenfleisch
- Thunfisch (im eigenen Saft)
- Pute (Brust, Hackfleisch)
- Wild (Hirsch, Reh)

Getreideprodukte und stärkereiche Lebensmittel

- nicht in dieser Diätphase

Pflanzliches Eiweiß

- nicht in dieser Diätphase

Kräuter und Gewürze

- Cornichons
- Essig (alle Sorten außer Reisessig)
- frische Kräuter (alle Sorten)
- gekörnte Brühen (Rind, Huhn, Gemüse*)
- getrocknete Kräuter (alle Sorten)
- Gewürze (Cayennepfeffer, Chiliflocken, Chilipaste, Currypulver, Bio-Gewürzmischungen, Kakaopulver, Kreuzkümmel, Meersalz, Muskat, schwarzer und weißer Pfeffer, Zimt, Zwiebelsalz)
- Hefeflocken
- Ingwer (frisch)
- Kaffeeersatz (koffeinfrei)
- Knoblauch (frisch oder getrocknet)
- Kräutertees
- Meerrettich (gerieben)
- Mixed Pickles (zuckerfrei)
- Pfefferminzextrakt oder -blätter
- Senf (Paste oder Pulver)
- Süßmittel: Stevia, Xylitol (nur aus Birken- oder Hartholz)
- Vanillemark
- Würzsaucen (Tamari, Salsa, Tabascosauce)

Gesunde Fette

- nicht in dieser Diätphase

*Bitte beachten: Möglichst frei von Konservierungs- und sonstigen Zusatzstoffen.

PHASE-3-LEBENSMITTELLISTE

Greifen Sie beim Einkauf möglichst zu Bio-Produkten.

Gemüse und Salat (frisch, aus dem Glas/Dose oder TK)

- Artischocken
- Auberginen
- Avocados
- Blattkohl
- Blumenkohl
- Bohnen (Stangenbohnen, Wachs- bohnen, grüne Bohnen)
- Bohnensprossen
- Brunnenkresse
- Chicorée
- Endiviensalat
- Fenchel
- Frühlingszwiebeln
- grüne Chilischoten
- Gurken
- Kohl (alle Sorten)
- Kohlrabi
- Kürbis (z. B. Hokkaido)
- Lauch
- Meeresalgen
- Möhren
- Okra
- Oliven (alle Sorten)
- Pak Choi
- Palmherzen
- Paprikaschoten
- Peperoni
- Pilze
- Rettich
- Rhabarber
- Rosenkohl
- Rote Bete (Knolle und Grün)
- Rucola
- Salat (alle Sorten außer Eisbergsalat)
- Stangensellerie
- Spargel (weiß oder grün)
- Spinat
- Spirulina
- Sprossen
- Süßkartoffeln
- Tomaten (frisch oder Dose)
- Zucchini

Obst

- Blaubeeren
- Brombeeren
- Grapefruit
- Himbeeren
- Kirschen
- Kokosnüsse, Kokosmilch, Kokos- sahne, Kokoswasser
- Limetten
- Pfirsiche
- Pflaumen
- Preiselbeeren
- Rhabarber
- Zitronen

Tierisches Eiweiß

- Austern
- Corned Beef
- Eier (ganz)
- Fleisch- und Wurstwaren (unge- pökelt): Hähnchen, Pute, Roastbeef
- Forelle
- Geflügelaufschnitt
- Hähnchen (dunkles oder helles Fleisch, ohne Haut und Knochen; Hackfleisch)
- Heilbuttfilet
- Hering
- Hummerfleisch
- Jakobsmuscheln
- Kabeljau
- Kaninchen
- Krebsfleisch
- Lachs (frisch, TK oder ungesalzener Räucherlachs)
- Lamm

- Leber
- Putenfleisch
- Putenspeck (nitratfrei)
- Rindfleisch: Filet, mageres Hackfleisch, Steaks
- Sardinen (in Olivenöl)
- Schwein (Kotelett, Rippchen)

- Seebarschfilet
- Shrimps
- Thunfisch (im eigenen Saft oder Öl)
- Tintenfischringe
- Venusmuscheln
- Wild (Fasan)

Pflanzliches Eiweiß

- Bohnen (getrocknet oder Dose): Adzukibohnen, Cannellini-Bohnen, Kidneybohnen, Limabohnen, Pintobohnen, schwarze Bohnen, weiße Bohnen

- Hanfmilch (ungesüßt)
- Kichererbsen
- Linsen
- Mandelmilch (ungesüßt), Mandelmehl
- Nussmilch

Kräuter und Gewürze

- Essig (alle Sorten außer Reisessig)
- frische Kräuter (alle Sorten)
- gekörnte Brühen (Huhn, Gemüse, Rind*)
- getrocknete Kräuter (alle Sorten)
- Gewürze (Cayennepfeffer, Chiliflocken, Currypulver, Bio-Gewürzmischungen, Kakaopulver, Kreuzkümmel, Kurkuma, Meersalz, schwarzer und weißer Pfeffer, Zimt, Zwiebelsalz)
- Hefeflocken
- Ingwer (frisch)
- Ketchup (zuckerfrei)

- Knoblauch (frisch)
- koffeinfreie Kräutertees oder Kaffeeersatz
- Meerrettich (gerieben)
- Würzsaucen (Tamari, Salsa)
- saure Gurken oder Mixed Pickles (zuckerfrei)
- Senf (Paste oder Pulver)
- Süßmittel: Stevia, Xylitol (nur aus Birken- oder Hartholz)
- Tomatenmark
- Tomatensoße (zuckerfrei)
- Vanillemark
- Pfefferminzextrakt oder -blätter

Getreideprodukte

- Gerste (schwarz oder weiß)
- Haferflocken (kernig)
- Quinoa

- Vollkornbrötchen, -brot, -tortillas
- Wildreis

Gesunde Fette

- Avocados
- Butter und Aufstriche aus Nüssen und Samen (roh)
- Hummus
- Samen (roh): Hanfsamen, Kürbiskerne, Leinsamen, Sesamsamen, Sonnenblumenkerne

- Mayonnaise (z. B. mit Distelöl)
- Nüsse (roh): Cashews, Haselnüsse, Mandeln, Pekannüsse, Pinienkerne, Pistazien, Walnüsse
- Öle (Kokosöl, Olivenöl, Sesamöl, geröstetes Sesamöl, Traubenkernöl)
- Tahini

*Bitte beachten: Möglichst frei von Konservierungs- und sonstigen Zusatzstoffen.

SACHREGISTER

BÜCHER
VON
BESTENBOSTEL

Buchhandlung
Anne v. Bestenbostel
Marktpassage 2
26954 Nordenham

Datum: 07.10.2015 11:48:30 00003/00033
Kasse: Frau Humboldt

Artikel Menge Preis MWSt Summe

9783833838132, Pomroy, Haylie
Fast Metabolism Diät
(B)   1   19,99 7,0% 19,99

Summe   19,99

Bar   19,99
Zurück   0,00

MWSt 7,0%   1,31
MWSt 19,0%   0,00
MWSt Summe   1,31

Entgelt: 18,68

Tel. 04731/ 92 30 40
USt.ID DE 220044440
Vielen Dank!
Name des Kunden:

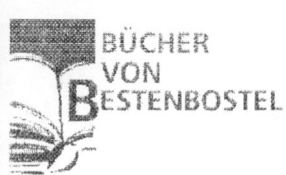

BÜCHER VON BESTENBOSTEL

Buchhandlung
Anne v.Bestenbostel
Marktpassage 2
26954 Nordenham

Datum: 07.10.2015 11:48:30 00003/00033
Kasse: Frau Humboldt

Artikel	Menge	Preis	MwSt	Summe
9783833838132, Pomroy, Haylie				
Fast Metabolism Diät				
(B)	1	19,99	7,0%	19,99

		Summe	19,99
		Bar	19,99
		Zurück	0,00

MwSt 7,0%   1,31
MwSt 19,0%   0,00
MwSt Summe   1,31

Entgelt: 18,68

Tel. 04731/ 92 30 40
Ust.ID DE 220044440
Vielen Dank!
Name des Kunden:

. . . .

PHASE 3

This translation is published by arrangement with Harmony Books, an imprint of the CrownPublishing Group, a division of Random House, Inc.
Originaltitel: The Fast Metabolism Diet: Lose up to 20 Pounds in 28 Days: Eat More Food & Lose More Weight

Projektleitung: Ann-Kathrin Kunz
Übersetzung: Marion Zerbst
Lektorat: Anna Cavelius
Foodfotografie: Jörn Rynio
Layout & Umschlaggestaltung:
independent Medien-Design
GmbH, Horst Moser, München
Herstellung: Renate Hutt
Satz: Ute Fründt, München
Reproduktion: Repro Ludwig, Zell am See
Druck und Bindung: Firmengruppe APPL, aprinta Druck, Wemding

Printed in Germany

Bildnachweis: Cover: Silvio Knezevic; Foodfotos: Jörn Rynio; Klappe hinten: Jahreszeiten-Verlag/Klaus-Maria Einwanger (Saft); Shutterstock (Milchprodukte), Jahreszeiten-Verlag/ Coco Lang (Kaffeebecher)
Syndication: www.jalag-syndication.de

ISBN 978-3-8338-3813-2

1. Auflage 2014

Die GU-Homepage finden Sie unter
www.gu.de

Wichtiger Hinweis

Die Gedanken, Methoden und Anregungen in diesem Buch stellen die Meinung bzw. Erfahrung der Verfasserin dar. Sie wurden der Autorin nach bestem Wissen erstellt und mit größtmöglicher Sorgfalt geprüft. Sie bieten jedoch keinen Ersatz für persönlichen kompetenten medizinischen Rat. Jede Leserin, jeder Leser ist für das eigene Tun und Lassen auch weiterhin selbst verantwortlich. Weder Autorin noch Verlag können für eventuelle Nachteile oder Schäden, die aus den im Buch gegebenen praktischen Hinweisen resultieren, eine Haftung übernehmen.

Umwelthinweis

Dieses Buch wurde auf PEFC-zertifiziertem Papier aus nachhaltiger Waldwirtschaft gedruckt.

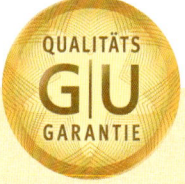

Liebe Leserin, lieber Leser,

haben wir Ihre Erwartungen erfüllt? Sind Sie mit diesem Buch zufrieden? Haben Sie weitere Fragen zu diesem Thema? Wir freuen uns auf Ihre Rückmeldung, auf Lob, Kritik und Anregungen, damit wir für Sie immer besser werden können.

GRÄFE UND UNZER Verlag
Leserservice
Postfach 86 03 13
81630 München
E-Mail:
leserservice@graefe-und-unzer.de

Telefon: 00800 / 72 37 33 33*
Telefax: 00800 / 50 12 05 44*
Mo–Do: 8.00–18.00 Uhr
Fr: 8.00–16.00 Uhr
(gebührenfrei in D, A, CH)*

Ihr GRÄFE UND UNZER Verlag
Der erste Ratgeberverlag – seit 1722.

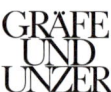

Ein Unternehmen der
GANSKE VERLAGSGRUPPE